출간을 하면서...

사람들은 모두 제각기 이루고자하는 목표가 있습니다. 그 목표를 이루기 위해서는 좌절도하고, 힘이 들어도 열정적인 도전정신을 가지고 끝까지 그 목표를 이뤄내야 합니다.

전국에 있는 물리치료학과 학생들은 물리치료사의 꿈을 갖고 각 대학에서 목표를 이루기 위해 그 향기를 주변에 풍기고자 합니다. 그러나 그 결실을 맺기 위해서는 넘어야 할 벽이 있습니다. 바로 국가고시입니다. 이 벽을 넘으면 각자 가는 길목에서 그윽한 서로의 향기를 뿜을 수 있을 것입니다. 따라서 물리치료학과 교수로서 해마다 이 벽을 넘고자 하는 학생들에게 무엇을 해야 할 것인가? 심도 있는 고민 끝에 벽을 넘기 위해 막연해하는 국시수험생들에게 도움이 될 수 있도록 교과서 중심의 물리치료사 국가고시 전 과목 요약집을 준비하고자 결심을 하게 되었는데, 마침 평소 지인이신 예당북스 최경락사장님께서 뜻을 같이하자는 제의가 와서 협의 후 전국의 국가고시 출제 및 특강 경험이 있는 물리치료학과 교수님들을 모시고 의견을 규합하여 여러 번 편집회의를 갖고 2년여의 오랜 준비기간을 거쳐 교열과 교정을 통하여 자습서를 일구어 내게 되었습니다.

해마다 국시과목 중 문제유형이 구용어에서 신용어로, 문제문답 제시가 부정형에서 긍정형으로, 난이도의 깊이, 암기형보다는 해석형위주, 임상사례형과 문제해결형, 실제위주로 비중이 높아져 가는 추세로 변해가고 있습니다. 이에 맞춰 단순하면서도 깊이 있는 요약과 경험이 많은 교수님들의 지도와 교정으로 명확하고 간결하게 정리를 하여 어려움과 압박감 속에서 방황하는 수험생들에게 방향을 잡아주는 동반자의 역할을 하게 될 것입니다. 그러나 여러 교수님들이 함께 지적하고 지도했지만 자습서가 처녀작이라 앞으로도 계속적인 수정·보완이 필요하다고 생각됩니다.

본 자습서는 국가고시 기출 및 예상문제 등을 분석하여 구성하였고, 각 문제들의 해설을 제시하여 빠른 이해력을 높이도록 하였으며, 실기위주의 문제중심 해결형에 초점을 맞추고자 하였습니다.

학생들과 물리치료의 이론과 실제를 논하고 틈틈이 준비한 자습서가 출간을 앞두고 모아졌을 때 신기하리만큼 감동에 젖었고, 이 자습서들을 여러 교수님들과 교정을 보면서 언제나 끝날지 속박감에 젖어 안타까웠지만 국가고시를 준비하는 물리치료학과 학생들에게 조금이라도 도움이 된다면 그 동안의 고생은 보람으로 돌리고 싶습니다.

끝으로 이 자습서가 나올 수 있도록 지도·교정을 돌봐주신 **광양보건대 최은영, 광주보건대 한상완, 광주여대 윤세원, 경북전문대 조용호, 구미대 배주한, 남부대 김용남·김용성, 남서울대 이상빈, 대구가톨릭대 김중휘, 대구과학대 최석주·최유림, 대구보건대 김병곤·김상수·송준찬, 동신대 남기원, 목포과학대 윤희종, 서남대 박장성, 서영대 심재환, 세한대 강정일·이준희, 순천청암대 유영대, 영남이공대 권용현, 원광보건대 송명수, 전남과학대 황태연, 포항대 임상완, 한려대 조남정, 호남대 이현민 교수님** (대학교 생략, 가, 나, 다순)들과 뒤에서 묵묵히 작업한 대학원생과 전국물리치료학과 학생학술연구회 여러분께 고개숙여 감사드리며, 이 자습서가 출판될 수 있도록 끝까지 도움을 주신 예당북스 최경락사장님 그리고 편집부 직원여러분께 감사를 드립니다.

2013년 2월
김 용 남 교수

★★물리치료사 국가고시 대비★★

2013년 신판!

Power Manual of 질환별 물리치료학 Physical Therapy

전국물리치료학과 학생학술연구회 엮음

예당북

물리치료사 국가시험 대비 Power Manual 물리치료학을 내면서...

　물리치료사로서 그리고 물리치료학과를 다니는 학생을 대표하는 모임으로서 저희가 이 책을 만들게 된 계기는 후배들이 보다 멋진 물리치료사로 성장하기를 바라는 마음에서 출발하였습니다. 지금까지 물리치료사 국가시험을 대비하기 위해 기존의 몇몇 문제집을 보거나 선배들이 보던 책을 물려받던 것이 대부분 이었습니다. 하지만 이는 시험을 위한 준비 일뿐 실제로 임상에 나가서는 새롭게 다른 지식을 배워야 하고 습득해야 했습니다. 현재 보건분야는 빠르게 변화하고 있으며, 무한경쟁 시대로 돌입하고 있습니다. 우리 물리치료사도 그 시대의 변화에 따라 기존의 물리치료 지식을 바탕으로 더 많은 것을 배우고 실력을 갖추어야 경쟁력이 생기는 시대가 되었습니다. 이 책이 조금이나마 후배들에게 지식을 넓히는데 도움이 되고 임상에 후배들이 진출하였을 때 소통의 연결고리가 될 수 있는 책이 되었으면 하는 바람입니다.

　이 책에서는 기존의 국가고시 유형을 반영하여 편집을 하였고, 국가고시시험에 필요한 이론 뿐만 아니라 기본적으로 임상에서 필요한 이론들을 추가적으로 포함하고 있습니다. 또한 이 책에서는 다른 문제집과 비교하여 많은 수의 문제를 포함하고 있으므로 학습한 이론을 문제 풀기를 통하여 이론확립과 문제 유형 대비를 한 번에 할 수 있는 장점이 있습니다. 그리고 각 문제에는 문제해설을 통해 보다 편하고 쉽게 개념을 한 번 더 확인할 수 있도록 하였고, 어떠한 문제가 중요하게 여겨지는 지 스스로 판단할 수 있도록 하였습니다. 오답을 줄이고 올바른 개념정리를 위하여 계속되는 검토작업을 진행하였습니다. 비록 방대한 양이지만 시간을 두고 차근차근 준비를 한다면 국가고시 합격은 물론 자신의 실력을 한층 올릴 수 있는 계기가 될 것입니다.

　후배들을 위하는 마음으로 전국물리치료학과 학생학술연구회에서 이 책을 2년 동안 성심성의껏 만들었고, 전국에 계신 **광양보건대 최은영, 광주보건대 한상완, 광주여대 윤세원, 경북전문대 조용호, 구미대 배주한, 남부대 김용남 · 김용성, 남서울대 이상빈, 대구가톨릭대 김중휘, 대구과학대 최석주 · 최유림, 대구보건대 김병곤 · 김상수 · 송준찬, 동신대 남기원, 목포과학대 윤희종, 서남대 박장성, 서영대 심재환, 세한대 강정일 · 이준희, 순천청암대 유영대, 영남이공대 권용현, 원광보건대 송명수, 전남과학대 황태연, 포항대 임상완, 한려대 조남정, 호남대 이현민** 교수님들께서 직접 지도 · 교정을 해주셨습니다.

　이 책이 나오기까지 고생하신 전국물리치료학과 학생학술연구회 21대 위원진과 교수님들께 감사의 말씀을 전하며, 물리치료의 발전적인 방향으로의 성장을 위해 다 함께 노력했으면 하는 마음으로 이 책을 바칩니다.

2013년 2월
전국물리치료학과 학생학술연구회

CONTENTS

출간을 하면서
Power Manual 물리치료학을 내면서

01 총론(Introduction) 13
1. 물리치료와 관련된 병리학적 현상 14
- 단원정리문제 17

02 골절(Facture) 21
1. 골절의 분류 22
2. 골절의 진단 23
3. 골절의 치유 과정 24
4. 뼈융합 25
5. 골절의 치료 26
6. 팔의 골절 27
7. 다리의 골절 33
- 단원정리문제 38

03 탈구(Dislocation) 47
1. 탈구 48
2. 부위별 탈구와 물리치료 49
- 단원정리문제 52

04 기형(Deformity) 57
1. 개요 58
2. 팔의 기형 59
3. 다리의 기형 61
- 단원정리문제 69

05 연부조직 손상 81
1. 연부조직 손상 82
2. 팔의 연부조직 병변 83
3. 다리의 연부조직 병변 85
4. 목뼈 채찍질 손상 (편타증) 87
- 단원정리문제 89

| CONTENTS |

06 관절염(Arthritis) — 101

1. 관절염 102
- 단원정리문제 107

07 허리통증(Low back pain) — 115

1. 척추 116
2. 질환 117
3. 치료 122
- 단원정리문제 124

08 순환계 손상 — 135

1. 순환계 손상 136
- 단원정리문제 138

09 말초신경 손상 — 143

1. 신경 손상의 개요 144
2. 팔의 말초신경 병변 148
3. 다리의 말초신경 병변 153
4. 얼굴신경 병변 155
- 단원정리문제 157

10 아래운동신경 병변 — 169

1. 아래운동신경세포 병변 170
- 단원정리문제 174

11 감각신경세포 질병 — 179

1. 감각신경세포 질병 180
- 단원정리문제 183

| CONTENTS |

12 뇌와 척수의 손상 — 187

1. 뇌와 척수의 질환에 대한 물리치료 188
- 단원정리문제 193

13 근육의 질병에 대한 물리치료 — 197

1. 근육 질병에 대한 물리치료 198
- 단원정리문제 205

14 척수 손상 — 211

1. 척수 손상 212
2. 척수 손상의 수준에 따른 증상 214
3. 치료 218
4. 합병증 220
- 단원정리문제 224

15 뇌성마비 — 235

1. 뇌성마비의 분류 236
2. 진단 240
3. 치료 244
- 단원정리문제 247

16 뇌졸중 — 257

1. 뇌의 순환계 258
2. 뇌졸중 259
3. 뇌졸중 평가와 치료 262
- 단원정리문제 264

참고문헌 268
인덱스 269

Chapter 1

총론

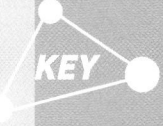

- 이번 챕터는 질환별 물리치료의 첫 번째 단원으로 물리치료와 관계가 있는 병리학적 현상들에 대하여 알아 볼 것입니다.

- 이번 챕터에서는 물질 대사장애와 관련이 있는 병리학적 현상인 위축과 멜라닌 대사장애, 요산 대사장애, 황달, 괴사와 괴저에 대하여 알아 볼 것입니다. 그리고 순환장애와 관련이 있는 병리적 현상인 충혈과 울혈, 출혈, 부종 등에 대하여 알아 볼 것입니다.

- 질병의 발생기전과 병리학적 소견은 치료에 중요한 지침을 제공하는 역할을 합니다. 그렇기 때문에 물리치료와 관련된 병리적 현상에 대한 이해는 질환별 물리치료를 공부해 나가는데 반드시 필요합니다. 그럼 질환별 물리치료의 첫 챕터를 시작해 보겠습니다.

꼭! 알아두기

1. 위축의 정의와 종류
2. 괴사의 정의와 종류
3. 괴저의 정의와 종류
4. 충혈과 울혈의 구분
5. 출혈의 정의
6. 염증의 5대 징후
7. 요산 대사장애의 예

CHAPTER 01 총론 (Introduction)

1 물리치료와 관련된 병리학적 현상

1 위축 (Atrophy)
- 동화작용의 저하로 인해 정상적으로 발육한 세포의 크기가 감소하는 현상

(1) 위축의 종류
   ① 생리적 위축 (Physiologic atrophy) : 혈액 순환장애, 내분비샘 장애, 조직 구성 성분의 변화로 colloid 치밀도가 증가하여 발생, 노인성 위축
   ② 불활동성 위축(Disuse atrophy) : 신경 자극의 상실 또는 장기를 사용하지 않음으로 인하여 발생하는 혈류 순환의 감소로 인한 위축
   ③ 기아 위축(Inanition atrophy) : 영양 부족으로 인한 전신의 위축
   ④ 압박 위축(Pressure atrophy) : 압박으로 인한 혈류 순환의 감소와 기능장애를 발생시키는 위축
   ⑤ 화학적, 물리적 영향에 의한 위축 : 방사선 조사에 의한 림프, 정소, 고환, 난소, 종양 등의 위축

2 변성 (Degeneration)
- 손상 받은 기관의 세포에 존재하지 않았던 물질이 병적으로 출현하여 축적되는 현상

3 괴사 (Necrosis)
- 상해를 받은 세포의 효소작용으로 인한 세포 죽음, 죽은 세포집단이 생체의 한 부분을 형성하고 있는 현상

(1) 괴사의 종류
   ① 응고 괴사(Coagulative necrosis) : 조직을 구성하는 단백질이 응고되어 균일하게 된 것으로 주위 조직에 비해 단단하게 건조되어 있음.
      예 허혈성 질환 또는 혈관 폐색으로 인한 콩팥(kidney), 지라(spleen) 등의 괴사
   ② 액화 괴사(Colliquative necrosis) : 조직의 괴사와 함께 가수분해 효소에 의한 자가융해가 되어 나타나는 현상으로 괴사 부위가 연화되어 정상적인 구조를 소실함.
      예 뇌조직의 허혈성 파괴에 의한 허혈성 뇌졸중(ischemic stroke)

4 괴저 (Gangrene)
- 괴사된 조직이 외적환경의 영향을 받아 부패하는 현상

(1) 괴저의 종류
   ① 건성 괴저(Dry gangrene) : 괴사부의 수분 증발에 의해 발생
      예 신생아의 탈락한 제대, 혈관 폐색으로 인한 팔다리의 괴사
   ② 습성 괴저(Wet gangrene) : 괴사부의 부패균 감염에 의해 발생
      예 괴저성 꼬리염(appendicitis)

5 충혈 (Hyperemia)

– 국소의 소동맥 혹은 모세혈관이 확장되어 국소부에 혈액 공급이 평소보다 증가된 상태

(1) 충혈의 종류
   ① 신경성 충혈 : 혈관 확장과 신경의 자극으로 인하여 일어남. 반사적 충혈(reflectory hyperemia)
      예 뜨거운 열을 적용했을 때 피부가 붉어짐. 갑작스런 감정 변화 시 얼굴이 붉어짐. 피부 과민 또는 두드러기
   ② 기능성 충혈 : 생리적 조건의 변화가 있을 때 일어나는 충혈
      예 심한 운동 시 혈관 확장으로 인한 충혈
   ③ 대상성 충혈 : 신체의 한 부위가 다른 부위의 기능까지 담당하려고 할 때 나타나는 충혈
      예 한쪽 콩팥을 제거했을 때 적출된 콩팥의 기능을 대신하기 위한 반대쪽 콩팥의 충혈
   ④ 방측성 충혈 : 국소부 빈혈 발생 시 주변부에서 나타나는 충혈

6 울혈 (Congestion)

– 정맥혈의 혈류가 장애를 받아 조직 내 혈액이 정체되어 있는 현상

(1) 울혈의 종류
   ① 국소 울혈 : 국소부 정맥혈의 혈류장애에 의한 울혈
   ② 전신 울혈 : 심장판막증, 심근장애, 폐기종, 폐섬유종 등에 의한 전신적 울혈

7 출혈 (Hemorrhage)

– 혈액이 심장 혹은 혈관의 내막밖으로 유출되는 현상

(1) 출혈의 종류
   ① 파탄성 출혈 : 혈관벽의 파열로 혈관의 연속성이 끊어져서 발생
      예 골절 등에 의한 외상성 출혈, 혈관이 혈압을 이기지 못해서 일어나는 혈압 항진성 출혈
   ② 누출성 출혈(hemorrhage by diapedesis) : 혈관벽의 파열 없이 나타나는 출혈, 혈관 내피세포의 간격 확대, 혈액 응고성 감소, 혈압 항진 등이 원인

8 부종 (Edema)

– 신체의 조직 간격이나 체강 내(intracoelomic)에 다량의 물이 고여 gel 부분의 기질이 정상보다 많아진 현상

(1) 부종 발생인자
   ① 조직인자 : 모세혈관 내압, 혈장 교질삼투압, 모세혈관 투과성, 림프의 흐름, 조직압
   ② 전신인자 : 수분 섭취, 콩팥의 기능장애

9 멜라닌 대사장애

- 백반증 : 멜라닌 결핍으로 인하여 피부에 백색반이 나타나는 탈색소 질환
  ① 몽고인반 : 엉치뼈(sacrum) 진피에 멜라닌이 침착되어 나타남.
  ② 색소성 모반 : 털뿌리(모근)의 기형으로 하등 동물의 감각반의 흔적
  ③ 흑색종 : 악성도가 강한 흑색암으로 콩팥전이 시 소변으로 멜라닌이 배출되어 색이 검어짐.

10 탈수증 (Dehydration)

- 체중의 5% 이상의 수분이 상실된 상태, 수분결핍과 함께 전해질 결핍이 동반되며, 총수분의 10~25% 감소 시 생명의 위험

11 염증 (inflammation)

- 위해한 자극에 대한 생체조직의 국소적인 방어반응

(1) 염증의 종류
① 급성 염증 : 임상적으로 3~4주 간의 경과를 취하는 것으로 특히 순환장애와 삼출현상이 강하게 나타남. 급성 염증의 일반적 소견으로 염증의 5대 징후(홍반 ; rabor, 열감 ; heat, 종창 ; swelling, 통증 ; pain, 기능장애 ; dysfunction)를 보임.
② 만성 염증 : 4주 이상의 경과를 취하며, 병리학적으로 조직의 세포나 혈관의 증식이 현저함.

12 요산 대사장애

- 콩팥에서 요산을 요산염의 형태로 배출하는 대사기능에 장애가 생겨 나타남.
  예 통풍 : 요산 대사장애로 발생하며, 작은관절에 요산이 침착되어 나타나며, 발작성 통증을 보임.

13 황달 (Jaundice)

- 혈중 빌리루빈의 량이 2mg/dl를 초과하여 연골이나 신경조직, 각막 등을 제외한 모든 조직에 침착되어 황색을 보이는 현상

14 재생 (Regeneration)

- 생리적 재생(Physiologic regeneration) : 생리적으로 소실된 조직이 규칙 정연하게 보충
- 병적 재생(Pathologic regeneration) : 병적으로 소실된 부분을 보충

(1) 조직에 따른 재생 능력의 차이
① 재생이 되지 않음 : 중추신경 세포, 심장근육
② 재생 능력이 약함 : 샘상피, 뼈대근육(골격근), 민무늬근육(smooth muscle)
③ 재생 능력이 강함 : 결합조직, 말초신경, 혈액, 표피, 점막상피

단원정리문제

01 위축(Atrophy)에 대한 설명으로 맞지 않는 것은?

① 동화작용의 저하로 인한 세포 크기의 감소이다.
② 불활동성 위축(disuse atrophy)은 뼈대근육에 빈발한다.
③ 조직이 정상적으로 발육되지 않은 경우이다.
④ 노화, 영양 부족, 신경자극의 상실 등이 원인이다.
⑤ 생리적 위축은 노인성 위축이라고도 한다.

02 변성(Degeneration)에 대한 설명이 맞는 것은?

① 상해를 받은 세포가 죽는 현상이다.
② 위해한 자극에 대한 생체조직의 국소적 방어반응이다.
③ 손상 받은 세포에 이물질이 축적되는 현상이다.
④ 죽은 세포의 집단이 생체의 한 부분을 이루고 있다.
⑤ 혈액 공급의 감소로 세포 기질이 상실된 상태이다.

03 충혈(Hyperemia)에 대한 설명이 맞는 것은?

① 국소의 소동맥이 확장되어 혈류량이 증가된 상태이다.
② 혈액이 혈관 밖으로 유출되는 현상이다.
③ 심장판막증, 심장근육장애가 원인이다.
④ 체강 내 (intracoelomic)에 물이 고여 gel 부분의 기질이 정상보다 많아지는 현상이다.
⑤ 정맥혈의 혈류가 장애를 받아 조직 내 혈액이 정체된 상태이다.

단원정리문제 해설

▶ 위축
- 동화작용의 저하로 인해 정상적으로 발육한 세포의 크기가 감소하는 현상
※ 정상적인 크기로 발육하지 못한 경우 : 저형성(hypoplasia)

▶ 변성(Degeneration)
- 손상 받은 기관의 세포에 존재하지 않았던 물질이 병적으로 출현하여 축적되는 현상

▶ 충혈(Hyperemia)
- 국소의 소동맥 혹은 모세혈관이 확장되어 국소부에 혈액 공급이 평소보다 증가된 상태

정답 : 1_③ 2_③ 3_①

04 괴저(Gangrene)에 대한 설명으로 맞는 것을 모두 고르면?

> 가. 괴사된 조직이 부패하는 현상이다.
> 나. 습성 괴저는 괴사부의 부패균 감염에 의해 발생한다.
> 다. 신생아의 탈락한 제대는 수분 증발에 의한 괴저이다.
> 라. 응고 괴저와 액화 괴저가 있다.

① 가, 나, 다　　② 가, 다　　③ 나, 라
④ 라　　　　　　⑤ 가, 나, 다, 라

05 출혈(Hemorrhage)에 대한 설명으로 맞는 것을 모두 고르면?

> 가. 혈액이 심장 혹은 혈관의 내막밖으로 유출되는 현상이다.
> 나. 파탄성 출혈은 혈관의 연속성이 끊어져서 발생한다.
> 다. 혈액 응고성의 감소는 누출성 출혈의 원인이다.
> 라. 신체의 수분이 5% 이상 감소된 상태이다.

① 가, 나, 다　　② 가, 다　　③ 나, 라
④ 라　　　　　　⑤ 가, 나, 다, 라

06 부종 발생의 조직인자로 맞는 것을 모두 고르면?

> 가. 모세혈관 내압　　　나. 혈관 교질삼투압
> 다. 림프의 흐름　　　　라. 조직압

① 가, 나, 다　　② 가, 다　　③ 나, 라
④ 라　　　　　　⑤ 가, 나, 다, 라

단원정리 문제 해설

▶ 괴저(Gangrene)
- 괴사된 조직이 외적 환경의 영향을 받아 부패하는 현상
- 건성 괴저 (Dry gangrene) : 괴사부의 수분 증발에 의해 발생
  - **예** 신생아의 탈락한 제대, 혈관 폐색으로 인한 팔다리의 괴사
- 습성 괴저 (Wet gangrene) : 괴사부의 부패균 감염에 의해 발생
  - **예** 괴저성 꼬리염(appendicitis)

▶ 출혈
- 혈액이 심장 혹은 혈관의 내막밖으로 유출되는 현상
- 파탄성 출혈 : 혈관벽의 파열로 혈액의 연속성이 끊어져서 발생
  - **예** 골절 등에 의한 외상성 출혈, 혈관이 혈압을 이기지 못해서 일어나는 혈압 항진성 출혈
- 누출성 출혈(hemorrhage by diapedesis) : 혈관벽의 파열 없이 나타나는 출혈, 혈관 내피세포의 간격 확대, 혈액 응고성 감소, 혈압 항진 등이 원인

▶ 부종 발생 인자
- 조직인자 : 모세혈관 내압, 혈장 교질삼투압, 모세혈관 투과성, 조직압, 림프의 흐름
- 전신인자 : 수분 섭취, 콩팥의 기능장애

정답 : 4 ① 5 ① 6 ⑤

07 멜라닌 대사장애에 대한 설명으로 맞지 않는 것은?

① 흑색종은 멜라닌 대사장애가 원인이다.
② 색소성 모반은 멜라닌 대사장애가 원인이다.
③ 백반증은 피부에 백색반이 나타난다.
④ 멜라닌 색소의 과다는 백반증을 일으킨다.
⑤ 몽고인반은 엉치뼈(sacrum) 진피에 멜라닌이 침착되어 나타난다.

08 급성 염증의 5대 징후가 아닌 것은?

① 홍반 (rubor)　② 종창　③ 열감
④ 통증 (pain)　⑤ 냉감

09 요산 대사장애로 인해 발생하며, 요산이 엄지발가락 관절에 침착되어 발작성 통증을 야기하는 대사장애로 맞는 것은?

① 통풍　② 황달　③ 부종
④ 백반증　⑤ 급성 염증

10 황달(Jaudice)에 대한 설명으로 맞는 것을 모두 고르면?

> 가. 빌리루빈 대사장애가 원인이다.
> 나. 혈중 빌리루빈의 량이 높아진다.
> 다. 빌리루빈이 체내에 침착되어 황색을 보인다.
> 라. 연골, 신경조직, 각막을 포함한 모든 신체조직에 침착된다.

① 가, 나, 다　② 가, 다　③ 나, 라
④ 라　⑤ 가, 나, 다, 라

▶ 멜라닌 대사장애
- 백반증 : 멜라닌 결핍으로 인하여 피부에 백색반이 나타나는 탈색소 질환
- 몽고인반 : 엉치뼈(sacrum) 진피에 멜라닌이 침착되어 나타남.
- 색소성 모반 : 털뿌리(모근)의 기형으로 하등동물의 감각반의 흔적
- 흑색종 : 악성도가 강한 흑색암으로 콩팥 전이 시 소변으로 멜라닌이 배출되어 색이 검어짐.

▶ 급성 염증 5대 징후
- 홍반, 열감, 종창, 통증, 기능장애

▶ 통풍
- 요산 대사장애로 발생하며, 작은관절에 요산이 침착되어 나타나며, 발작성 통증을 보임.

▶ 황달(Jaundice)
- 혈중 빌리루빈의 량이 2mg/dl를 초과하여 연골이나 신경조직, 각막 등을 제외한 모든 조직에 침착되어 황색을 보이는 현상

정답 : 7_④ 8_⑤ 9_① 10_①

MEMO

Chapter 2

골절

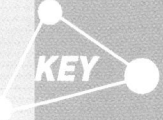

- 골절은 외력 또는 뼈의 병리적 상태에 의해 뼈의 연속성이 부분적으로 또는 완전히 상실된 상태를 말합니다. 골절은 물리치료와 밀접한 관련이 있는 정형외과 영역의 손상이며, 임상에서 가장 흔하게 접할 수 있는 뼈손상의 형태입니다.
- 골절은 원인과 종류에 따라 물리치료적 중재방법이 다르며, 골절의 치유단계에 따라서도 치료적 중재가 달라집니다.
- 이번 챕터에서는 골절의 분류와 종류에 대하여 알아볼 것입니다. 이어서 골절의 치유과정과 뼈융합에 대하여 공부할 것입니다. 그리고 골절의 치유 시기별로 적용 가능한 일반적 물리치료 방법에 대하여 공부할 것입니다. 마지막으로 팔과 다리의 골절 부위에 따른 병리적 특징과 그에 따른 물리치료 방법에 대하여 알아 볼 것입니다.

꼭! 알아두기

1. 불완전골절과 완전골절의 종류
2. 골절선 형태에 따른 골절의 분류
3. 피로골절의 정의와 예
4. 골절의 일반적 증상
5. 골절의 치유 과정
6. 비정상적 뼈융합의 종류와 정의
7. 금속삽입물이 있을 때 주의사항
8. 팔골절의 종류별 특징
9. 다리골절의 종류별 특징

CHAPTER 02 골절 (Facture)

1 골절의 분류

1 골절의 정도에 따른 분류

(1) 불완전골절
  ① 그린스틱 골절(생목골절)
     a. 소아에서 많이 일어나는 골절
     b. 뼈겉질의 일부가 떨어져 나간 것
  ② 균열골절 : 골편의 전위 없이 뼈에 금이간 골절
  ③ 관통골절 : 총탄 등에 의한 관통상에서 많이 일어나는 골절
  ④ 함몰골절 : 뼈의 일부가 접시모양으로 들어간 골절(머리뼈에서 많이 발생)

(2) 완전골절
  ① 단순골절
     a. 뼈가 완전히 골절되었지만 전위가 일어나지 않은 골절
     b. 골절부 주변의 연부조직이나 피부는 정상
     c. 골편수가 3개 미만
        * 주변 조직과 피부의 손상이 없기 때문에 폐쇄골절이라고도 함. 골편수가 3개 이상인 경우는 분쇄골절로 분류한다.
  ② 매몰골절 : 골절된 뼈의 한 끝이 다른 뼈속에 그대로 남아있는 골절, 전위가 적음.
  ③ 분쇄골절 : 골편의 개수가 3개 이상인 경우, 둔탁한 외력이 광범위하게 가해진 경우 발생
  ④ 개방골절 : 골절된 뼈의 말단부가 피부 밖으로 돌출, 골절부 감염의 위험이 큼.
  ⑤ 합병골절 : 골절로 인하여 주변 조직이나 기관에 손상을 일으킴.
  ⑥ 압박골절 : 단단한 간부가 해면성 조직으로 눌려 들어가서 뼈끝(골단)과 뼈몸통끝(골간단)을 경유하는 Y형 T형 골절을 일으킴.

2 골절선의 형태에 따른 분류

(1) 횡상골절 : 골절면이 긴축에 수직, 순간적인 외력이 직선상으로 작용할 때 발생, 정복 후 전위가 적어 안정골절이라고도 함. 광범위한 연부조직 손상을 동반
(2) 사상골절・나선상 골절 : 간접적인 외력에 의해 발생, 적은 연부조직 손상, 정복 후 다시 전위를 일으킬 가능성이 커서 불안정 골절이라고도 함.

* 사상골절은 나선상골절에 비해 골절선이 짧고 골절부가 둥금.

* 나선상골절은 사상골절에 비해 골절선이 길고 뼈끝이 예각을 이룸.

(3) 종상골절 : 골절선이 뼈의 긴축을 따라 형성된 골절

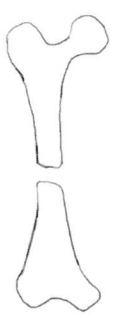 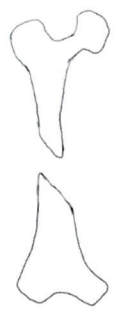 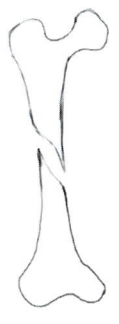

【 횡상골절 】　　【 사상골절 】　　【 나선상골절 】

3 골편의 전위에 따른 분류

(1) 가쪽 전위 : 골절 시 뼈의 위치기 수평으로 이동 (위팔뼈 ; humerus, 넓다리뼈 ; femur에서 호발)
(2) 각 전위 : 긴뼈의 횡상골절 시 뼈의 긴축과 각을 형성하며 전위
(3) 중복 전위 : 골절부 말단이 서로 겹쳐진 골절, 뼈의 길이가 외형적으로 짧아짐.
(4) 돌림(회전) 전위 : 뼈의 원위구 골편이 긴축을 중심으로 돌림, 염력(torque)이 작용하였을 때 발생

4 특수한 원인에 의한 분류

(1) 병적골절 : 뼈에 병이 있어 약한 외력에도 골절을 일으키는 경우, 뼈엉성증(골다공증), 종양, 골수염 등이 있을 때 일어나기 쉬움. 운동치료 시 주의가 필요
(2) 피로골절 : 약한 힘이 지속적으로 가해져서 발생, 장거리 행군, 육상선수 등에서 호발

2 골절의 진단

1 골절의 진단

- 골절의 진단은 골절의 일반적 증상과 방사선 검사를 통해 이루어지는데, 방사선 촬영이 가장 확실한 진단법이다.

2 골절의 일반적 증상

(1) 비빔소리(crepitation)
(2) 통증(pain)

(3) 변형
(4) 팽윤
(5) 기능의 상실
(6) 피부색의 변화
(7) 태도의 변화

3 골절의 치유 과정

1 치밀뼈의 치유 과정

(1) 염증기(혈종기)
  ① 골절 후부터 괴사 조직의 청정화가 일어나는 시기까지
  ② 골절 시 혈관 손상으로 혈종 형성 → 혈종이 응고하여 응혈괴로 변화 → 응혈괴 주변 조직의 괴사 → 대식세포가 침투하여 괴사 조직의 청정화

(2) 복원기
  ① 육아조직이 응혈괴에 침투하여 기질화를 일으키는 시기
  ② 기질화된 조직이 골절단을 연결
  ③ 가골이 골절단을 감쌈 → 가골이 굳어지면서 가동성이 적은 부위부터 신생뼈 생성, 가동성이 많은 부위에서는 연골 형성 후 연골 내 뼈되기(골화)를 통해 신생뼈 생성
      * 뼈융합 : 가골이 골절부 운동성을 억제할 정도로 굳어진 상태
      * 임상적 융합 : 정상적인 뼈의 강도로는 회복되지 않은 상태

(3) 재형성기
  ① 뼈파괴세포(파골세포)가 출현하여 과도하게 형성된 가골을 흡수
  ② 미성숙뼈와 연골이 성숙층판성뼈로 바뀌고 골수 공간이 형성(고질화, 방사선적 뼈융합)

2 골절 치유에 영향을 미치는 인자들

전신성 인자	연령, 내분비샘의 활동, 전신감염, 혈액 질환, 만성 소모성 질환, 신경마비
국소성 인자	전위의 정도, 골절선의 형태, 뼈결손의 정도, 고정의 정도

(1) **연령** : 중간엽세포(간엽세포 ; mesenchymal cell)가 뼈모세포(골원세포 ; osteoblast)로 분화되는 속도 차이, 소아 > 성인
(2) **내분비샘의 활동** : 부신겉질 호르몬은 혈중 칼슘 농도를 증가시켜 골절 치유를 억제, 성장호르몬, 인슐린, 칼시토닌 등은 골절 치유를 촉진
(3) **골절선의 형태** : 골절면이 넓은 사상골절이 횡상골절에 비해 골절 치유가 빠름.
(4) **전위의 정도** : 전위의 정도가 작을수록 골절 치유가 빠름.

(5) 감염 여부 : 감염은 골절 치유를 지연
(6) 뼈결손의 정도 : 뼈결손이 적을수록 골절 치유가 빠름.
(7) 만성 소모성 질환의 유무 : 결핵, 당뇨 등 소모성 질환 시 영양 공급의 부족으로 뼈융합이 지연
(8) 고정의 정도 : 약한 고정으로 인한 골절부 불안정은 가골 형성을 지연시켜 뼈융합을 방해
(9) 신경마비 : 생리적인 전기자극의 감소는 골절 치유에 지장을 줌.
   ＊단 중추신경계 손상으로 인한 spasticity는 골절부 안정성을 도모하여 치유를 촉진
(10) 기타 : 일반적으로 해면뼈가 치밀뼈 보다 골절 치유가 빠르며, 팔뼈가 다리뼈보다 골절 치유가 빠르다.

4 뼈융합

1 부정 융합 (Malunion)
- 융합이 일어났지만 해부학적으로 비정상적인 위치에서 뼈융합이 일어난 상태

(1) 원인
   ① CNS 손상으로 경련성 마비를 동반한 경우
   ② 부정확한 정복
   ③ 고정이 충분하지 못한 경우
   ④ 심한 연부조직 손상을 동반한 경우
   ⑤ 치료사의 부주의

2 지연 융합 (Delayed Union)
- 충분한 기간이 지났음에도 불구하고 뼈융합이 완전하게 일어나지 않은 상태

(1) 원인
   ① 심한 빈혈, 매독 등 전신성 질환
   ② 골수염과 같은 뼈의 국소 질환
   ③ 골절부 혈류장애
   ④ 고정이나 정복의 불완전
   ⑤ 고정기간이 불충분
   ⑥ 골편의 일부를 상실한 경우
   ⑦ 불융합의 원인이 약하게 존재할 때

3 불융합 (Nonunion)
- 뼈의 융합기전이 정지된 상태, 방사선 상으로 골절부 양단이 둥글고 진하게 되어 골절선이 선명함.

(1) 원인
   ① 심한 연부조직의 손상

② 융합에 필요한 골편의 일부를 상실
③ 골절부 혈류장애
④ 연부조직이 골절선 속으로 삽입된 경우
⑤ 감염이 있을 때
⑥ 불충분한 정복으로 골절부가 움직일 때
⑦ 관절 내 골절
⑧ 뼈질환

(2) 호발 부위
① 정강이뼈(tibia) 아래 1/3 부위 골절
② 노뼈(radius) 먼쪽골절
③ 넙다리뼈(femur) 목골절
④ 위팔뼈(humerus) 간부골절
⑤ 자뼈(ulna) 몸쪽골절
⑥ 손배뼈(scaphoid bone) 골절

5 골절의 치료

1 정형외과적 치료

- 정복 → 고정 → 보호

(1) 정복(Reduction)
① 골편의 전위 시 골편을 해부학적으로 올바른 위치에 잡아주는 것
② 도수정복과 외과적 수술 방법이 있음.

(2) 고정(Fixation)
① 외적 고정 : 전위가 없거나 경미한 경우에 적용, 부목, 석고붕대, 당김(견인)
② 내적 고정 : 수술적 방법(강선고정, 핀고정, 나사고정, 금속판 고정, 골수 공간 금속정 등)

(3) 보호(Protraction)
- 뼈융합 후에도 충분한 고질화가 일어날 때까지 골절부에 돌림(회전) 긴장이나 경첩 긴장, 근육에 의한 당김이 일어나지 않도록 보호해주는 것이 필요

2 물리치료

(1) 고정기간 동안의 물리치료
① 온열치료 : 근육경련, 통증(pain), 부종의 감소 목적, 골절 후 급성기를 지난 다음에 적용

온습포	• 외고정이 없을 때 적용, 온습포 무게에 의한 골절부 변형에 주의
Gibbons-Landis 방법	• 외고정이 있을 때 적용, 신체의 다른 부위를 가열하여 환부의 반사적 혈관 확장을 유도하는 방법
적외선	• 온습포에서 발생할 수 있는 압박에 의한 허혈이 없음. 환부를 직접 관찰 가능함. 혈류장애가 있는 경우 금속 삽입부의 화상에 주의
단파	• 내고정 환자에 적용 시 주의, 반드시 환부의 금속삽입물과 전기력석이 직각이 되도록 적용
극초단파	• 금속삽입물이 있을 경우 금속에 열집중이 일어나 조직 파괴 위험
초음파	• 금속삽입물이 있어도 사용 가능, 응혈괴나 육아조직이 형성되는 급성기에는 금기, 순환 증가로 팽윤을 감소시키는 효과

② 마사지 : 골절의 치유 촉진과 조직의 유착을 방지, 경련, 부종, 통증의 감소와 완화(골절 초기에는 적용하지 않음.)
③ 운동치료 : 등척성 운동 → 순환 증진, 부종 감소, 무용성 위축의 예방, 경직의 예방
④ 저주파 치료 : 골절부 석고 고정을 한 경우 등척성 운동과 함께 효과적인 치료법
⑤ 치유 촉진을 위한 전기자극 : 미세 전기자극을 적용하여 치유를 촉진

(2) 고정기간 후의 물리치료
① 온열치료 : 고정기간 동안의 온열치료와 거의 같음. 혈류 증진과 유착 감소를 위해 와류욕 적용이 가능
② 마사지 : 조직의 유착 방지를 위해 강하고 깊게 적용, 마찰법(friction)
③ 운동치료

근력운동	• 능동보조운동 → 능동운동 → 저항운동 순으로 진행 • 무용성 위축에 대한 근력 증강
신장운동	• 고정으로 인한 단축의 회복 • 중등도의 힘으로 천천히 긴시간 동안 적용
관절가동술(mobilization)	• 관절주머니 내 운동의 장애가 있을 때 적용

6 팔의 골절

1 손등뼈 골절

(1) 손가락뼈 골절(phalange fracture)
① 손가락끝마디뼈(원위지절)골절 : 산업장에서의 손등뼈 골절의 약 50%를 차지
② 가운데 손가락에서 가장 많이 발생

(2) 망치손가락(Mallet finger)
   ① 손가락 폄근(extensor muscle of digits)의 먼쪽 부착점이 골편과 함께 단열되어 먼쪽 손가락뼈(phalange)의 굽힘 변형을 초래
   ② 먼쪽 손가락뼈를 갑자기 무리한 힘으로 굽힘시킬 때 발생

   * 건성 망치 손가락 : 힘줄의 단순한 파열 또는 미약한 당김 골절을 동반
   * 골성 망치 손가락 : 먼쪽 손가락뼈(phalange)의 뒤 1/3 이상을 침범

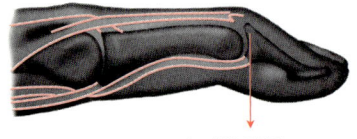

손가락폄근
먼쪽부착점의 단열

【 망치손가락(mallet finger) 】

(3) 복서골절(Boxer fracture)
   ① 새끼손가락목골절(fighter fracture)
   ② 약 40℃ 정도의 각 형성이 있어도 기능에는 큰 지장이 없음(정복은 필요 없음.).
   ③ Ulnar gutter splint 등을 2~3주간 고정 후 능동운동

(4) Bennett fracture
   ① 엄지손가락 손허리뼈(thumb metacarpal bones) 바닥 부위 관절면을 침범한 골절 및 탈구
   ② 엄지손가락 손허리뼈 바닥 부위는 긴엄지벌림근(abductor pollicis longus)과 모음근에 의해 노쪽손등쪽(dorsoradial)으로 전위

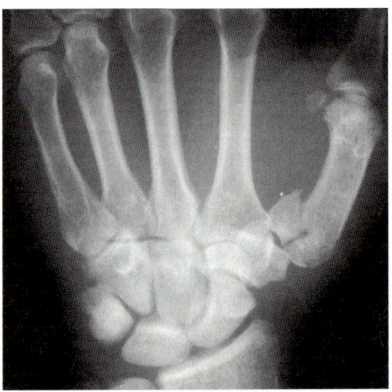

2 손등뼈 골절 물리치료

(1) 고정기간 동안의 물리치료
   ① 가능한 조기(수술 후 3~5일)에 운동을 시작하는 것이 ROM 회복에 효과적
   ② 몸쪽손가락뼈사이관절 중 고정되지 않고 움직임이 가능한 관절에서 능동운동을 실시(강직 및 부종 예방)
   ③ 관절이 모두 고정된 경우 등척성 운동을 실시

(2) 고정기간 후의 물리치료
   ① 관절의 강직이나 구축이 일어난 근육, 힘줄(Tendon), 인대 등의 치료를 위한 스트레칭 운동
       * 스트레칭은 허용되는 범위 내에서 전 범위(full range) 운동을 시킨다.
   ② 약화된 근력의 증가를 위한 근력 증가 운동

3 손목의 골절 (Wrist fracture)

(1) Colles fracture
   - 노쪽손목(carpi radialis) 관절면으로부터 1인치 이내의 가로골절(transrerse fracture)
   - 손목관절(radiocarpal articulation)을 편 상태로 손바닥으로 짚고 넘어질 때 간접력에 의한 골절
   - 골절 후 노뼈(radius)가 뒤쪽 전위
   - 뼈엉성증이 빈발하는 중년 이후의 여성에게서 호발

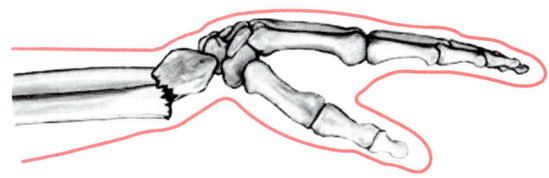

   ① Colles fracture 증상
       a. 통증, 팽윤, 감각이상, 수지의 약화
       b. Dinner fork deformity

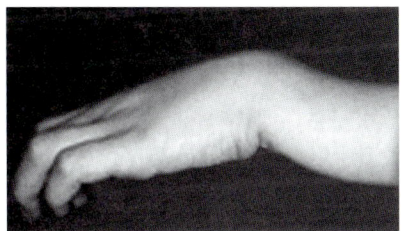

   ② Colles fracture 합병증
       a. 어깨부분(shoulder)의 손상 동반
       b. 정중신경염
       c. 긴엄지폄근(extensor hallucis longus)의 힘줄(tendon) 파열
       d. Sudeck's atrophy (충분한 기간이 경과한 후에도 통증이 지속적으로 나타남.)
   ③ Colles fracture 물리 치료
       a. 고정기간 동안은 움직임이 가능한 주변 관절의 능동운동을 실시
       b. 고정 후 초욕, 팔욕, 스트레칭 운동, 마사지 실시

(2) Smith fracture (역, Colles fracture)
   - 골절된 노뼈(radius) 먼쪽 부위가 앞쪽으로 전위
   - 손등을 짚고 넘어지거나 손목(wrist)관절 손등쪽에 직접 외력이 작용하여 골절 발생

- 주로 젊은층에서 호발, 발생 빈도가 낮음.
- 뼈엉성증이 빈발하는 중년 이후의 여성에게서 호발

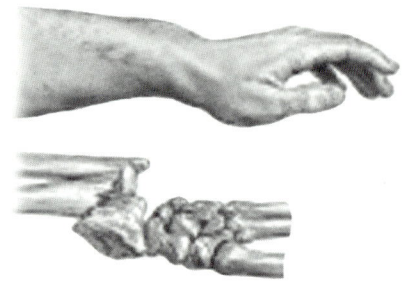

① Smith fracture 증상
- Garden spade deformity
② Smith fracture 물리치료
- Colles fracture에 준하여 치료

(3) 발배뼈(주상골) 골절
- 손목 부위를 폄 및 노쪽 굽힘한 상태에서 손바닥을 짚고 넘어질 때 발생
- 골절은 남자에서 호발

① 발배뼈 골절 증상
a. 시각적 변화 : 손가락과 손 주위의 팽윤, 피부색의 변화, 손 근육의 위축
b. 촉각적 변화 : 국소부 온도 상승, 수술 후 심한 흉터(scar) 또는 유착, 근육장력 감소, tightness 증가, 운동 시 통증, anatomical snuff box에 심한 압통, 엄지두덩(thenar eminence) 압박 시 통증

② 기능적 변화
a. 잡거나 파악(grasping and pinching)하는 기능의 제한
b. 손목 관절의 운동 범위 제한과 벌림 시 심한 통증

③ 합병증
a. 무혈성 괴사가 몸쪽 1/3 골절 시 흔히 발생
b. 극위부 극 골절 시 퇴행성 변화 속발
c. 손가락 기능장애

④ 치료
a. 정형외과적 치료 : 손목은 약간의 모음과 등쪽굽힘, 엄지손가락은 벌림과 대립상태로 고정
b. 물리치료

고정기간의 물리치료	이완을 위한 운동과 부종 제거, 순환 증진, 등척성 운동
고정 이후 물리치료	스트레칭 운동, 근력 및 근육 지구력 운동

2 아래팔 골절

- 노뼈(ulna)와 자뼈(radius)가 함께 골절되는 경우가 많음.

- 노뼈는 위 1/3, 자뼈는 아래 1/3에서 주로 골절
    * 아래팔 몸쪽 부위 골절 시 몸쪽 부위는 바깥돌림 먼쪽 부위는 안쪽돌림
    * 골절이 네모엎침근(pronator muscle, quadrate)과 원엎침근(pronator muscle, round) 사이인 경우 몸쪽은 중립, 먼쪽은 안쪽돌림
    * 골절이 먼쪽 1/3 이하인 경우 몸쪽이 안쪽돌림

(1) Monteggia fracture

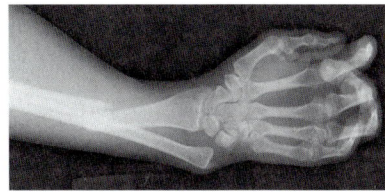

- 자뼈의 몸쪽과 골절, 노뼈머리(head of radius)의 탈구가 함께 일어남.
- 과도한 안쪽돌림이나 젖힘 같은 간접력 또는 직접적인 타박에 의해 발생

① 합병증
  a. 노신경(radial nerve) 마비
  b. 노뼈머리의 습관성 탈구
  c. 화골성 근염

(2) Galeazzi fracture

① 노뼈 먼쪽 부위의 골절과 먼쪽노자관절(distal radio-ulnar joint)의 탈구가 동반된 골절(역 Monteggia fracture)
② 손목굴(carpal canal) 뒷면에 직접적인 외력이 작용 또는 이 부위로 손을 짚고 넘어졌을 때 발생

3 팔꿈치관절 (주관절 ; elbow joint) 주위의 골절

- 팔꿈치관절 주위로 혈관과 신경이 통과
- 잘못된 치료 시 심한 합병증의 가능성이 있음.
- 치료 시 위험신호 : 통증의 증가, 운동 범위의 제한, 위팔두갈래근(Biceps brachi)의 경련
    * 화골성 근염 또는 볼크만 허혈성 구축의 지표

(1) 팔꿈치관절 주위 골절의 종류

관절융기위골절	폄 type (95%)	• 팔꿈치관절 젖힘 상태로 넘어진 경우 • 보호반사에 의해 발생 • 먼쪽 분절 뒤가 전위됨
	굽힘 type (5%)	• 팔꿈치관절 굽힘상태로 넘어진 경우
안쪽·가쪽관절융기골절		• 매우 드물게 일어남 (안쪽 > 가쪽)
안쪽·가쪽위관절융기골절		• 소아나 청소년기에 호발 (안쪽 > 가쪽)
관절융기사이골절		• 가장 일반적인 팔꿈치관절 주위 골절
팔꿈치머리골절		• 강력한 당김 시 발생 • 정확한 위치에 정복하는 것이 중요

(2) 팔꿈치관절 주위 골절의 합병증
　① 화골성 근염
　　- 골절과 같은 외상이나 기계적 상해에 반복적으로 노출되었을 때 근육조직 속에 뼈성분이 침착되어 화골을 형성한 것
　　a. 화골성 근염의 원인
　　　• 골절부의 불충분한 고정 또는 잘못된 고정
　　　• 조기에 과도한 힘을 가하여 실시한 팔꿈치관절(elbow joint) 또는 노자관절(radio-ulnar joint)의 잘못된 운동
　　　• 화골 물질의 분산을 유도할 만큼 강력한 마사지
　　b. 화골성 근염의 증상

초기 증상	• 통증의 증가 • 운동성의 감소 • 국소 압통 • 국소 부종
후기 증상	• 근육에 뼈 조직이 출현하여 방사선 상에 나타남 • 화골물질이 손에 촉진됨

　② 볼크만 허혈성 구축(Volkmann's ischemic contracture)
　　- 손과 아래팔(전완 ; forearm)에서 많이 발생
　　a. 볼크만 허혈성 구축의 원인
　　　• 골절치료 시 석고 등에 의한 혈관의 과도한 압박 또는 동맥혈관의 경련에 의해 조직에 동맥혈 공급이 원활하지 않아 발생
　　b. 볼크만 허혈성 구축의 증상
　　　• 통증
　　　• 피부 창백
　　　• 마비
　　　• 무맥
　　　• 갈퀴손 변형
　　　• 근육의 경련
　　　• 팔다리가 나무처럼 딱딱해짐.
　　　• 근육의 편성 상실
　　　• 운동과 감각 활동 상실
　　　• 손과 손가락에 부종
　　c. Gunstock deformity
　　　• 팔꿈치관절(elbow joint) 골절로 인해 가장 빈번하게 일어나는 합병증
　　　• 먼쪽 골편의 안쪽 전위가 교정되지 않고 돌림된 상태에서 뼈융합이 이루어져 발생
　　　• 정복은 잘 되었으나 가쪽관절융기의 성장이 촉진되어 운반각이 감소되어 발생

4 위팔뼈(Humerus) 골절

(1) 위팔뼈 목(neck) 골절
① 나이가 많은 여성에서 빈발
② 팔을 편 상태로 손을 짚고 넘어진 경우 발생
③ 주로 위팔뼈 외과목에서 많이 발생
④ 골절선은 보통 횡상이며, 감입되는 경우가 많음.

(2) 위팔뼈 몸통골절
① 성인에서 빈발하고 중간 부위 골절이 많음.
② 어깨세모근 이는곳 위 골절 : 위골편은 아래쪽으로 끌림.
③ 어깨세모근 이는곳 아래 골절 : 위골편은 옆쪽으로 끌림.

(3) 위팔뼈 골절의 합병증
① 중간부 골절 : 노신경(radial nerve) 마비
② 먼쪽 나선상골절 : 정복 후 노신경 마비로 손목처짐(수근하수 : wrist drop) 발생

5 빗장뼈(clavicle) 골절

(1) 인체에서 골절이 가장 빈번하게 일어남.
(2) 유아와 어린이에 호발
(3) 골절 시 8자 붕대로 고정

7 다리의 골절

1 넙다리뼈(Femur) 골절

(1) 넙다리뼈 목부위 골절
① 원인
  a. 교통사고 등의 외상, 마루나 계단에서 넘어짐.
  b. 노인층에서 발생하며, 간접적인 외상에 의한 경우가 많음.
  c. 넘어지는 순간 자세를 바로잡기 위해 한쪽 엉덩관절에 경미한 염력이 발생하고, 벌림근(abductor muscles)이나 바깥돌림근(external rotators), 모음근(adductor muscles)이 동시에 수축하여 골절이 발생

② 분류
  - 수평선과 골절선이 이루는 각도에 따라 분류
    a. 1형 : 35° 이하
    b. 2형 : 35~60°
    c. 3형 : 60° 이상

③ 증상
  a. 운동성의 상실
  b. 골절된 다리는 약간의 바깥돌림 상태가 됨.
  c. 확산성 팽윤
  d. 피하일혈
  e. 엉덩관절(coxa)부 통증, 골반과 넙다리(thigh)의 방사통
④ 합병증
  a. 무혈성 괴사
  b. 감염으로 인한 합병증
  c. 불융합
⑤ 치료
  a. 등척성 운동 및 부드러운 수동운동을 적용
  b. 근력 강화운동
  c. 3개월 이내에 능동다리 올림(거상) 금지(재골절 방지)

(2) 넙다리뼈(femur) 돌기사이(intertrochanteric) 골절
  - 목부위(neck) 골절보다 더 노령층에서 호발
  - 여성노인에서 호발(넘어지는 경우)
  ① 원인
    a. 넘어지면서 발생한 직접적인 외력이 큰돌기(greater trochanter) 가쪽 또는 뒤쪽에 작용
    b. 추락이나 낙상 시 다리로 전달되는 염력
  ② 증상
    a. 염발음
    b. 골절부 이상 운동
    c. 골절된 다리가 짧아지고 무릎관절(knee joint)은 폄
    d. 다리올림이 되지 않음.
    e. 골절부의 심한 돌림

(3) 넙다리뼈 몸통골절
  - 간접력에 의해 많이 발생했지만 대형사고의 증가로 직접 외상에 의한 경우가 증가하는 추세
  ① 분류

뼈몸통 위 1/3 부위	• 위쪽 골편 : 굽힘(엉덩허리근 ; iliosoas muscle), 벌림 (중간볼기근 ; gluteus medius), 바깥돌림(큰돌기 ; greater trochanter에 부착하는 단근) • 아래쪽 골편 : 모음, 위로 이동
뼈몸통 가운데 1/3 부위	• 위쪽 골편 : 굽힘(엉덩허리근 ; iliosoas muscle), 모음 (모음근 ; adductor muscles) • 아래쪽 골편 : 뒤쪽 경사 (큰모음근 ; adductor muscles 아래쪽 섬유) 위쪽 이동 (넙다리뒤근, 넙다리곧은근 ; rectusfemoris)
뼈몸통 아래 1/3 부위	• 아래쪽 골편 : 후굴 및 위쪽 전위(장딴지근 ; gastronemius)

(4) 넙다리뼈 골절 시 치료

① 당김

피부당김	Buck 폄당김	• 가벼운 당기는 힘으로 일시적인 고정 • 장기간 적용 불가, 10파운드 이상의 당기는 힘 불가
	Russell 당김	• Buck 폄당김에 무릎관절 지지 sling 첨가 • 무릎관절 30° 굽힘 유지
	Bryant 당김	• 1~3세 정도의 아동에게 적용 (3세 이상 적용 시 볼크만 허혈성 구축 가능성)
	이중 피부당김	• 넙다리에 대한 당김과 분리하여 종아리에도 당기는 힘 작용
뼈당김	현수당김	• 조기 무릎관절 운동이 가능
	분리 러셀 당김	• 러셀(Russell) 당김에 뼈당김 추가
	90°-90°-90° 당김	• 넙다리 먼쪽끝 강선에 수직당김을 작용

② 물리치료
   a. 뼈융합 이전 : 인접 관절가동범위 유지, 등척성 운동
   b. 뼈융합 이후 : 초기 부분 체중부하운동

2 무릎관절(knee joint) 주위의 골절

(1) 넙다리뼈 관절융기위 골절
(2) T형 골절 관절융기사이 골절
(3) 정강뼈관절융기와 골절(Bumper fracture)
(4) 정강뼈가시 골절
(5) 무릎뼈(patella) 골절

무릎뼈 골절의 분류	• 가로골절 (횡골절 ; transrerse fracture) • 사선골절 • 분쇄골절 • 종상골절 • 성상골절 • 변연골절 • 균열골절
무릎뼈 골절의 물리치료	• 삼출액 관리 • 평류의 양극을 팽윤이 심한 부위에 적용 • 엉덩관절, 발목관절 발가락 운동, 넙다리네갈래근, 등척성 운동 • 부분 체중부하운동 • 유착의 예방, 관리

3 정강뼈(tibia) 및 종아리뼈(fibula)의 골절

- 장관뼈 중에서 가장 빈번하게 골절이 발생
- 정강뼈몸통은 뼈의 중간 부위와 아래 1/3에서 호발

(1) 정강뼈 단독 골절
① 골절되지 않은 종아리뼈에 의해 안정성을 얻을 수 있으나, 불융합의 원인이 되기도 함.
② 넙다리골절에 준하여 치료

(2) 종아리뼈 단독골절
① 매우 드물게 나타남.
② 보행에 큰 영향을 주지 않음.

(3) 정강뼈, 종아리뼈 동시 골절
- 교통사고에 의해 빈발하며, 개방골절 유발

4 발목관절(ankle joint) 및 족부의 골절

(1) Pott 골절
① 발에 바깥굽은힘(valgus force)이 가해졌을 때 발생
② 목발뼈(talus)의 가쪽 아탈구와 세모인대의 손상을 동반
③ 안쪽관절융기의 골절을 동반하기도 함.

- 분류

1도 벌림골절	• 전위가 없고 세모인대의 파열도 없음
2도 벌림골절	• 가쪽 방향의 전위 세모인대의 파열
3도 벌림골절	• 가쪽과 뒤쪽으로 골편의 전위 • 정강뼈의 뒤모서리(후연) 및 종아리뼈, 안쪽복사에 골절이 발생 • 등쪽굽힘(배측굴곡) 제한

(2) Dupuytren 골절
① 높은 곳에서 떨어지면서 발로 착지한 경우 발생
② 정강뼈와 종아리뼈를 연결하는 뼈사이인대의 파열
③ 목말뼈가 정강뼈와 종아리뼈 사이로 들어감.
④ 활(족궁)이 무너짐.

(3) 목발뼈 골절
① 높은 곳에서 발로 떨어진 경우
② 목발뼈 몸통이나 목발뼈목의 골절이 많음.
③ 혈액 순환 정도를 관찰(혈액 순환이 취약)

(4) 발꿈치뼈(calcaneus) 골절
① 높은 곳에서 떨어지거나 발뒷꿈치로 착지하는 경우

② 종종 척추골절이 동반됨(10%).

(5) 발허리뼈 (Metatarsal bones) 골절
① 발의 압좌와 같은 직접적 외력에 의해 발생
② 2~5번째 발허리뼈(metatarsal bones)에서 피로골절 빈발

5 골반의 골절

(1) 떼임골절(견열골절 ; Avulsion fracture)
① 강한 근육 수축 시 근육 부착점의 골절
② 뼈융합이 완성되는 청소년기와 운동선수에서 흔함.
- 떼임골절의 분류

ASIS fracture	• 넙다리빗근(봉공근 ; sartorius)의 강한 수축 시 발생
AIIS fracture	• 넙다리곧은근(대퇴직근 ; rectus femoris)의 강한 수축 시 발생
Ischial tuberosity fracture	• 넙다리뒤근의 강한 수축 시 발생

(2) 골반고리골절(Pelvic ring fracture)
① 안정골절
  a. 장골 날개골절(Duverney fracture) : 직접력에 의한 발생
  b. 아래쪽 엉치뼈(sacrum) 가로골절 : 엉치뼈 뒤의 외력에 의한 발생
  c. 두덩뼈(pubis)가지골절 : 골반골절 중 가장 빈번함.
  d. 두덩뼈 결합부 분리 : 외력이 앞뒤 또는 아래에서 작용
② 불안정골절
  a. 두덩뼈 결합부 분리 및 엉치엉덩관절(천장관절) 붕괴
  b. 전궁골절
  c. 수직 전단
  d. 가쪽 압박골절
  e. 골반 전붕괴

(3) 절구골절(Acetabular fracture)
① 절구 우묵에서 발생하는 골절
② 작용하는 외력의 크기와 방향에 따라 골절의 형태가 다름.

(4) 합병증
① 비뇨기계의 손상
② 골반안 내의 장기 손상

단원정리문제

01 다음 중 불완전골절이 아닌 것은?

① 생목골절　② 균열골절　③ 매몰골절
④ 함몰골절　⑤ 관통골절

02 소아에서 호발하며, 뼈겉질(cortex)의 일부가 떨어져 나가 생기는 골절은?

① 생목골절　② 매몰골절　③ 합병골절
④ 균열골절　⑤ 분쇄골절

03 골절 후 골절부 주변 조직이나 장기에 손상을 입히는 골절은?

① 매몰골절　② 합병골절　③ 종상골절
④ 사상골절　⑤ 압박골절

04 다음 중 완전골절로 맞지 않는 것은?

① 매몰골절　② 개방골절　③ 분쇄골절
④ 관통골절　⑤ 매몰골절

단원정리문제 해설

▶ **불완전골절**
- 그린스틱 골절(생목골절) : 소아에서 많이 일어나는 골절. 뼈겉질(cortex)의 일부가 떨어져 나간 것
- 균열골절 : 골편의 전위 없이 뼈에 금이 간 골절
- 관통골절 : 총탄 등에 의한 관통 상에서 많이 일어나는 골절
- 함몰골절 : 뼈의 일부가 접시모양으로 들어간 골절(머리뼈에서 많이 발생)

▶ **그린스틱 골절(생목골절)**
- 소아에서 많이 일어나는 골절, 뼈겉질(cortex)의 일부가 떨어져 나간 것

▶ **합병골절**
- 골절로 인하여 주변 조직이나 기관에 손상을 일으킴.

▶ ④ 관통골절은 불완전골절에 해당함.

정답 : 1_③ 2_① 3_② 4_④

05 피로골절의 원인으로 맞는 것은?

① 강한 힘에 눌려서 발생
② 뼈자체의 질환
③ 지속적으로 가해지는 약한 충격
④ 둔탁한 외력이 광범위하게 가해진 경우
⑤ 순간적인 외력이 직선상으로 작용한 경우

06 골절의 일반적 증상으로 맞지 않는 것은?

① 비빔소리   ② 통증   ③ 유연성 증가
④ 팽윤   ⑤ 기능상실

07 골절의 치유 과정 중 괴사조직의 청정화가 일어나는 시기는?

① 염증기   ② 복원기
③ 가골형성기   ④ 재형성기
⑤ 응혈괴의 기질화 시기

08 골절의 치유 과정에 영향을 주는 요소로 맞는 것을 모두 고르면?

가. 연령	나. 호르몬 분비
다. 뼈결손의 정도	라. 골절선의 형태

① 가, 나, 다   ② 가, 다   ③ 나, 라
④ 라   ⑤ 가, 나, 다, 라

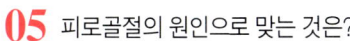

▶ ① : 함몰골절
  ② : 병적골절
  ④ : 분쇄골절
  ⑤ : 횡상골절

▶ 골절의 일반적 증상
  - 염발음, 통증, 변형, 팽윤, 기능의 상실, 피부색의 변화, 태도의 변화

▶ 염증기(혈종기)
  - 골절 후부터 괴사조직의 청정화가 일어나는 시기까지
  - 골절 시 혈관 손상으로 혈종 형성 → 혈종이 응고하여 응혈괴로 변화 → 응혈괴 주변 조직의 괴사 → 대식세포가 침투하여 괴사조직의 청정화

▶ 골절 치유에 영향을 미치는 인자들
  - 전신성 인자 : 연령, 내분비샘의 활동, 혈액 질환, 신경마비 등
  - 국소성 인자 : 전위의 정도, 골절선의 형태, 뼈결손의 정도 등

정답 : 5.③ 6.③ 7.① 8.⑤

09 골절의 치유 과정 중 복원기의 특징으로 맞는 것을 모두 고르면?

> 가. 혈종이 응고하여 응혈괴가 됨.
> 나. 육아조직이 응혈괴에 침투하여 기질화를 일으킴.
> 다. 뼈파괴 세포가 출현하여 과도하게 형성된 가골을 흡수
> 라. 가골이 골절단을 감싸고 신생뼈가 형성됨.

① 가, 나, 다 ② 가, 다 ③ 나, 라
④ 라 ⑤ 가, 나, 다, 라

▶ 복원기
- 육아조직이 응혈괴에 침투하여 기질화를 일으키는 시기
- 기질화된 조직이 골절단을 연결
- 가골이 골절단을 감쌈 → 가골이 굳어지면서 가동성이 적은 부위부터 신생뼈 생성, 가동성이 많은 부위에서는 연골 형성 후 연골 내 뼈되기 신생뼈 생성
※ 뼈융합 : 가골이 골절부 운동성을 억제할 정도로 굳어진 상태
※ 임상적 융합 : 정상적인 뼈의 강도로는 회복되지 않은 상태

10 골절 치유 과정의 전신성 인자로 맞는 것은?

① 전위의 정도
② 고정의 정도
③ 뼈결손 정도
④ 혈액 질환과 만성 소모성 질환
⑤ 국소 감염

▶ 골절 치유에 영향을 주는 인자
- 전신성 인자 : 연령, 내분비샘의 활동, 전신 감염, 혈액 질환, 만성 소모성 질환, 신경마비
- 국소성 인자 : 전위의 정도, 골절선의 형태, 뼈결손의 정도, 고정의 정도

11 다음 중 골절의 치유에 긍정적으로 작용하는 요인은?

① 고령 ② 칼시토닌 분비 ③ 신경 차단
④ 혈액 질환 ⑤ 감염

▶ 골절 치유를 촉진하는 요인
- 성장호르몬, 인슐린, 칼시토닌 등 호르몬
- 중추신경계 손상으로 인한 spasticity (골절부 안정성을 도모하여 치유를 촉진)

정답 : 9_③ 10_④ 11_②

12 다음 중 부정 융합에 대한 설명으로 맞는 것은?

① 골편의 상실이 원인
② 골절부 양단이 둥글고 진하게 되어 골절선이 선명하게 보임.
③ 뼈융합 기전이 정지되어 발생
④ 해부학적으로 부정확한 위치에서의 뼈융합
⑤ 충분한 기간이 지났지만 뼈융합이 완성되지 않은 상태

13 다음 중 불융합의 원인으로 맞는 것은?

① 심한 연부조직의 손상
② CNS 손상으로 인한 경련성 마비
③ 골절부의 혈류장애
④ 연부조직이 골절부 속으로 삽입
⑤ 융합에 필요한 골편의 상실

14 다음 중 불융합의 호발 부위로 맞는 것을 모두 고르면?

> 가. 정강뼈 아래 1/3 부위
> 나. 노뼈먼쪽 부위
> 다. 넙다리뼈 목
> 라. 자뼈먼쪽 부위

① 가, 나, 다   ② 가, 다   ③ 나, 라
④ 라   ⑤ 가, 나, 다, 라

15 골절부 고정기간 동안의 물리치료로 맞지 않는 것은?

① 능동 보조운동   ② 온습포   ③ 적외선
④ 초음파   ⑤ 극초단파

▶ 단원정리 문제 해설

▶ 부정 융합
 - 융합이 일어났지만 해부학적으로 비정상적인 위치에서 뼈융합이 일어난 상태

▶ CNS 손상으로 인한 경련성 마비는 부정 융합의 원인

▶ 불융합 호발 부위
 - 정강뼈 아래 1/3 부위 골절
 - 노뼈먼쪽 골절
 - 넙다리뼈 목골절
 - 위팔뼈 간부골절
 - 자뼈몸쪽 골절
 - 손배뼈 골절

▶ 능동 보조운동은 고정기간 이후의 물리치료

정답 : 12_④ 13_② 14_⑤ 15_①

16 금속삽입물이 있는 환자의 골절치료 시 주의해야 하는 물리치료는?

① 스트레칭 운동　② 초음파　③ 극초단파
④ 등척성 운동　⑤ 온습포

▶ 극초단파 치료 시 금속삽입물에 열집중이 일어나 조직 파괴 위험이 있음.

17 고정기간의 운동치료로 가장 적합한 것은?

① 스트레칭 운동　② 구심성 운동　③ 원심성 운동
④ 등척성 운동　⑤ 등속성 운동

▶ 스트레칭 운동
- 고정으로 인한 단축의 회복
- 중등도의 힘으로 천천히 긴시간 동안 적용

18 골절 시 적용하는 등척성 운동에 대한 설명으로 맞지 않는 것은?

① 고정기간 동안에 적용　② 순환 증진
③ 부종 감소　④ 무용성 위축의 감소
⑤ ROM 유지

▶ 가능한 조기에 운동을 시작하는 것이 ROM 회복에 효과적임.

19 손가락 폄근(extensor muscle of digits)의 먼쪽 부착점이 골편과 함께 단열되어 나타나는 골절은?

① 추지　② 손가락뼈(phalange) 골절
③ 복서골절　④ Bennett 골절
⑤ Colles 골절

▶ 추지(Mallet finger)
- 손가락 폄근의 먼쪽 부착점이 골편과 함께 단열되어 손가락 끝마디뼈의 굽힘 변형을 초래
- 손가락 끝마디뼈를 갑자기 무리한 힘으로 굽힘시킬 때 발생

20 다음 중 손목(wrist)골절로 맞는 것은?

① Pott 골절　② Monteggia 골절　③ Smith 골절
④ Bennett 골절　⑤ Mallet 골절

▶ 손목골절
- Colles fractus
- Smith fractus

정답 : 16_③ 17_④ 18_⑤ 19_① 20_③

21 복서골절(Boxer fracture)에 대한 설명으로 맞는 것은?

① 엄지손허리뼈 바닥쪽 관절면을 침범한 골절 및 탈골
② 가운데 손가락에서 많이 발생
③ 산업장 손골절의 50%를 차지
④ 손가락끝마디뼈를 무리한 힘으로 갑자기 굽힘시킬 때 발생
⑤ 40° 정도의 각 형성이 있어도 기능에는 지장이 없음.

22 다음 중 Monteggia 골절에 대한 설명으로 맞지 않는 것은?

① 자뼈의 몸쪽골절과 노뼈머리의 아탈구
② 과도한 안쪽돌림이나 젖힘 같은 간접력에 의해 발생
③ 직접적인 타박에 의한 발생
④ 손목굴 뒷면에 작용한 직접적 외력에 의해 발생
⑤ 합병증으로 노뼈머리의 습관성 탈구

23 화골성 근염의 원인으로 맞는 것을 모두 고르면?

> 가. 골절부의 불충분한 고정
> 나. 화골 물질의 분산을 유도하는 강한 마사지
> 다. 조기에 과도한 힘을 가하여 잘못 실시한 팔꿈치 관절운동
> 라. 장기간의 고정

① 가, 나, 다   ② 가, 다   ③ 나, 라
④ 라   ⑤ 가, 나, 다, 라

단원정리문제 해설

▶ 40° 정도의 각 형성이 있어도 기능에는 큰 지장을 주지 않음.

▶ Monteggia fracture
- 자뼈(radius)의 몸쪽골절과 노뼈머리(head of radius)의 탈구가 함께 일어남.
- 과도한 안쪽돌림이나 젖힘 같은 간접력 또는 직접적인 타박에 의해 발생

▶ 화골성 근염의 원인
- 골절부의 불충분한 고정 또는 잘못된 고정
- 조기에 과도한 힘을 가하여 실시한 팔꿈치 관절 또는 노자관절(요척관절 ; radioulnar joint)의 잘못된 운동
- 화골 물질의 분산을 유도할 만큼 강력한 마사지

정답 : 21_⑤ 22_④ 23_③

24 볼크만 허혈성 구축에 대한 설명으로 맞지 않는 것은?

① 손과 아래팔에서 호발
② 기계적 상해에 반복적으로 노출되어 발생
③ 석고 고정 등에 의한 혈관 압박이 원인
④ 조직에 동맥혈 공급이 원활하지 않아서 발생
⑤ 통증, 피부 창백, 마비, 무맥 등의 증상을 가짐.

25 합병증으로 노신경마비를 일으키는 골절로 맞는 것은?

① Monteggia 골절
② Galeazzi 골절
③ 위팔뼈 몸통골절
④ 위팔뼈 목골절
⑤ 위팔뼈 머리골절

26 넙다리뼈 골절치료 시 적용하는 당김법 중 피부당김법이 아닌 것은?

① Buck 폄당김 ② Russell 당김 ③ Bryant 당김
④ 현수당김   ⑤ 이중 피부당김

27 넙다리뼈 목골절에 대한 설명으로 옳지 않은 것은?

① 노인층에서 발생하며, 간접적인 외상에 의해 발생
② 넘어지는 순간 자세를 바로 잡기 위한 작용에 의해 발생
③ 운동성의 상실과 통증 골반과 넙다리의 방사통이 발생
④ 골절된 다리는 약간의 바깥돌림 상태가 됨.
⑤ 대형사고의 증가로 직접 외상에 의한 경우가 증가하는 추세

▶ 볼크만 허혈성 구축
 - 손과 아래팔에서 많이 발생
 - 통증, 피부 창백, 마비, 무맥의 증상
 - 갈퀴돈 변형 유발

▶ 위팔뼈 골절의 합병증
 - 중간부 골절 : 노신경 마비(요골신경 마비)
 - 먼쪽 나선상 골절 : 정복 후 노신경(요골신경 ; radius) 마비로 손목처짐(수근하수 ; wristdrop) 발생

▶ 현수당김(견인)
 - 뼈당김에 해당함.

▶ 넙다리(대퇴골 ; thigh) 돌기(전자 ; trochanter) 골절
 - 간접력에 의해 많이 발생하였지만 대형사고의 증가로 직접 외상에 의한 경우가 증가하는 추세

정답 : 24_② 25_③ 26_④ 27_⑤

28 정강뼈 및 넙다리뼈 골절에 대한 설명으로 맞는 것을 모두 고르면?

> 가. 종아리뼈 단독골절 시 보행에 큰 지장을 초래한다.
> 나. 정강뼈 몸통은 뼈의 중간 1/3에서의 골절이 흔하다.
> 다. 넙다리뼈 단독골절은 교통사고에 의해 빈번하게 나타난다.
> 라. 정강뼈 단독골절 시 넙다리뼈에 의한 안정성을 얻을 수 있다.

① 가, 나, 다   ② 가, 다   ③ 나, 라
④ 라   ⑤ 가, 나, 다, 라

29 발에 가해진 강한 바깥굽은힘(valgus force)에 의한 골절은?

① Pott 골절   ② 목발뼈 골절
③ 발꿈치뼈 골절   ④ Dupuytren 골절
⑤ 발허리뼈 골절

30 Dupuytren 골절에 대한 설명으로 맞지 않는 것은?

① 높은 곳에서 떨어지면서 발로 착지한 경우
② 발뒷꿈치로 착지하는 경우
③ 목말뼈가 정강뼈와 종아리뼈 사이로 들어감.
④ 활이 무너짐.
⑤ 정강뼈와 종아리뼈를 연결하는 뼈사이인대의 파열 동반

31 다음 중 떼임골절에 대한 설명으로 맞지 않는 것은?

① 강한 근수축 시 발생하는 근부착부의 골절
② 뼈융합이 완성되는 시기의 활동적인 청소년에서 호발
③ ASIS의 떼임골절은 넙다리빗근의 강한 수축 시 발생
④ AIIS의 떼임골절은 넙다리곧은근의 강한 수축으로 발생
⑤ Ischial tuberosity 떼임골절은 모음근의 강한 수축으로 발생

단원정리문제 해설

▶ 정강뼈
- 장관뼈 중에서 가장 빈번하게 골절이 발생
- 뼈의 중간 부위와 아래 1/3에서 호발
- 정강뼈 단독골절 시 넙다리골절에 준하여 치료

▶ 종아리뼈 골절
- 보행에 큰 영향을 주지 않음.

▶ Pott 골절
- 발에 바깥굽은힘이 가해져서 발생
- 목발뼈(거골)의 측방 아탈구와 세모인대의 손상을 동반
- 안쪽복사(내과)의 골절을 동반

▶ 발꿈치골절
- 발뒷꿈치로 착지할 경우

▶ ischial taberosity 떼임골절
- 넙다리뒷근의 강한수축

정답 : 28_③ 29_① 30_② 31_⑤

Chapter 02 골절 (Facture) | 45

MEMO

Chapter 3

탈구

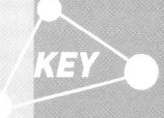

- 탈구는 관절을 구성하는 뼈가 정상적인 위치를 이탈하여 발생하는 것으로 갑작스런 외력에 의해 주로 발생합니다. 탈구의 결과로 관절 주변의 연부조직의 손상이 동반되기도 합니다. 그렇기 때문에 물리치료사는 탈구된 관절 주변의 연부조직에 대한 손상을 예상하고 치료에 임해야 합니다.

- 탈구 역시 임상에서 골절과 마찬가지로 흔하게 접하게 되는 정형외과 영역의 손상입니다. 이번 챕터에서는 탈구의 정의와 탈구의 종류, 증상에 대해 알아 볼 것입니다. 그리고 임상에서 흔하게 접할 수 있는 탈구의 종류와 그에 따른 증상과 합병증에 대하여 공부할 것입니다. 또한 탈구의 정복 방법과 물리치료 방법에 대해서도 공부할 것입니다.

꼭! 알아두기

1. 탈구의 정의
2. 탈구의 종류
3. 손상 시기별 탈구의 증상
4. 어깨관절 앞탈구의 종류와 증상
5. 어깨관절 탈구의 정복 방법
6. 팔꿉관절 탈구의 원인
7. 반달뼈(월상골) 탈구의 원인과 증상

CHAPTER 03 탈구 (Dislocation)

1 탈구

1 탈구의 정의

(1) 탈구(Dislocation)
- 선천성 혹은 습관성 또는 외력 등에 의해 관절이 파괴되거나 붕괴되어 인접하는 관절면과의 접촉이 완전히 상실된 상태

(2) 아탈구(Subluxation)
- 관절면이 불안정하지만 어느 정도의 접촉을 이루고 있는 상태

2 탈구의 종류

(1) 선천성 탈구
① 출생 전 또는 출생 시 관절면의 선천성 이형성에 의한 탈구
② 엉덩관절(고관절 ; coxa)에서의 선천성 탈구(CDH)가 흔함.

(2) 외상성 탈구
① 관절을 보호하는 연부조직의 관절 유지력 보다 큰 외력이 관절에 작용하여 발생
② 관절 주위의 연부조직 손상이 동반되는 경우가 많음.

(3) 습관성 탈구
① 관절을 유지하는 연부조직의 결손 또는 외상성 탈구 후 적절하지 못한 치료로 인하여 반복적으로 탈구가 일어남.
② 습관성 탈구의 호발 부위 : 어깨관절(견관절 ; shoulder joint), 무릎넙다리관절(슬개대퇴관절 ; patellofemoral joint), 팔꿉관절(주관절 ; elbow joint), 엉덩관절(고관절 ; coxa), 턱관절(악관절 ; tempormandibular joint), 복장빗장관절(흉쇄관절 ; sternodauicular joint), 봉우리빗장뼈관절(견봉쇄골관절 ; acromiochavicular joint), 아래쪽노자관절(하요척관절 ; interior radio-ulnar joint)

3 탈구의 증상

손상 직후	• 통증 : 손상 즉시 심한 통증 • 팔다리의 변형 : 팔다리의 변형과 함께 관절의 외형 변화가 동반 • 기능의 상실 : 통증, 변형, 연부조직 손상으로 인한 기능의 상실
손상 후기	• 팔다리의 팽윤 : 혈관과 주변 연부조직 손상으로 인한 팽윤 • 피하일혈 : 손상된 혈관으로부터 혈액이 유출되어 발생 • 강직 : 유착으로 인한 강직 • 근육 약화 : 장기간의 고정으로 인한 근력 약화

2 부위별 탈구와 물리치료

1 어깨관절(견관절 ; shoulder joint) 탈구

(1) 어깨관절 탈구의 종류

어깨관절 앞탈구	부리돌기 아래탈구	• 가장 흔한 형태의 어깨관절 탈구 • 위팔뼈머리가 앞과 아래로 이동하면서 바깥돌림됨 • 어깨 부위가 평편해지고 봉우리 돌기의 돌출이 나타남 • 팔꿉관절을 몸통 옆으로 가져올 수 없음 • 팔의 축이 수직하지 않고 경사짐
	관절 오목밑 탈구	• 위팔뼈머리가 아래로 전위되어 관절안 아래에 위치
	빗장뼈 아래탈구	• 위팔뼈머리가 빗장뼈(쇄골 ; clavicle) 방향으로 전위된 것으로 빈도가 낮음
어깨관절 뒤탈구		• 해부학적 구조로 인해 탈구가 잘 발생하지 않음
어깨관절 아래탈구		• 노인층에서 발생하며, 흔하지 않음

(2) 어깨관절 탈구의 정복

① Hippocrates 방법
- 환자를 침대 위에 바로 눕히고 환자의 겨드랑이에 치료사의 발을 넣어 환자의 손목관절(수근관절 ; wrist joint)과 손을 잡고 팔을 바깥돌림, 안쪽돌림시키면서 당김

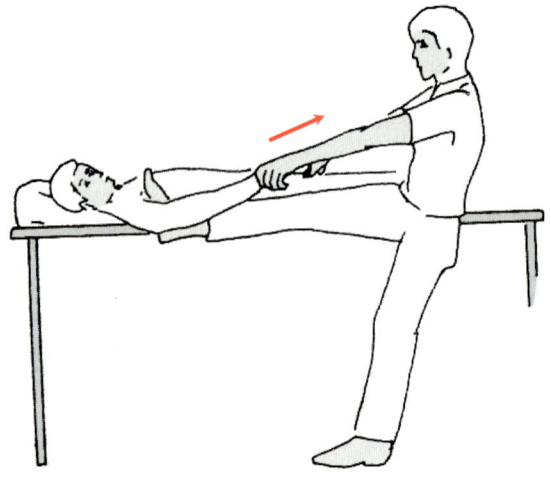

② Stimon 방법
   a. 가장 안전한 방법
   b. 환자를 침대 모서리에 엎드려 눕게한 후 손목관절(수근관절 ; wrist joint)에 3kg 정도의 추를 달아 당김

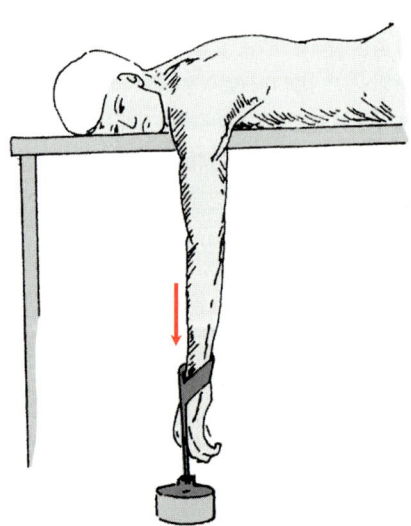

③ Milch 방법
   - 바로누운 자세에서 팔을 바깥돌림, 벌림시킨 상태로 가볍게 관절우묵 속으로 탈구된 위팔뼈머리(상완골두 ; humeral head)를 미는 방법

④ Kocher 방법
   - 환자의 팔꿉관절(주관절 ; elbow joint)을 90도 굽힘시킨 상태에서 약 1분간 당기며, 팔을 바깥돌림 → 가슴 앞면의 중심선까지 위팔뼈(상완골 ; humerus) 모음 → 탈구된 쪽의 손을 반대편 어깨관절 부위로 옮겨 위팔뼈 안쪽돌림

(3) 어깨관절 탈구의 치료
　① 팔꿈관절운동
　　- 조기에 능동운동으로 시행
　② 어깨관절운동
　　a. 3일 후 작은 범위의 굽힘과 폄으로 시작
　　b. 바깥돌림, 안쪽돌림운동을 처음 시작할 때는 어깨관절 모음상태에서 실시
　　c. 벌림운동은 5일째부터 휘돌림(circumduction)과 함께 시작
　　d. 벌림운동은 7~8일 정도 지난 다음 90도까지 적용, 올림(거상)은 벌림운동을 통하여 떨림(진전)시킴.
　　e. 10~12일 정도가 지난 다음부터 바깥돌림, 안쪽돌림운동을 팔 벌림상태에서 실시

(4) 어깨관절 탈구의 합병증
　① 전방 탈구 시 겨드랑신경 (액와신경 ; axillary nerve)의 손상
　② 습관성 탈구
　③ 위팔뼈 몸쪽골절 동반

2 팔꿈관절 탈구
- 소아와 청소년에서 주로 발생

(1) 팔꿈관절(주관절 ; elbow joint) 탈구의 분류
　① 노뼈머리(요골두 ; head of radius) 아탈구
　　a. 노뼈(요골 ; ulna) 머리띠인대의 파열로 인한 노뼈머리의 아탈구
　　b. 인대가 약한 1~4세에서 빈발
　　c. 아이의 팔을 갑자기 당겼을 때 발생(Pulled elbow, Nursemaid elbow)
　　d. 팔꿈관절 손상 중 발생 빈도가 가장 높음.
　　e. 팔꿈관절 굽힘상태에서 아래팔 엎침 (회내)이 안 됨.
　　f. 팔꿈관절 굽힘상태에서 아래팔을 뒤침 (회외)시켜 정복
　② 노뼈와 자뼈의 뒤쪽 또는 뒤쪽 아래 전위 : 전체의 80~90%
　③ 뒤쪽 탈구 : 팔꿈관절 폄상태로 넘어진 경우
　④ 앞쪽 탈구 : 팔꿈관절을 약간 굽힘한 상태로 넘어지면서 팔꿈치머리 뒷면에 직접적인 외력이 가해져 발생

3 반달뼈 (월상골) 탈구

(1) 손목관절이 젖힘된 상태로 넘어져서 발생

(2) 탈구된 반달뼈가 손목굴 (수근관 ; carpal canal)을 좁게 만들어 손목굴증후군 (수근관증후근 ; carpal tunnel syndrome)을 유발

단원정리문제

01 외력에 의해 관절면의 접촉이 상실된 상태를 무엇이라 하는가?

① 기형 ② 골절 ③ 아탈구
④ 탈구 ⑤ 관절염

▶ 탈구
- 선천성 혹은 습관성 또는 외력 등에 의해 관절이 파괴되거나 인접하는 관절면과의 접촉이 완전히 상실된 상태

02 연부조직의 결손이나 외상 후 부주의한 치료로 인하여 반복적인 탈구가 일어나는 것은?

① 골절 ② 아탈구 ③ 기형
④ 탈구 ⑤ 습관성 탈구

▶ 습관성 탈구
- 관절을 유지하는 연부조직의 결손 또는 외상성 탈구 후 적절하지 못한 치료로 인하여 반복적으로 탈구가 발생

03 다음 중 탈구의 손상 직후 증상으로 맞는 것을 모두 고르면?

| 가. 심한 통증 | 나. 팔다리의 변형 |
| 다. 기능상실 | 라. 유착 |

① 가, 나, 다 ② 가, 다 ③ 나, 라
④ 라 ⑤ 가, 나, 다, 라

▶ 유착은 손상 후기에 해당함.

정답 : 1_④ 2_⑤ 3_①

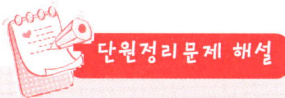

04 다음 중 선천성 탈구가 가장 흔하게 일어나는 관절은?

① 발목관절
② 팔꿉관절
③ 엉덩관절
④ 무릎관절
⑤ 턱관절

▶ ③ 엉덩관절에서의 선천성 탈구(CDH)가 흔함.

05 다음 중 가장 흔한 형태의 어깨관절 탈구는?

① 부리돌기 아래탈구
② 관절오목 밑탈구
③ 빗장뼈 아래탈구
④ 뒤쪽 탈구
⑤ 아래쪽 탈구

▶ 부리돌기(오훼돌기 ; coracoid process) 아래탈구
 - 가장 흔한 형태의 어깨관절(견관절 ; shoulder joint) 탈구
 - 위팔뼈머리(상완골두 ; humeral head)가 앞과 아래로 이동하면서 바깥돌림됨.
 - 어깨 부위가 평편해지고 봉우리(견봉 ; coracoid process)돌기의 돌출이 나타남.
 - 팔꿉관절(주관절)을 몸통(체간) 옆으로 가져올 수 없음.
 - 팔의 축이 수직하지 않고 경사짐.

06 다음 중 부리돌기 아래탈구의 특징으로 맞지 않는 것은?

① 위팔뼈머리가 앞과 아래로 이동하면서 바깥돌림
② 어깨 부위가 평편해지고 봉우리돌기의 돌출
③ 팔꿉관절을 옆으로 가져올 수 없음.
④ 팔의 축이 경사짐.
⑤ 노인층에서 많이 발생

▶ 부리돌기(오훼돌기 ; coracoid process) 아래탈구
 - 가장 흔한 형태의 어깨관절(견관절 ; shoulder joint) 탈구
 - 위팔뼈머리(상완골두 ; humeral head)가 앞과 아래로 이동하면서 바깥돌림됨.
 - 어깨 부위가 평편해지고 봉우리(견봉 ; coracoid process)돌기의 돌출이 나타남.
 - 팔꿉관절(주관절)을 몸통(체간) 옆으로 가져올 수 없음.
 - 팔의 축이 수직하지 않고 경사짐.

정답 : 4_③ 5_① 6_⑤

07 어깨관절 탈구 시 손상 받기 쉬운 신경은?

① 자신경
② 근육피부신경
③ 겨드랑신경
④ 궁둥신경
⑤ 노신경

▶ 어깨관절 탈구의 합병증
- 앞탈구 시 겨드랑(액와)신경의 손상
- 습관성 탈구
- 위팔뼈 몸쪽골절 동반

08 Hippocrates 방법을 가장 잘 설명하고 있는 것은?

① 환자를 침대모서리에 엎드려 눕게 한 후 손목관절에 추를 달아 당김
② 환자의 겨드랑이에 치료사의 발을 넣어 환자의 팔을 당김
③ 팔꿉관절을 90° 굽힘상태로 1분간 당기며, 팔을 바깥돌림, 모음, 안쪽돌림
④ 가장 안전한 정복 방법
⑤ 바로 누운자세에서 팔을 바깥돌림, 벌림시킨 상태로 힘을 적용

▶ Hippocrates 방법
- 환자를 침대 위에 바로 눕히고 환자의 겨드랑이에 치료사의 발을 넣어 환자의 손목관절(수근관절 ; wrist joint)과 손을 잡고 팔을 바깥돌림(외회전), 안쪽돌림(내회전)시키면서 당김

09 성인에서 가장 빈번하게 탈구가 발생하는 관절은?

① 엉덩관절
② 무릎관절
③ 팔꿉관절
④ 어깨관절
⑤ 발목관절

▶ 어깨관절
- 가장 흔한 형태의 어깨관절 탈구

정답 : 7_③ 8_② 9_④

10 어깨관절 탈구 시 가장 안전하게 정복하는 방법은?

① Hippocrates 방법
② Milch 방법
③ Stimon 방법
④ Kocher 방법
⑤ Bryant 견인

▶ Stimon 방법
- 가장 안전한 방법
- 환자를 침대모서리에 엎드려 눕게한 후 손목관절(수근관절 ; wrist joint)에 3kg 정도의 추를 달아 당김

11 손목굴이 젖힘된 상태로 넘어져서 발생하는 탈구는?

① 팔꿉관절 탈구
② 어깨관절 탈구
③ 큰마름뼈 탈구
④ 손배뼈 탈구
⑤ 반달뼈 탈구

▶ 반달뼈(월상골)
- 손목관절이 젖힘(과신전)된 상태로 넘어져서 발생
- 탈구된 반달뼈가 손목굴을 좁게 만들어 손목굴증후군을 유발

정답 : 10_③ 11_⑤

MEMO

Chapter 4

기형

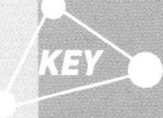

- 기형은 선천성 기형과 후천성 기형으로 나뉘며, 뼈자체의 변형에 의한 것과 연부조직의 병변에 의한 것이 있습니다. 또한 기형은 진행 정도에 따라서 1도 2도 3도로 나뉘는데요, 물리치료를 통해 효과를 볼 수 있는 상태는 1도와 2도가 해당됩니다.

- 골절이나 탈구와 마찬가지로 기형도 임상에서 쉽게 접할 수 있는 질환입니다. 그렇기 때문에 각각의 기형의 특징을 파악하여 정확한 진단을 내리고 그에 맞는 적절한 물리치료를 적용할 수 있는 능력을 갖추는 것이 매우 중요합니다.

- 이번 챕터에서는 기형의 정의와 분류, 등급에 대하여 공부하고 이어서 팔과 다리에서 일반적으로 발생하는 기형의 원인과 증상, 물리치료에 대하여 알아 볼 것입니다.

꼭! 알아두기

1. 기형의 정의
2. 기형의 분류
3. 기형의 등급별 물리치료의 효과
4. 선천성 상위 어깨뼈의 증상과 치료
5. Dupuytren's contracture의 증상과 치료
6. 절구형성이상의 진단과 치료
7. 선천성 엉덩관절 탈구의 증상과 치료

CHAPTER 04 기형 (Deformity)

1 개요

1 정의

- 기형 : 골격의 굽이 (만곡)나 연부조직의 길이 차이로 인하여 신체 부위의 변형이 형성된 것
  * 변형 : 정상의 신체가 어떠한 원인에 의해 일부 또는 전부가 정상과 다르게 변화된 상태

2 분류

선천적 기형	• 유전적 이상 예 다운증후군 • 환경적 요인 예 방사선 조사, 풍진, 약물 • 혼합형
후천적 기형	• 뼈의 질환 예 결핵, 암종, 구룻병 • 관절의 질병 예 퇴행성 관절염, 류마티스 관절염, 통풍 • 마비 예 wrist drop, foot drop • 근육의 질병 예 진행성 근이영양증, 중증근무력증 • 외상 예 골절, 탈구, 화상, 출생 시의 손상 • 기계적 긴장 예 직업적 원인 (하역작업) • 습관 예 습관적 자세 불량 • 내분비 장애 예 섬유성 뼈염, 거인증, 말단비대증

* 선천적 기형 : 출생 전에 이미 존재한 기형(출산 시 손상에 의한 기형은 후천적 기형)
* 혼합형(선천적 기형) : 유전적 이상과 환경적 요인의 복합으로 형성된 기형
* 후천적 기형 : 성장하면서 여러 가지 요인에 의해 신체 일부의 변형이 생긴 것으로 물리치료가 매우 중요함.

3 등급

(1) 1등급 : 근육 장력의 변화, 골성 변화는 없음. 스스로의 노력으로 변형 교정이 가능함.
(2) 2등급 : 연부조직의 구축, 약간의 골성 변화, 물리치료사에 의해 어느 정도의 교정이 가능함.
(3) 3등급 : 심한 골성 변화, 물리치료의 효과가 크지 않음. 수술 시행

4 치료의 원칙

(1) 2차적 변형 예방
(2) 신장된 조직과 단축된 조직은 균형 조절
(3) 신장 후 교정 또는 과교정 자세를 취함.
(4) 어린이의 경우 신장과 자세에 대한 부모 교육

2 팔의 기형

1 선천성 상위 어깨뼈(sprengel's shoulder)

(1) 개요
　① 한쪽 어깨뼈가 비정상적으로 위로 전위된 기형으로 매우 드문 선천성 질환
　② 왼쪽 어깨뼈에 흔하게 발생하며, 양측에서 동시에 발생하는 경우도 있음.
　③ 여자에서 흔하게 발생(남자보다 3~4배 호발)

(2) 원인
　① 자궁 내에 태아가 있을 때 한쪽 혹은 양쪽은 어깨뼈의 내림(하강)이 방해를 받아 발생
　② 유전적 요인

(3) 증상
　① 어깨뼈의 아래각 (하각)은 몸통 (체간)의 정중선에 근접하여 안쪽돌림(내회전)된 상태
　② 편측성인 경우 척주옆굽음증(척주측만증 ; scoliosis)을 동반
　　＊ 굽이 (만곡)의 convex 면은 어깨뼈가 올라간 쪽을 향해 생김.
　③ 양측성인 경우 양쪽 어깨가 모두 올라가고 아래 목뼈 (경추 ; cervical vertebrae)와 등뼈 (흉추 ; thoracic vertebrae)가 돌출
　④ 기형은 시간이 지남에 따라 심해짐.
　⑤ 등세모근 (승모근)은 항상 침범되거나 약화됨.

(4) 물리치료
　① 순환 증진과 유착 방지를 위한 마사지 시행
　② 팔이음뼈의 모든 관절의 수동운동과 능동운동 (어깨뼈의 돌림운동 포함) 실시
　③ 합병증 (옆굽음증, 기운목)이 있을 경우 이에 대한 치료를 병행

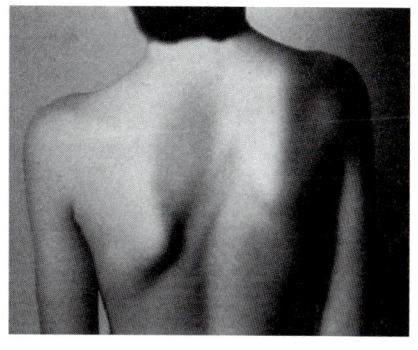

2 Dupuytren's contracture

(1) 개요
① 수장근막의 단축에 의한 손가락(수지 ; finger)의 굽힘
② 반지손가락(약지 ; ring finger)과 새끼손가락(소지 ; little finger)에서 빈번하며, 보통 양측성으로 발생

(2) 원인
① 정확한 원인은 불명
② 유전적 성향이 있으며, 가끔 가족력을 보임.
③ 중년, 노년층에서 나타남.
④ 남자에서 발병 빈도가 높음.

(3) 증상
① 수장근막이 비대해지고 소절이 발생하여 손가락을 손바닥 쪽으로 끌어당김(손가락 굽힘).
② 반지손가락에 가장 흔하게 침범되고, 다음으로 새끼손가락에 침범
③ 관절 구조물의 구축과 관절성 변형

(4) 물리치료
① 수장근막의 심부마사지, 마찰법 적용
② 단축된 연부조직의 신장운동, 손가락폄근(수지신근 ; extensor digitaum)의 능동운동
③ 초음파, 이온도입법(iodine, chlorine, histamine)
④ 온열치료 이후에 능동운동과 신장운동을 실시

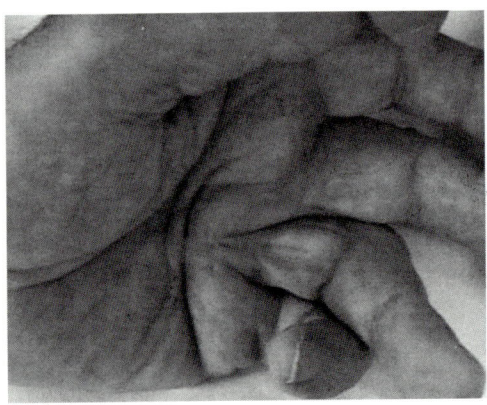

3 다리의 기형

1 절구형성이상 (acetabular dysplasia)

(1) 개요
- 절구가 기형적으로 형성

(2) 증상
① 엉덩관절(고관절 ; coxa)을 90° 굽힘자세에서 벌림시킬 때 운동의 제한
② 넙다리(대퇴 ; femur)의 안쪽 피부 주름의 비대칭성
③ Barlow test 또는 Ortolani test 시행 시 양성으로 나타남.

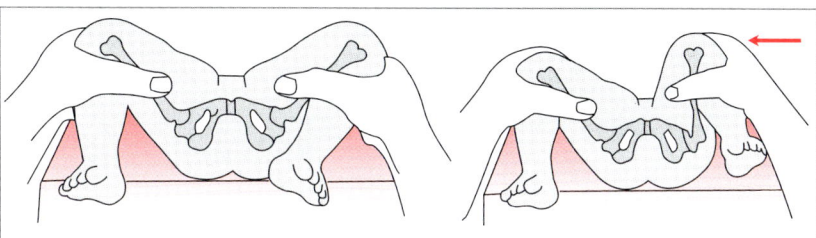

- Barlow test : 탈구를 유도하여 검사
  • 유아를 눕히고 엉덩관절을 90° 굽힘, 무릎관절을 완전굽힘시킴
  • 검사자는 가운데손가락을 큰돌기 위에, 엄지는 넙다리 안쪽 작은돌기에 위치시킴
  • 반대손으로 골반을 고정
  • 넙다리를 약간 모음시키면서 엄지로 넙다리부를 가쪽으로 밀어 탈구를 유발
  • 검사가 끝나면 엉덩관절을 벌림시키면서 정복

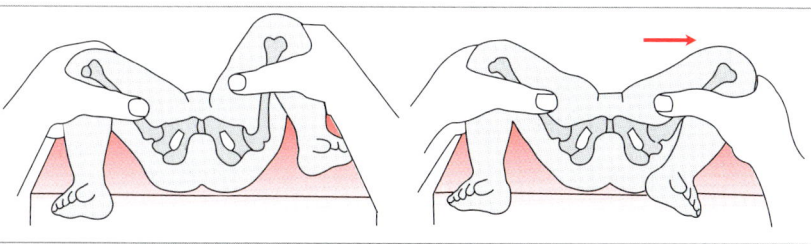

- Ortolani test : 탈구된 관절을 정복시키는 검사
  • 바로 누운 자세에서 엉덩관절을 90° 굽힘, 벌림
  • 넙다리를 벌림시키면서 큰돌기부를 안쪽으로 밀어올림
  • "딸깍" 하는 정복음이 촉진
  • 엉덩관절을 모음하면서 장축으로 밀어올림

(3) 치료

- Frejka splint, von Rosen splint, Pavlik harness, abduction brace 등을 이용하여 엉덩관절을 굽힘, 벌림시킨 상태로 유지

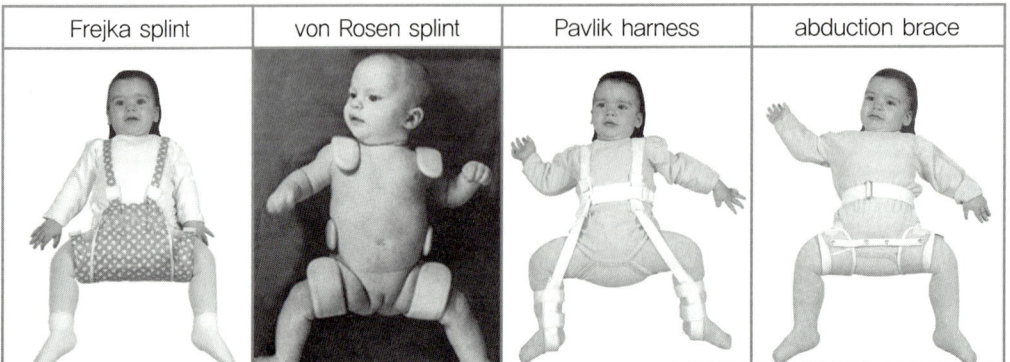

2 선천성 엉덩관절 탈구 (CDH)

(1) 개요
① 한쪽 또는 양쪽 넙다리뼈머리(대퇴골두 ; femoral head)가 부분적으로 또는 전체적으로 절구(관골구)로부터 선천적으로 탈구
② 여자에서 흔하게 발생
③ 편측성이 양측성 보다 많고, 왼쪽 엉덩관절에서 흔함.

(2) 원인
① 정확한 원인은 불명
② 유전적 성향
③ 출생 전 절구의 발달 결함.

(3) 병리적 변화
① 절구가 정상보다 작고 얕으며, 위관절테두리와 아래관절테두리가 결손
② 넙다리뼈머리가 엉덩뼈(장골 ; Ilium)의 뒤 위로 전위
③ 인대의 발육부전과 관절주머니의 신장
④ 관절테두리(관절순)는 부분적으로 결핍, 관절연골의 결손
⑤ 넙다리뒤근(슬괵근 ; hamstring) 넙다리빗근(봉공근 ; sartorius), 넙다리곧은근(대퇴직근 ; rectus femoris), 모음근(내전근 : adductor muscles), 두덩정강근(박근 ; gracilis), 넙다리근막긴장근(대퇴근막장근 ; tensor fasciae latae)의 단축 (정복 시 저항 발생)
⑥ 중간볼기근(중둔근 ; gluteus medius)과 작은볼기근(소둔근 ; gluteus minimus)의 기계적 이득의 감소

(4) 증상 및 징후
① Trendelenburg sign : 환측다리로 체중지지 시 반대쪽 골반이 아래로 내려감.
　＊편측성 CDH : limping gait
　＊양측성 CDH : waddling gate
② Piston sign : 탈구측 다리를 위로 당기거나 아래로 밀면 뼈머리의 움직임 있음.
③ Allis sign : 바로 누운자세에서 양측 엉덩관절과 무릎관절(슬관절 ; knee joint) 굽힘 시 탈구된 측의 무

률이 낮음.
④ Barlow test
⑤ Ortolani test

Trendelenburg sign	Piston sign	Allis sign

⑥ Nelaton 선보다 위에 큰돌기(대전자 ; greater trochanter)가 위치
   * Nelaton line : ASIS와 궁둥(좌골 ; ischium)결절을 연결한 선
⑦ 뒤 탈구 시 허리뼈 앞굽음증(요추전만증 ; lumbar lordosis)이 나타남.
⑧ 양측 탈구 시 허리뼈 앞굽음증의 증가와 함께 회음부와 엉덩이(둔부 ; hip)가 넓어짐.
⑨ 편측 탈구 시 모음근(내전근 ; adductor muscles) 단축으로 90° 굽힘에서 벌림이 제한, 옆굽음증(측만증 ; scoliosis) 발달의 가능성

(5) 정형외과적 치료

출생 후부터 12개월 사이	• 엉덩관절 정복상태로 von Rosen splint 또는 abduction brace를 이용하여 엉덩관절을 굽힘, 벌림을 유지 　* Pelvic harness 착용으로 점진적인 탈구 정복을 적용할 수도 있음 　* 생후 6개월 이상인 경우 정복하기 전 1~3주간 피부당김을 하며, 정복 후 보장구 대신 석고 고정을 하기도 함 　* 너무 심한 벌림이나 정복은 피함
12개월부터 3세 사이	• 모음근(내전근 ; adductor muscles) 절단술 시행 후 뼈당김 2~3주 시행 • 정복 후 90° 굽힘 후 석고 고정 　* 편측성이라 할지라도 양측 엉덩관절을 포함하는 frog leg cast 적용

(6) 물리치료

고정기간	• 종아리 마사지 • 가능한 경우 발목관절, 무릎관절운동 실시
고정 후	• 종아리와 배에 마사지 • 수동운동과 근력운동 실시 　* 수동운동 시 심한 폄은 재탈구의 가능성이 있음 • 무릎관절 폄 제한이 있을 시 넙다리뒤근 신장에 주의 • 엉덩관절 벌림능동운동 실시 (바로 누운자세 → 선자세) • 침범된 엉덩관절로 선자세 유지, 굽힘, 벌림운동 실시 　* 보행훈련으로 운동 시 골반의 좌우 높이가 일정하게 유지되는 것이 중요 • 허리뼈 앞굽음증 감소를 위한 배곧은근과 배부근 강화

3 안굽이엉덩관절 (내반고 ; coxa vara)

(1) 개요
① 넙다리 (대퇴 ; thigh) 경체각의 감소 (110° 이하)로 환측 다리의 단축을 초래하는 변형
② 남자에서 발병 빈도가 높음.
③ 사춘기 초기에 호발
④ 양측성 보다 편측성이 많음.

(2) 분류

선천적 안굽이엉덩관절	• 정확한 원인은 불명 • 넙다리뼈 몸쪽 성장판의 결손	• CDH와 관련 • 엉덩관절 혈액 순환 이상
후천적 안굽이엉덩관절	• 엉덩관절 벌림근의 약화 또는 위축 • 엉덩관절 모음근의 단축 • 무거운 짐을 운반하는 작업에 폭로 • 넙다리뼈 목의 골절 • 골수염 또는 관절염 • 골반뼈의 결핵	

(3) 증상
① 엉덩관절 벌림의 심한 제한
② 엉덩관절 굽힘의 제한과 폄 증가
③ 안쪽돌림 증가, 바깥돌림 감소
④ 편측성인 경우 limping gait, 양측성인 경우 waddling gait
⑤ 편측성인 경우 척추옆굽음증 (척추측만증 ; scoliosis), 양측성인 경우 허리뼈 앞굽음증 (요추전만증 ; lordosis)
⑥ Trendelenburg 양성
⑦ Nelaton 선보다 위에 큰돌기가 위치

(4) 물리치료
① 당김 또는 침상안정으로 체중부하를 줄임.
② 온열, 마사지 적용
③ 엉덩관절 벌림운동
　　＊양측 안굽이엉덩관절이 있는 환자는 옆으로 누운자세에서 치료하지 않고, 현수기구를 이용

4 밖굽이 무릎 (외반슬 ; genu valgum)

(1) 개요
① 넙다리의 해부학적 축과 정강뼈 (경골 ; fibia)의 해부학적 축이 만나는 각이 165°보다 작음.
　　＊정상의 경우 170~175°의 범위
② Q 각이 15° 이상
　　＊Q 각은 정강뼈의 해부학적 축의 연장선과 넙다리의 해부학적 축이 만드는 각
③ 밖굽이 무릎은 2차적으로 안굽이엉덩관절과 평발, 척추 기형을 동반할 수 있음.
④ 일반적으로 양측성으로 발생

(2) 원인
　① 어린아이에서 발병한 구룻병
　② 넙다리뼈 가쪽관절융기보다 안쪽관절융기의 성장이 빠른 경우
　③ 어린이를 너무 조기보행시킨 경우
　④ W-sitting(넙다리뼈 안쪽돌림, 정강뼈 바깥돌림 자세)을 습관적으로 하는 경우
　⑤ 청소년의 경우 무거운 짐나르기에 폭로되었을 때
　⑥ 성인은 RA 또는 OA의 후유증으로 발생

(3) 병리적 변화
　① 넙다리 안쪽관절융기의 비후와 길이 증가
　② 안쪽인대의 신장과 가쪽인대의 단축
　③ 반막모양근(반막양근 ; semimembranosu), 반힘줄모양근(반건양근 ; semitendinosus), 넙다리빗근(봉공근 ; sartorins), 안쪽넓은근(내측광근 ; vastus medialis muscle)의 길이가 늘어남.
　④ 넙다리두갈래근(대퇴이두근 ; biceps femoris)의 힘줄(건 ; tendon)과 엉덩정강근막띠(장경인대 ; iliotibial tract)의 구축
　⑤ 관절 불균형으로 인한 가동범위의 증가
　⑥ 무릎뼈(슬개골 ; patella)는 가쪽 전위 또는 탈구
　⑦ 정강뼈의 바깥돌림, 넙다리의 안쪽돌림

(4) 증상
　① 무릎을 모으고 섰을 때 양발의 간격이 2~20인치 정도 벌어짐.
　② 넙다리와 발목관절 사이의 각도가 감소
　③ 기형은 기립자세에서 체중에 의해 더욱 심하게 나타남.
　④ 관절의 결함으로 보행 이상

(5) 치료
　① 1도 환자 : 4세 이하의 어린이, 사춘기 연령, 뼈에 변화가 없거나 무시할 정도

일반적 치료	• 어린이의 경우 침상안정이 매우 중요, 보행금지 • 적당한 지지기구를 이용한 교정
물리치료	• 무릎관절은 폄상태에서 유지하나, 발목관절은 자유롭게 해줌 • 경우에 따라서 긴다리보조기를 밤에도 착용시킴 　＊보조기는 보통 2년 정도 착용 • Half lying 자세에서 무릎관절 폄 유지 • 무릎관절 가쪽의 연화와 순환 증진을 위해 마사지 실시 • 엉덩정강근막띠, 넙다리두갈래근, 무릎관절 인대의 신장운동 실시 • 양측성 밖굽이 무릎의 경우 환자의 무릎 사이에 배개를 두고 양발을 묶음 　＊환자가 편안해 하는 범위에서 묶음, 어린아이에게는 적당하지 않음 • 무릎관절 완전폄 능동운동 실시 • 넙다리네갈래근 수축운동 특히 안쪽넓은근의 근력 강화가 중요 • 엉덩관절의 바깥돌림운동을 실시 • 환자가 지지없이 걷는 것이 허용되면 일반적인 다리운동 실시 • 보행은 정확한 보행 패턴이 이루어지도록 주의시킴

② 2도 환자 : 구룻병성, 뼈에 기형이 굳어진 환자

일반적 치료	• 수술적 치료 • 보조기나 석고로 6~8주간 고정
물리치료	• 고정기간의 물리치료와 비슷함

5 안굽이 무릎(내반슬 ; genu varum)

1) 개요
   ① 무릎관절에서 무릎이 가쪽으로 활 모양으로 휨.
   ② 넙다리의 해부학적 축과 정강뼈의 해부학적 축이 만나는 각이 180° 이상
   ③ 안짱다리, O형 다리라고 함.
   ④ 밖굽이 무릎보다 발생 빈도가 높음.
   ⑤ 어린아이에서부터 발생하고, 보통 양측성으로 옴.

2) 원인
   ① 구룻병이 중요한 원인임.
   ② 어린아이의 경우 너무 조기에 보행을 시작한 경우
   ③ 청소년의 경우 무거운 짐을 나르는 일에 폭로된 경우
   ④ Cross-legged sitting를 습관적으로 하는 경우

3) 병리적 변화
   ① 넙다리뼈몸통, 정강뼈몸통, 종아리뼈몸통이 모두 옆굽힘(무릎관절 ; knee joint)에서 특히 심함.
   ② 무릎관절 가쪽의 인대는 늘어나고 무릎관절 안쪽의 인대는 단축
   ③ 환자에게 양발을 서로 모으고 서게하면 무릎이 벌어짐.
   ④ 넙다리와 정강뼈의 가쪽에 위치하는 넙다리두갈래근(대퇴이두근 ; biceps femoris), 장딴지근(비골근 ; peroneal muscle) 등은 신장되고 모음근(내전근 ; adductor muscle)은 단축됨.
   ⑤ 엉덩관절의 안쪽돌림과 무릎관절의 젖힘이 생김.
   ⑥ O형 다리 : 정강뼈와 종아리뼈몸통이 옆 돌출, 장딴지근이 신장, 정강뼈 아래는 안쪽돌림
   ⑦ 보행 시 오리걸음이 나타남.
   ⑧ 무릎관절 가쪽에 비정상적인 긴장의 발생으로 관절 손상의 원인이 되기도 함.
   ⑨ 무릎관절 안쪽에 과도한 압박

4) 치료
   ① 밖굽이 무릎에 준하여 치료
   ② 운동, 보조기착용 시 힘의 방향이 밖굽이 무릎과 다름.

6 선천성 안쪽말발 (꿈치바깥들린휜발 ; 내반첨족)

1) 개요
   ① 발 (족부 ; foot)에 발생한 선천적 변형
   ② 선천적으로 말발과 안쪽번짐이 동시에 존재
   ③ 발목관절의 발바닥쪽굽힘, subtaloid와 mid-tarsal 관절에 모음과 안쪽굽음이 동시에 일어남.
   ④ 발 기형 중 가장 흔하게 발생
   ⑤ 일반적으로 남자에서 2배 많이 발생
   ⑥ 편측성인 경우가 양측성인 경우보다 약간 더 많음.

2) 원인
   ① 정확한 원인은 불명
   ② 특정한 신경의 마비로 인한 근력의 불균형
   ③ 종아리세갈래근 (하퇴삼두근 ; triceps muscle of calf)이나 뒤정강근 (후경골근 ; tibialis posterior)의 근력 불균형
   ④ 유전적 경향

3) 증상
   ① 발 안쪽 모서리 (내측연)가 상승, 단축
   ② 활 (족궁)이 심해짐.
   ③ 활의 가쪽모서리 (외측연)가 convex해짐.
   ④ 심할 경우 발등으로 체중지지
   ⑤ 발뒤꿈치는 자라지 않고 피부가 부음, 체중부하 금지

4) 병리적 변화
   ① 목말뼈의 앞 전위
   ② 발꿈치뼈는 안쪽으로 경사지고 발꿈치뼈의 수직축을 따라 안쪽돌림
   ③ 발배뼈, 입방뼈, 발목뼈들은 위와 안쪽으로 끌림.
   ④ 아킬레스 힘줄과 발목관절 뒤관절주머니의 뒤 구축
   ⑤ 삼각인대와 스피링 인대, 뒤정강근의 힘줄, 엄지발가락 굽힘근 (장무지굴근 ; flexor hallucis longus)과 긴 발가락 굽힘근 (장지굴근 ; flexor digitorum longus)의 내족저 구축
   ⑥ 목말발꿈치인대와 Y인대의 목말밑 구축
   ⑦ Kite 각이 정상범위 (20~35°)를 벗어남.

(5) 치료

생후 2~3개월	• 도수교정과 고정을 통한 치료 * 도수교정 : 전족부의 벌림 → 후족부의 가쪽번짐 → 발목관절의 발등굽힘 순으로 적용 • 석고붕대, Denis Browne splint
2개월 ~ 2년	• 마취하에 강제적 도수교정 실시, 정복된 상태에서 고정
2년 이상	• 외과적 수술

7 평발

1) 개요
   ① 발의 세로궁(종궁)이 편평해짐.
   ② 발바닥쪽발꿈치발배인대 (저측종주인대) 등이 늘어나서 발생
      * 활(족궁)은 5~6세가 되어서야 나타남.
   ③ 정형외과적 치료는 원인에 따라 달라지며, 보존적요법으로 foot plate 등의 보조장구를 신발에 넣어 착용하게 함.
   ④ 유연성 평발 : 체중부하 시 활이 낮아지며, 체중이 제거되면 다시 활이 나타남.
   ⑤ 강직성·평발 : 체중부하와 관계없이 활이 낮음.

8 갈퀴족

1) 개요
   ① 전족부가 첨족 변형으로 고정되고 세로활이 높아짐.
   ③ 발허리뼈(중족골 ; metatarsal bone) 아치는 낮아지고, 발가락이 갈퀴모양으로 변함.

2) 원인
   ① 선천적 원인
   ② 신경근육성 질환의 후유증 : 뇌성마비, 다발성 신경염, 근이영양증, 소아마비, 척수 종양, Charcot-Marie-Tooth병, Friedreich 등

단원정리문제

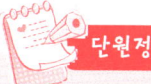
단원정리문제 해설

01 기형에 대한 설명으로 맞는 것을 모두 고르면?

> 가. 선천적 기형과 후천적 기형이 있다.
> 나. 후천적 기형의 경우 마비나 외상 등이 원인이 된다.
> 다. 골격의 굽이 또는 연부조직의 변화로 신체에 변형이 형성된 상태이다.
> 라. 선천적 기형의 경우 약물 또는 산모의 감염이 원인이 될 수 있다.

① 가, 나, 다 ② 가, 다 ③ 나, 라
④ 라 ⑤ 가, 나, 다, 라

▶ 기형
- 골격의 굽이(만곡)나 연부조직의 길이 차이로 인하여 신체 부위의 변형이 형성된 것
- 선천적 기형 : 출생 전에 이미 존재한 기형(출산 시 손상에 의한 기형은 후천적 기형)
- 혼합형(선천적 기형) : 유전적 이상과 환경적 요인의 복합으로 형성된 기형
- 후천적 기형 : 성장하면서 여러 가지 요인에 의해 신체 일부의 변형이 생긴 것으로 물리치료가 매우 중요함.

02 후천적 기형에 대한 설명으로 맞지 않는 것은?

① 성장하면서 여러 가지 요인에 의해 신체 일부가 변형된다.
② 습관적 자세불량이 원인이다.
③ 결핵, 구루병 같은 뼈의 질환으로 발생한다.
④ 출생 시의 손상으로도 발생할 수 있다.
⑤ 방사선 조사와 같은 환경적 요인에 의해 발생한다.

▶ 후천적 기형
- 뼈의 질환, 관절의 질병, 마비, 근육의 질병, 외상, 기계적 긴장, 습관, 내분비 장애

정답 : 1_⑤ 2_⑤

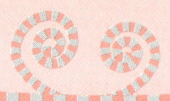

03 기형의 등급별 특징과 치료로 맞게 연결된 것은?

① 1등급 - 연부조직의 구축
② 1등급 - 스스로의 노력으로 변형 교정이 가능함.
③ 2등급 - 골성 변화는 아직 없음.
④ 3등급 - 약간의 골성 변화
⑤ 3등급 - 물리치료가 가장 중요함.

▶ 기형의 등급
- 1등급 : 근육 장력의 변화, 골성 변화는 없음. 스스로의 노력으로 변형 교정이 가능함.
- 2등급 : 연부조직의 구축, 약간의 골성 변화, 물리치료사에 의해 어느 정도의 교정이 가능함.
- 3등급 : 심한 골성 변화, 물리치료의 효과가 크지 않음, 수술 시행

04 기형환자의 치료 원칙으로 맞는 것을 모두 고르면?

> 가. 2차적 변형을 예방
> 나. 신장된 조직과 단축된 조직의 균형 조절
> 다. 어린이의 경우 부모 교육이 중요
> 라. 신장 후 과교정 자세는 금기

① 가, 나, 다   ② 가, 다   ③ 나, 라
④ 라   ⑤ 가, 나, 다, 라

▶ 기형환자의 치료 원칙
- 2차적 변형 예방
- 신장된 조직과 단축된 조직은 균형 조절
- 신장 후 교정 또는 과교정 자세를 취함.
- 어린이의 경우 신장과 자세에 대한 부모 교육

05 선천적 기형에 대한 설명으로 맞는 것을 모두 고르면?

> 가. 유전적 이상이 원인이다.
> 나. 습관적 자세불량이 가장 큰 요인이다.
> 다. 유전적 이상과 환경적 요인이 동시에 작용하기도 한다.
> 라. 출생 시 손상에 의해 발생한다.

① 가, 나, 다   ② 가, 다   ③ 나, 라
④ 라   ⑤ 가, 나, 다, 라

▶ 혼합형(선천적 기형)
- 유전적 이상과 환경적 요인의 복합으로 형성된 기형

정답 : 3_② 4_⑤ 5_②

06 선천성 상위 어깨뼈에 대한 설명으로 맞지 않는 것은?

① 주로 편측성으로 발생
② 유전적 요인
③ 태아의 어깨뼈 하강이 방해를 받아 발생
④ 남성에서 호발
⑤ 어깨뼈가 위로 전위되는 선천성 질환

▶ 선천성 상위 어깨뼈(견갑골 ; scapula)
  - 한쪽 어깨뼈(견갑골 ; scapula)가 비정상적으로 위로 전위된 기형으로 매우 드문 선천성 질환
  - 왼쪽 어깨뼈(견갑골 ; scapula)에 흔하게 발생하며, 양측에서 동시에 발생하는 경우도 있음.
  - 여자에서 흔하게 발생(남자보다 3~4배 호발)
  - 자궁 내에 태아가 있을 때 한쪽 혹은 양쪽은 어깨뼈(견갑골 ; scapula)의 하강이 방해를 받아 발생
  - 유전적 요인

07 선천성 상위 어깨뼈의 증상으로 맞지 않는 것은?

① 굽이의 concave 면은 어깨뼈가 올라간 쪽으로 형성
② 양측성인 경우 아래 목뼈와 등뼈가 돌출
③ 기형은 시간이 지남에 따라 심해짐.
④ 등세모근은 항상 침범되거나 약화됨.
⑤ 어깨뼈의 아래각은 몸통의 정중선에 근접하여 안쪽돌림됨.

▶ 선천성 상위 어깨뼈(견갑골 ; scapula)의 증상
  - 어깨뼈(견갑골 ; scapula)의 아래각(하각)은 몸통(체간)의 정중선에 근접하여 안쪽돌림(내회전)된 상태
  - 편측성인 경우 등뼈 옆굽음증(측만증 ; scoliosis)을 동반
  - 굽음(만곡)의 convex 면은 어깨뼈(견갑골 ; scapula)가 올라간 쪽을 향해 생김.
  - 양측성인 경우 양쪽 어깨가 모두 올라가고 아래목뼈와 등뼈가 돌출
  - 기형은 시간이 지남에 따라 심해짐.
  - 등세모근(승모근 ; trapezius muscle)은 항상 침범되거나 약화됨.

08 수장건막의 비대와 새끼손가락과 반지손가락의 굽힘 변형을 일으키는 질환으로 맞는 것은?

① Sprengel's shoulder
② Dupuytren's contracture
③ Perthes disease
④ Pes planus
⑤ Wrist drop

▶ Dupuytren's contracture
  - 수장근막이 비대해지고 소절이 발생하여 손가락을 손바닥 쪽으로 끌어당김 (손가락 굽힘).
  - 반지손가락(약지 ; ring finger)이 가장 흔하게 침범되고, 다음으로 새끼손가락 (소지 ; little finger)이 침범
  - 관절 구조물의 구축과 관절성 변형

정답 : 6_④ 7_① 8_②

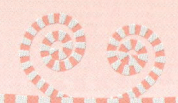

09 선천성 상위 어깨뼈의 치료로 맞는 것을 모두 고르면?

> 가. 순환 증진 및 유착 방지를 위해 마사지를 실시한다.
> 나. 팔이음뼈 모든 관절의 수동운동과 능동운동을 실시한다.
> 다. 옆굽음증, 기운목 등 합병증에 대한 치료도 병행한다.
> 라. 팔의 올림과 벌림운동을 실시한다.

① 가, 나, 다 ② 가, 다 ③ 나, 라
④ 라 ⑤ 가, 나, 다, 라

▶ 선천성 상위 어깨뼈(견갑골 ; scapula) 치료
 - 순환 증진과 유착 방지를 위한 마사지 시행
 - 팔이음뼈의 모든 관절의 수동운동과 능동운동(어깨뼈의 돌림운동 포함) 실시
 - 합병증(옆굽음증 ; scapula), 기운목(사경)이 있을 경우 이에 대한 치료를 병행

10 Dupuytren's contracture에 대한 설명으로 맞지 않는 것은?

① 반지손가락이 가장 흔하게 침범되고, 다음으로 새끼손가락에 침범한다.
② 유전적 성향이 있으며, 가족력을 보인다.
③ 주로 한쪽 손에서만 나타난다.
④ 수장근막의 단축에 의한 수직의 굽힘이다.
⑤ 정확한 원인은 모른다.

▶ Dupuytren's contracture
 - 수장근막의 단축에 의한 손가락(수지 ; phalange)의 굽힘
 - 반지손가락(약지 ; ring finger)과 새끼손가락(소지 ; little finger)에서 빈번하며, 보통 양측성으로 발생
 - 정확한 원인은 불명
 - 유전적 성향이 있으며, 가끔 가족력을 보임.
 - 중년, 노년층에서 나타남.
 - 남자에서 발병 빈도가 높음.

11 절구형성이상에 적용할 수 있는 치료도구로 맞는 것을 모두 고르면?

> 가. Frejka splint   나. von Rosen splint
> 다. Pavlik harness   라. Denis Browne splint

① 가, 나, 다 ② 가, 다 ③ 나, 라
④ 라 ⑤ 가, 나, 다, 라

▶ 절구형성이상 치료
 - Frejka splint, von Rosen splint, Pavlik harness, abduction brace 등을 이용하여 엉덩관절(고관절 ; coxa)을 굽힘, 벌림시킨 상태로 유지

정답 : 9_⑤ 10_③ 11_①

12 절구형성이상에 대한 설명으로 맞는 것을 모두 고르면?

> 가. 절구형성에 기형이 발생
> 나. 엉덩관절을 90° 벌림시킬 때 제한이 발생
> 다. 넙다리 안쪽 피부 주름이 비대칭적
> 라. 엉덩관절을 굽힘, 벌림상태로 고정하여 치료

① 가, 나, 다 ② 가, 다 ③ 나, 라
④ 라 ⑤ 가, 나, 다, 라

▶ 절구형성이상
- 절구가 기형적으로 형성
- 엉덩관절(고관절 ; coxa)을 90° 굽힘자세에서 벌림(외전)시킬 때 운동의 제한
- 넙다리(대퇴 ; thigh)의 안쪽 피부 주름의 비대칭성
- Frejka splint, von Rosen splint, Pavlik harness, abduction brace 등을 이용하여 엉덩관절을 굽힘, 벌림시킨 상태로 유지

13 Ortolani test에 대한 설명으로 맞지 않는 것은?

① 절구형성이상의 검사 방법이다.
② 탈구를 유발하는 검사이다.
③ 바로 누운자세에서 엉덩관절을 90° 굽힘시켜 검사한다.
④ 넙다리를 벌림시키면서 큰돌기부를 안쪽으로 밀어올린다.
⑤ "딸깍" 하는 정복음이 촉진되면 절구형성이상을 의미한다.

▶ Ortolani test
- 탈구된 관절을 정복시키는 검사
- 바로 누운자세에서 엉덩관절(고관절 ; coxa)을 90° 굽힘, 벌림
- 넙다리를 벌림시키면서 큰돌기부를 안쪽으로 밀어올림.
- "딸깍" 하는 정복음이 촉진
- 엉덩관절을 모음하면서 장축으로 밀어올림.

14 선천성 엉덩관절 탈구에 대한 설명으로 맞는 것은?

① 유전적 성향이 없다.
② 넙다리뼈머리가 절구에서 선천적으로 탈구된다.
③ 선천적 기형에 의해서만 나타난다.
④ 양측성이 편측성 보다 흔하다.
⑤ 남자에서 흔하게 발생한다.

▶ 선천성 엉덩관절 탈구
- 한쪽 또는 양쪽 넙다리뼈머리(대퇴골두 ; femoral head)가 부분적으로 또는 전체적으로 절구에서 선천적으로 탈구
- 여자에서 흔하게 발생
- 편측성이 양측성 보다 많고 왼쪽 엉덩관절에서 흔함.
- 정확한 원인은 불명
- 유전적 성향
- 출생 전 절구의 발달 결함.

정답 : 12_⑤ 13_② 14_②

Chapter 04 기형 (Deformity) | 73

15 CDH의 병리적 변화로 맞지 않는 것은?

① 넙다리뒤근, 넙다리곧은근, 모음근의 단축
② 관절 테두리의 부분절 결핍
③ 중간볼기근의 기계적 이득의 증가
④ 인대의 발육부전과 관절주머니의 신장
⑤ 절구가 정상보다 얕음.

16 선천성 엉덩관절 탈구의 증상으로 맞는 것은?

① 바로 누운자세에서 엉덩관절, 무릎관절 굽힘 시 탈구쪽 무릎이 높다.
② 양측 탈구 시 회음부와 엉덩이가 좁아진다.
③ 뒤탈구 시 허리뼈뒤굽음증이 나타난다.
④ Nelation line 보다 위에 큰돌기가 위치한다.
⑤ 편측성인 경우 waddling gait를 보인다.

17 12개월 이전의 CDH 치료에 대한 설명으로 맞지 않는 것은?

① 생후 6개월 이상인 경우 피부당김을 시행한다.
② Von rosen splint를 이용하여 엉덩관절굽힘, 벌림 유지한다.
③ Pavlik harness 착용한다.
④ 너무 심한 벌림이나 정복은 피해야 한다.
⑤ 모음근 절단 후 뼈당김 2~3주 시행한다.

▶ 선천성 엉덩관절(고관절 ; coxa) 탈구의 병리적 변화
- 절구가 정상보다 작고 얕으며, 위관절테두리와 아래관절테두리 결손
- 넙다리 뼈머리(대퇴골두 ; femoral head)가 엉덩뼈(장골 ; ilium)의 뒤쪽 위로 전위
- 인대의 발육부전과 관절주머니의 신장
- 관절테두리(순)는 부분적으로 결핍, 관절연골의 결손
- 넙다리뒤근, 넙다리빗근(봉공근 ; sartortus), 넙다리곧은근(대퇴직근 ; rectus femoris), 모음근(내전근 ; adductor muscle), 두덩정강근(박근 ; gracilis muscle), 넙다리근막긴장근(대퇴근막장근 ; tensor fasciae latae)의 단축(정복 시 저항 발생)
- 중간볼기근(중둔근 ; gluteus medius)과 넙다리빗근(소둔근 ; sartortus)의 기계적 이득의 감소

▶ 증상 및 징후
- 편측성 CDH : limping gait
- 양측성 CDH : waddling gate
- Allis sign : 바로 누운자세에서 양쪽 엉덩관절(고관절 ; coxa)과 무릎관절(슬관절 ; knee joint) 굽힘 시 탈구된 쪽의 무릎이 낮음.
- Nelaton 선보다 위에 큰돌기(대전자 ; greater trochanter)가 위치
- 뒤쪽 탈구 시 허리뼈 앞굽음증(요추전만증 ; lordosis)이 나타남.
- 양쪽 탈구 시 앞굽음증(요추전만증 ; lordosis)의 증가와 함께 회음부와 엉덩이(둔부 ; hip)가 넓어짐.

▶ 12개월 이전의 CDH 치료
- 엉덩관절(고관절 ; coxa) 정복상태로 von Rosen splint 또는 abduction brace를 이용하여 엉덩관절을 굽힘, 벌림을 유지
- Pavlik harness 착용으로 점진적인 탈구 정복을 적용할 수도 있음.
- 생후 6개월 이상인 경우 정복하기 전 1~3주간 피부 당김을 하며, 정복 후 보장구 대신 석고 고정을 하기도 함.
- 너무 심한 벌림이나 정복은 피함.

정답 : 15_③ 16_④ 17_⑤

18 CDH의 고정기간 동안의 물리치료로 맞는 것을 모두 고르면?

> 가. 침범된 엉덩관절의 능동벌림운동 실시
> 나. 종아리 마사지
> 다. 선자세 유지로 조기 체중부하
> 라. 발목관절과 무릎관절운동 실시

① 가, 나, 다 ② 가, 다 ③ 나, 라
④ 라 ⑤ 가, 나, 다, 라

▶ CDH의 고정기간 동안의 치료
 - 종아리 마사지
 - 가능한 경우 발목관절(족관절 ; joint of foot), 무릎관절(슬관절 ; knee joint) 운동 실시

19 경체각이 110° 이하로 감소되어 초래되는 변형으로 맞는 것은?

① 밖굽이 무릎 ② 안굽이 무릎 ③ 안굽이엉덩관절
④ 밖굽이엉덩관절 ⑤ 안쪽말발

▶ 안굽이엉덩관절(내반고)
 - 넙다리(대퇴 ; thigh) 경체각의 감소(110° 이하)로 환측다리의 단축을 초래하는 변형
 - 남자에서 발병 빈도가 높음.
 - 사춘기 초기에 호발
 - 양측성 보다 편측성이 많음.

20 Coxa vara에 대한 설명으로 맞지 않는 것은?

① 정확한 원인은 모른다.
② 넙다리뼈 목골절 시 발생할 수 있다.
③ 엉덩관절 혈액 순환 이상 시 발생할 수 있다.
④ 양측성이 편측성 보다 흔하다.
⑤ CDH와 관련이 있다.

▶ 안굽이엉덩관절(coxa vara)
 - 넙다리 경체각의 감소(110° 이하)로 환측다리의 단축을 초래하는 변형
 - 남자에서 발병 빈도가 높음.
 - 사춘기 초기에 호발
 - 양측성 보다 편측성이 많음.

정답 : 18_③ 19_③ 20_④

21 안굽이엉덩관절의 증상으로 맞는 것은?

① 엉덩관절 벌림의 과도한 증가
② 엉덩관절 굽힘의 제한과 폄의 감소
③ Trendelenburg sign
④ Nelaton line 보다 아래에 큰돌기가 위치
⑤ 엉덩관절 안쪽돌림 감소, 바깥돌림 증가

▶ 안굽이엉덩관절(내반고) 증상
- 엉덩관절 벌림의 심한 제한
- 엉덩관절 굽힘의 제한과 폄 증가
- 안쪽돌림 증가, 바깥돌림 감소
- 편측성인 경우 limping gait, 양측성인 경우 waddling gait
- 편측성인 경우 척추옆굽음증, 양측성인 경우 허리뼈 앞굽음증
- Trendelenburg 양성
- Nelaton 선보다 위쪽에 큰돌기가 위치

22 안굽이엉덩관절 환자의 물리치료로 맞지 않는 것은?

① 침상안정
② 온열과 마사지 적용
③ 엉덩관절 벌림운동 실시
④ 양측 안굽이엉덩관절 환자는 옆으로 누운자세에서 운동
⑤ 당김으로 체중부하 줄임.

▶ 안굽이엉덩관절 환자의 물리치료
- 당김 또는 침상안정으로 체중부하를 줄임.
- 온열, 마사지 적용
- 엉덩관절 벌림운동
- 양측 안굽이엉덩관절이 있는 환자는 옆으로 누운자세에서 치료하지 않고, 현수 기구를 이용

23 밖굽이 무릎에 대한 설명으로 맞는 것은?

① 정강뼈의 해부학적 축과 넙다리의 해부학적 축의 각 165°보다 크다.
② 넙다리 가쪽과의 비후와 길이가 증가한다.
③ 정강뼈의 안쪽돌림과 넙다리의 바깥돌림을 동반한다.
④ 일반적으로 편측성으로 발생한다.
⑤ Q 각이 15° 이상이다.

▶ 밖굽이 무릎(외반슬)
- 넙다리의 해부학적 축과 정강뼈의 해부학적 축이 만나는 각이 165° 보다 작음.
- Q 각이 15° 이상
- 밖굽이 무릎은 2차적으로 안굽이엉덩관절이나 평발, 척추기형을 동반할 수 있음.
- 일반적으로 양측성으로 옴.

정답 : 21_③ 22_④ 23_⑤

24 한쪽다리로 체중지지 시 반대쪽 골반이 아래로 내려가는 현상은?

① Allis sign ② Trendelenburg sign
③ Tinnel sign ④ Piston sign
⑤ Galeazzi sign

▶ Trendelenburg sign
- 환측다리로 체중지지 시 반대쪽 골반이 아래로 내려감.

25 밖굽이 무릎의 원인으로 맞지 않는 것은?

① 어린아이에서 발생한 구룻병
② 어린이의 경우 너무 조기보행시킨 경우
③ 성인은 OA 또는 RA의 후유증으로 발생
④ 넙다리가쪽관절융기의 성장이 안쪽보다 빠른 경우
⑤ 청소년의 경우 무거운 짐나르기에 폭로된 경우

▶ 밖굽이 무릎(외반슬)의 원인
- 어린아이에서 발병한 구룻병
- 넙다리가쪽관절융기보다 넙다리안쪽관절융기의 성장이 빠른 경우
- 어린이는 너무 조기보행시킨 경우
- W sitting(넙다리뼈안쪽돌림, 정강뼈가쪽돌림 자세)를 습관적으로 하는 경우
- 청소년의 경우 무거운 짐나르기에 폭로되었을 때
- 성인은 RA 또는 OA의 후유증으로 발생

26 밖굽이 무릎의 증상으로 맞는 것을 모두 고르면?

가. 무릎을 모으고 섰을 때 양발의 간격이 2~20인치 벌어짐.
나. 넙다리와 발목관절 사이의 각도가 증가
다. 관절의 결함으로 보행 이상
라. 기립자세에서 기형의 경감

① 가, 나, 다 ② 가, 다 ③ 나, 라
④ 라 ⑤ 가, 나, 다, 라

▶ 밖굽이 무릎 증상
- 무릎을 모으고 섰을 때 양발의 간격이 2~20인치 정도 벌어짐.
- 넙다리와 발관절 사이의 각도가 감소
- 기형은 기립자세에서 체중에 의해 더욱 심하게 나타남.
- 관절의 결함으로 보행 이상

정답 : 24_② 25_④ 26_②

27 밖굽이 무릎 1도 환자의 기준으로 맞는 것을 모두 고르면?

> 가. 뼈에 변화가 없거나 무시할 수 있을 정도
> 나. 구룻병으로 인한 밖굽이 무릎
> 다. 4세 이하의 어린이
> 라. 골성 변화가 동반된 밖굽이 무릎

① 가, 나, 다　　② 가, 다　　③ 나, 라
④ 라　　　　　⑤ 가, 나, 다, 라

28 안굽이 무릎에 대한 설명으로 맞는 것은?

① 무릎관절 바깥쪽에 과도한 압박이 발생한다.
② 양발을 서로 모으고 서게하면 무릎이 X자 모양이다.
③ 무릎관절에서 무릎이 안쪽으로 활 모양으로 휜다.
④ 넙다리의 해부학적 축과 정강뼈의 해부학적 축이 만나는 각이 180° 이하이다.
⑤ 안짱다리 또는 O형 다리라고 한다.

29 평발에 대한 설명으로 맞는 것을 모두 고르면?

> 가. 발의 세로활이 편평해짐.
> 나. 발바닥쪽 발꿈치발배인대가 늘어나서 발생
> 다. 유연성 평발과 강직성 평발로 구분
> 라. 유연성 평발은 체중부하와 관계없이 세로활이 상실

① 가, 나, 다　　② 가, 다　　③ 나, 라
④ 라　　　　　⑤ 가, 나, 다, 라

단원정리문제 해설

▶ 구룻병
- 1도 환자 : 4세 이하의 어린이, 사춘기 연령, 뼈에 변화가 없거나 무시할 정도
- 2도 환자 : 구룻병성, 뼈에 기형이 굳어진 환자

▶ 안굽이 무릎(내반슬)
- 무릎관절(슬관절 ; knee joint)에서 무릎이 가쪽으로 활 모양으로 휨.
- 넙다리(대퇴 ; thigh)의 해부학적 축과 정강뼈의 해부학적 축이 만나는 각이 180° 이상
- 안짱다리, O형 다리라고도 함.
- 밖굽이 무릎보다 발생 빈도가 높음.
- 어린아이에서부터 발생하고, 보통 양측성으로 옴.

▶ 평발
- 발(족부 ; foot)의 세로활이 편평해짐.
- 발바닥쪽 발꿈치발배인대 등이 늘어나서 발생
- 정형외과적 치료는 원인에 따라 달라지며, 보존적요법으로 foot plate 등의 보조장구를 구두에 넣어 착용하게 함.
- 유연성 평발 : 체중부하 시 활(족궁)이 낮아지며, 체중이 제거되면 다시 활이 나타남.
- 강직성 평발 : 체중부하와 관계없이 활이 낮음.

정답 : 27_②　28_⑤　29_①

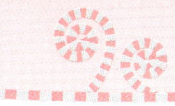
단원정리 문제 해설

30 발목관절의 안쪽번짐과 말발이 동시에 발생한 선천적 발목관절 변형은?

① Perthes 질환 ② 안쪽말발
③ 편평족 ④ 엄지발가락 바깥굽음증
⑤ 갈퀴족

▶ 선천적 안쪽말발
- 발(족부 ; foot)에 발생한 선천적 변형
- 선천적으로 말발과 안쪽번짐이 동시에 존재
- 발목관절(족관절 ; joint of foot)의 발바닥쪽굽힘, subtaloid와 mid-tarsal 관절에 모음과 안쪽번짐이 동시에 일어남.

31 안쪽말발에 대한 설명으로 맞지 않는 것은?

① 발 기형 중 가장 흔하게 발생한다.
② 활이 낮아진다.
③ 일반적으로 남자에서 많이 발생한다.
④ 편측성이 경우가 양측성인 경우보다 흔하다.
⑤ 정확한 원인은 알 수 없다.

▶ ② 활(족궁)이 심해짐.

32 선천적 안쪽말발의 도수 교정순서로 맞는 것은?

① 발목관절의 발등굽힘 → 후족부 바깥굽음 → 전족부 모음
② 전족부 모음 → 발목관절의 발등굽힘 → 후족부 안쪽굽음
③ 전족부 모음 → 후족부 안쪽굽음 → 발목관절의 발등굽힘
④ 전족부 벌림 → 발목관절의 발등굽힘 → 후족부 바깥굽음
⑤ 전족부 벌림 → 후족부 바깥굽음 → 발목관절의 발등굽힘

▶ 선천적 안쪽말발의 도수 교정
- 도수 교정 : 전족부의 벌림 → 후족부의 바깥굽음 → 발목관절의 발등굽힘 순으로 적용

33 안굽이 무릎의 원인으로 맞지 않는 것은?

① 구룻병
② 어린아이의 경우 너무 이른 조기보행
③ W-sitting을 습관적으로 하는 경우
④ Cross-legged sitting을 습관적으로 하는 경우
⑤ 청소년의 경우 무거운 짐을 나르는 일에 폭로된 경우

▶ 안굽이 무릎의 원인
- 구룻병이 중요한 원인임.
- 어린아이의 경우 너무 조기에 보행을 시작한 경우
- 청소년의 경우 무거운 짐을 나르는일에 폭로된 경우
- Cross-legged sitting를 습관적으로 하는 경우

정답 : 30_② 31_② 32_⑤ 32_③

Chapter 04 기형 (Deformity) | **79**

MEMO

Chapter 5
연부조직 손상

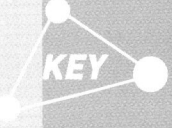

- 연부조직 손상은 주로 외력 또는 과사용에 의하여 발생하며, 인대, 근육, 힘줄의 손상을 동반합니다. 연부조직 손상은 일상생활에서 흔하게 발생하는 질환으로 임상에서 가장 흔하게 접할 수 있는 질환 중 하나입니다.

- 이번 챕터에서는 임상에서 흔하게 접하는 연부조직 손상에 대하여 알아 볼 것입니다. 우선 인대 손상과 근육 손상, 힘줄 손상의 분류에 대하여 공부할 것입니다. 이어서 어깨관절에서 흔하게 발생하는 연부조직 병변인 가시위근힘줄염과 굳은어깨(동결견) 그리고 팔꿈관절에서 발생하는 안쪽·가쪽 위관절융기염에 대하여 알아 볼 것입니다. 다리는 무릎관절에서 흔히 발생하는 십자인대 손상과 반달연골 손상의 진단과 증상, 치료에 대하여 공부하고 발목의 인대와 아킬레스 힘줄 손상에 대해서도 공부할 것입니다. 마지막으로 교통사고 등으로 발생할 수 있는 목뼈채찍질(경추편타증) 손상에 대해서 공부하며 이번 챕터를 마치겠습니다.

꼭! 알아두기

1. 인대 손상의 종류와 분류
2. 가시위근힘줄염의 통증호에 따른 분류
3. 안쪽·가쪽 위관절융기염의 증상과 치료
4. 십자인대의 손상기전 및 진단
5. 반월연골 손상기전 및 진단
6. 발목염좌 시 손상 발생 인대
7. 목뼈채찍질 손상의 손상기전 및 치료

CHAPTER 05 연부조직 손상

1. 연부조직 손상

1 인대 손상

(1) 좌상 : 경한 인대 손상, 비정상적 변화가 없는 범위의 외력이 작용한 경우
(2) 염좌 : 강한 외력에 의해 섬유의 일부가 늘어나고 파열된 상태
(3) 파열 : 인대의 모든 섬유가 끊어짐.

1도 염좌	• 소수섬유의 단절 • 섬유 주변부 조직의 손상으로 인대 사이에 혈액이 스며든 정도 • 냉찜질, 탄력붕대 적용
2도 염좌	• 대부분의 인대섬유가 단절 • 석고 고정
3도 염좌	• 섬유의 완전한 단절 • 수술에 의한 봉합 * 염좌의 분류

2 근육 손상

(1) 염좌 : 근육섬유의 일부가 절단
(2) 파열 : 근육섬유가 완전히 절단
(3) 타박상 : 근육섬유의 절단 없이 외력에 의해 멍이 생긴 상태

3 힘줄의 손상

(1) 힘줄 손상의 호발 부위
  ① 발꿈치 힘줄 (아킬레스건 ; achilles' tendon)
  ② 무릎인대 힘줄 (슬개인대건 ; patellar ligament tendon)
  ③ 넙다리뒤근 힘줄 (슬건근건 ; hamstring tendon)
  ④ 가시위근 힘줄 (회선근개 ; 극상근건 ; tendon of rotator cuff)
  ⑤ 위팔두갈래근의 긴갈래 힘줄 (상완이두근장두건 ; longuscapitis of biceps brachii)
  ⑥ 공동 폄·굽힘근육의 힘줄
  ⑦ 긴·짧은 엄지 폄근 (장·단무지 신근 ; extensor pollicis brevis & longus)의 힘줄 (건 ; tendon)

⑧ 긴엄지 벌림근 (장무지 외전근 ; abductor pollicis longus)의 힘줄
⑨ 손가락 굽힘근 · 폄근 (수지굴근 · 신근 ; flexor digitorum extensor digitorum)의 힘줄

2 팔의 연부조직 병변

1 가시위근 (극상근 ; supraspinatus) 병변

(1) 가시위근힘줄염

급성 염증	만성 염증
• 어깨봉우리 아래 점액주머니에 석회화 물질이 유입, 석회화 • 무리한 어깨관절 사용으로 발생 • 주로 25~45세의 젊은 층에서 호발 • 무리한 어깨관절 사용 시 심한 통증 • 돌림과 벌림의 제한 (굽힘, 폄 제한 없음) • 벌림 60~120° 범위에서 통증호 발생 • 수동벌림 시 어깨봉우리 아래 통증 발생	• 만성적인 기계적 자극의 지속에 가시위근힘줄의 지속적인 염증상태 • 돌림끈띠 (회선근개)의 퇴행성 변화로 인한 발생 • 가시위근힘줄과 위팔뼈 큰결절 사이의 지속적 마찰로 인한 발생 • 연령 증가에 따른 어깨세모근 아래 점액주머니의 기능 저하로 인한 발생 • 50~60세에 호발

① 가시위근힘줄염의 통증호에 따른 분류

힘줄뼈 (건골) 막 부위	힘줄뼈 (건골) 막 접합부 심부	힘줄위 먼쪽부위
수평 위에서의 통증	완전올림 시의 통증	수평 위와 완전올림 시 통증

② 치료

급성기	물리치료

• 부목, 벨포붕대법으로 고정
  * 고정은 장기간 적용을 피함
	• 한냉치료, 부종 사라지면 온열치료
	  * 온열치료 시 압박은 피해야 함, 복사열 적용
	• 유착 예방을 위한 초기운동이 중요
	  * 수동운동, 돌림운동, 벌림운동 순으로 적용
	  * 염증 소실 후 신장운동 및 근력운동 실시

(2) 가시위근(극상근 ; supraspinatus) 파열
  ① 원인 : 어깨로 떨어지거나 넘어질 때, 손을 갑자기 잡아당길 때 발생
  ② 증상 : 날카로운 통증 및 야간통, 어깨관절의 초기 벌림운동 불가능(수동적 벌림은 가능)

(3) 유착성 관절주머니염
  ① 가시위근의 이상이 계속되어 관절 및 주변 근육(rotator cuff)의 변화가 나타남.
  ② 과사용 또는 반복적인 손상에 의한 관절주머니의 섬유화 또는 염증으로 인한 병변

2 팔꿈치관절(주관절 ; elbow joint) 병변

(1) 위팔뼈 가쪽위관절융기염(외측상과염 ; tennis elbow)
  ① 손과 손목을 폄시키는 근육의 과도한 긴장에 의한 병변
  ② 힘줄뼈 막성, 힘줄성, 근육힘줄성으로 분류
  ③ 손목폄근(수근신전근 ; extensor carpi)의 사용이 많은 직업에 종사하거나, 테니스 선수에서 호발
  ④ 원인

Cyriax	• 위팔뼈 가쪽위관절융기 공동폄근힘줄의 힘줄뼈막 접합부 파열 • 노쪽 폄근의 힘살과 공동폄근힘줄 접합부의 파열 • 긴 노쪽 손목폄근의 이는곳 파열 • 노쪽 손목폄근의 힘살 파열
Romer	• 위팔뼈 안·가쪽관절융기에서 잇는 근육들의 지속적인 반사운동 • 손목폄근의 뼈막 부착부 단열에 의한 뼈막염 • 머리띠인대 손상에 의한 활막염과 관절염

  ⑤ 증상 : 팔꿈치관절 주위 통증과 손목까지 이어지는 방사통, 악력의 약화, 압통점 자극 시의 작열감, 아래팔 바깥돌림과 안쪽돌림 시 통증이 발생하고, 노뼈머리(요골두) 부위의 압통과 팽윤이 있다면 활막염이나 관절염의 지표
  ⑥ 치료 : Cyriax 마찰법, 일반적인 온열치료 및 마사지, 초음파치료

(2) 위팔뼈 안쪽위관절융기염(내측상과염 ; golfer's elbow)
  ① 손과 손목을 굽힘시키는 근육의 과도한 긴장에 의한 병변
  ② 골프, 야구투수 등에서 호발
  ③ 위팔뼈 안쪽위관절융기염 촉진 시 압통

3 다리의 연부조직 병변

1 십자인대 손상

(1) 개요

분류	기능 및 손상 기전	검사
앞십자인대 (전십자인대 ; anterior cruciate ligament)	• 과도한 무릎관절 굽힘과 젖힘 시 긴장 • 정강뼈의 전방 전위, 돌림을 막아줌 • 무릎관절의 젖힘과 정강뼈 안쪽돌림 시 손상	anterior draw test : 정강뼈가 넙다리뼈 앞으로 5mm 이상 이동이 있으면 양성
뒤십자인대 (후십자인대 ; posterior cruciate ligament)	• 굽힘 및 폄상태에서 긴장 • 정강뼈의 뒤쪽 전위를 막아 줌 • 정강뼈의 뒤쪽 전위나 무릎관절 굽힘상태로 정강뼈 위쪽이 지면에 충돌한 경우 손상	posterior draw test : 정강뼈가 넙다리뼈 뒤로 5mm 이상 이동이 있으면 양성

＊불행삼주징 : 앞십자인대, 안쪽곁인대(내측측부인대 : MCL), 안쪽반달의 동시 손상

(2) 치료

정형외과적 치료	• 인대의 파열이 경미한 경우 무릎관절 굽힘 상태로 cast • 조기보행훈련 실시
물리치료	• 초기에는 한냉치료 실시 • 후기에는 온열치료 실시 • 등척성 운동으로 안쪽 넓은근 위축 예방 　＊고정 시 가장 먼저 위축이 오는 근육 : vastus medialis • 체중부하와 보행훈련

2 반달연골 손상

(1) 손상기전

① 안쪽반달연골 (내측반월상연골 ; medial meniscal tear) : 고정된 정강이에 대하여 넙다리의 안쪽돌림력 발생 시

② 가쪽반달연골 (외측반월상연골 ; lateral meniscal tear) : 고정된 정강이에 대하여 넙다리의 바깥돌림력 발생 시

＊안쪽반달연골의 손상이 가쪽반달연골의 손상보다 흔함.

(2) 증상

① locking 현상 (무릎관절 굽힘상태에서 폄 시 갑자기 움직이지 못함.)
② 압통
③ 통증으로 인한 보행의 불가능
④ 무릎 부유현상 (손상으로 인한 삼출액 증가 때문)
⑤ bucking 현상

(3) 검사
　① 관절조영술
　② 관절경검사
　③ McMurray 검사

안쪽반달연골	무릎관절 굽힘상태에서 무릎관절을 밖굽이, 가쪽돌림시키면서 폄	양성반응 : 촉지음
가쪽반달연골	무릎관절 굽힘상태에서 무릎관절을 안굽이, 안쪽돌림시키면서 폄	

　④ Apley 압박검사
　⑤ Waston-Jone 검사 : 바로 누운자세에서 무릎관절 최대 폄 시 손상부에 압통

4) 치료

정형외과적 치료	• 1~2주간 압박붕대 또는 부목을 사용하여 고정 • 보존적 치료가 불가능한 경우 수술
물리치료	• 넙다리네갈래근 위축 방지 • 완전 폄운동이 가능하도록 운동치료 • 18일 정도 경과 후 근력운동, 보행훈련 실시

3 곁인대 (측부인대 ; collateral ligament) 손상

(1) 손상 기전

안쪽곁인대	• 무릎관절에 가해지는 직접적인 밖굽이힘 • 무릎관절의 가쪽돌림, 벌림
가쪽곁인대	• 무릎관절에 가해지는 직접적인 안굽이힘 • 무릎관절의 안쪽돌림, 모음

* 안쪽곁인대 (내측측부인대 ; medial collateral ligament) 손상이 가쪽곁인대 (외측측부인대 ; lateral collateral ligament)의 손상보다 빈번함.

(2) 증상
　- 국소 통증, 반사성 근육경련, 보행과 체중부하 어려움, 관절안 내 출혈, 관절 불안전성 증가

(3) 검사
　- varus stress test, valgus stress test

(4) 치료

경도 손상	탄력붕대로 폄상태 고정(3~4주)
중등도 손상	굽힘·모음상태로 고정
중증 손상	인대 완전파열, 수술 시행

4 발꿈치 힘줄 (아킬레스 건 ; achilles tendon) 손상

(1) 증상
- 둔탁한 파열음, 순간적 통증, 종창, tip toe 보행

(2) 검사
- Thompson squeeze test, Kager's triangle

(3) 치료
- 무릎관절 45° 굽힘, 발목 최대 발바닥쪽 굽힘 고정 6주

5 발목인대 손상

(1) 손상

가쪽인대	• 가장 흔함 • 대부분 앞목말종아리인대(전거비인대)의 손상
안쪽인대	• 세모인대의 손상

(2) 분류
① 1형 : 인대 신장 – 압박붕대
② 2형 : 인대 손상 – 석고 고정 3~4주
③ 3형 : 인대 파열 – 석고 고정 4~6주

(3) 검사
① 전방전위검사
② 후방전위검사

4 목뼈 채찍질 손상 (편타증)

1 정의
- 목의 갑작스런 과다굽힘이나 젖힘의 충격으로 목뼈부에서 발생한 손상

2 손상 기전

가속 손상	과다굽힘 후 젖힘되는 경우, 충돌 손상	• 뒤목근육의 파열 • 목덜미인대, 가시사이인대, 관절주머니, 뒤세로인대, 신경근육 손상
감속 손상	젖힘 후 과다굽힘되는 경우, 추돌 손상	• 척추원반 섬유테 앞부분 손상 • 앞세로인대, 앞목근육 손상 • 관절면, 신경근육, 가시돌기 등의 손상

3 증상

(1) 운동 시 목 통증 악화
(2) 운동 시 예리한 통증 발생
(3) 어깨 부위 (견부 ; shoulder), 어깨뼈 (견갑골 ; scapula), 팔, 등뼈 (흉추 ; thoracic vertebra), 머리 부위 (두부 ; head)의 연관통
(4) 손의 자뼈 (척골 ; ulna) 모서리에서 지각 이상
(5) 현기증, 불안정
(6) 목뼈 부위, 팔이음부의 근육 경축
(7) 가슴통, 멍
(8) 시야가 흐려지거나 귀울림 (이명), 연하곤란

4 치료

(1) 48시간 안정
(2) 손상 후 2~3일 후부터 운동
(3) 통증 범위 내에서 관절 가동 운동
(4) 당김
(5) 관절가동술

단원정리문제

01 인대의 손상 중 손상 정도가 경미한 것부터 맞게 나열된 것은?

① 염좌 〉 좌상 〉 파열 ② 염좌 〉 파열 〉 좌상
③ 파열 〉 좌상 〉 염좌 ④ 좌상 〉 염좌 〉 파열
⑤ 좌상 〉 파열 〉 염좌

02 인대의 1도 염좌에 대한 설명으로 맞는 것을 모두 고르면?

> 가. 인대의 소수섬유가 단절
> 나. 냉찜질을 적용
> 다. 손상부 인대에 혈액이 스며든 상태
> 라. 탄력붕대를 적용

① 가, 나, 다 ② 가, 다 ③ 나, 라
④ 라 ⑤ 가, 나, 다, 라

해설

▶ 인대의 1도 염좌

1도 염좌	• 소수섬유의 단절 • 냉찜질, 탄력 붕대 적용 • 섬유 주변부 조직의 손상으로 인대 사이에 혈액이 스며든 정도

03 근육섬유의 절단 없이 외력에 의해 멍이 생긴 상태는?

① 좌상 ② 힘줄 손상 ③ 파열
④ 타박상 ⑤ 염좌

단원정리문제 해설

▶ 인대 손상
- 좌상 : 경한 인대 손상, 비정상적 변화가 없는 범위의 외력이 작용한 경우
- 염좌 : 강한 외력에 의해 섬유의 일부가 늘어나고 파열된 상태
- 파열 : 인대의 모든 섬유가 끊어짐.

▶ 아래 해설 참조

▶ 근육 손상
- 염좌 : 근육섬유의 일부가 절단
- 파열 : 근육섬유가 완전히 절단
- 타박상 : 근육섬유의 절단 없이 외력에 의해 멍이 생긴 상태

정답 : 1.④ 2.⑤ 3.④

04 급성 가시위근힘줄 염증에 대한 설명으로 맞지 않는 것은?

① 지속적인 기계적 자극으로 발생
② 주로 20세~40대의 젊은 층에서 발생
③ 어깨봉우리 아래 점액주머니에 석회화 물질이 유입되어 발생
④ 무리한 어깨관절 사용으로 인해 발생
⑤ 무리한 어깨관절 사용 시 심한 통증 유발

05 어깨관절의 돌림과 벌림을 제한하고, 벌림 60~120°에서 통증을 유발하는 질환으로 맞는 것은?

① 위팔뼈 가쪽위관절융기과염
② 급성 가시위근힘줄 염증
③ 만성 가시위근힘줄 염증
④ 유착성 관절주머니염
⑤ 가시위근 파열

06 만성 가시위근힘줄 염증에 대한 설명으로 맞는 것을 모두 고르면?

> 가. 돌림근띠의 퇴행성 변화로 인해 발생한다.
> 나. 주로 30세에서 40세 사이의 인구에서 호발한다.
> 다. 가시위근힘줄과 위팔뼈 큰결절 사이의 지속적 마찰이 원인이다.
> 라. 연령의 증가와 함께 발생 빈도는 낮아진다.

① 가, 나, 다　　② 가, 다　　③ 나, 라
④ 라　　　　　⑤ 가, 나, 다, 라

▶ 가시위근힘줄 염증(극상근건염, 급성)
- 어깨봉우리(견봉 ; acromion) 아래 점액주머니에 석회화 물질이 유입, 석회화
- 무리한 어깨관절(견관절 ; shoulder joint) 사용으로 발생
- 주로 25~45세의 젊은 층에서 호발
- 무리한 어깨관절 사용 시 심한 통증
- 돌림과 벌림의 제한(굽힘, 폄 제한 없음.)
- 벌림 60~120° 범위에서 통증호 발생
- 수동 벌림 시 어깨봉우리 아래 통증 발생

▶ 가시위근힘줄 염증(극상근건염, 급성)
- 어깨봉우리(견봉 ; acromion) 아래 점액주머니에 석회화 물질이 유입, 석회화
- 무리한 어깨관절(견관절 ; shoulder joint) 사용으로 발생
- 주로 25~45세의 젊은 층에서 호발
- 무리한 어깨관절 사용 시 심한 통증
- 돌림과 벌림의 제한(굽힘, 폄 제한 없음.)
- 벌림 60~120° 범위에서 통증호 발생
- 수동 벌림 시 어깨봉우리 아래 통증 발생

▶ 가시위근힘줄 염증(극상근건염 ; supraspinatus tendinitis, 만성)
- 만성적인 기계적 자극의 지속에 가시위근힘줄(극상근건 ; supraspinatus tendon)의 지속적인 염증상태
- 돌림근띠의 퇴행성 변화로 인한 발생
- 가시위근힘줄(극상근건 ; supraspinatus tendon)과 위팔뼈(상완골 ; humerus) 큰결절 사이의 지속적 마찰로 인한 발생
- 연령 증가에 따른 어깨세모근(삼각근 ; deltoid) 아래 점액주머니의 기능 저하로 인한 발생
- 50~60세에 호발

정답 : 4.① 5.② 6.②

07 가시위근힘줄 염증환자가 어깨관절 벌림 시 수평 위에서 통증을 보인다면 어느 구조물의 손상을 의미하는가?

① 어깨관절 오목테두리
② 힘줄뼈막 접합부 심부
③ 근육힘줄접합부
④ 힘줄의 먼쪽
⑤ 힘줄뼈막 부위

▶ 가시위근힘줄 염증
 (극상근건염 ; supraspinatus tendinitis)
 - 힘줄뼈(건골)막 부위 손상 : 통증호의 수평 위에서의 통증

08 가시위근힘줄 염증의 치료로 맞지 않는 것은?

① 수동운동, 돌림운동, 벌림운동 순으로 실시
② 부목 또는 붕대로 고정
③ 염증의 회복이 완전할 때까지는 절대안정
④ 염증의 회복 후 신장운동 및 근력운동 실시
⑤ 부종이 사라지면 온열치료 적용

▶ 가시위근힘줄 염증(극상근건염 ; supraspinatus tendinitis)의 급성기 치료
 - 부목, 벨포붕대법으로 고정
 ※ 고정은 장기간 적용을 피함.

09 가시위근 파열에 대한 설명으로 맞는 것을 모두 고르면?

가. 심한 통증으로 수동 벌림운동은 불가능
나. 날카로운 통증
다. 어깨관절 벌림운동은 ROM 초기만 가능
라. 손을 갑자기 당기는 경우 발생

① 가, 나, 다   ② 가, 다   ③ 나, 라
④ 라   ⑤ 가, 나, 다, 라

▶ 가시위근 파열
 - 원인 : 어깨로 떨어지거나 넘어질 때, 손을 갑자기 잡아당길 때 발생
 - 증상 : 날카로운 통증 및 야간통, 어깨관절의 초기 벌림운동 불가능(수동적 벌림은 가능)

정답 : 7_⑤ 8_③ 9_③

Chapter 05 연부조직 손상

10 가시위근의 이상이 계속되어 관절을 포함한 주변 근육의 손상으로 나타나는 질환은?

① 유착성 관절주머니염
② 가시위근 파열
③ 급성 가시위근힘줄 염증
④ 만성 가시위근힘줄 염증
⑤ Golfer's elbow

▶ 유착성 관절주머니염
 - 가시위근(극상근 ; supraspinatus)의 이상이 계속되어 관절 및 주변 근육 (rotator cuff)의 변화가 나타남.
 - 과다 사용 또는 반복적인 손상에 의한 관절주머니의 섬유화 또는 염증으로 인한 병변

11 유착성 관절주머니의 발생 시 손상되는 근육으로 맞지 않는 것은?

① 어깨밑근   ② 큰원근   ③ 작은원근
④ 가시아래근   ⑤ 가시위근

12 위팔뼈 가쪽위관절융기염에 대한 설명으로 맞는 것을 모두 고르면?

> 가. 손과 손목을 폄시키는 근육의 과도한 이완에 의해 발생
> 나. 골프선수에게서 호발
> 다. 야구선수에게서 호발
> 라. 마사지 및 초음파 치료 적용

① 가, 나, 다   ② 가, 다   ③ 나, 라
④ 라   ⑤ 가, 나, 다, 라

▶ 위팔뼈 가쪽위관절융기염(외측상과염)
 - 손과 손목을 폄시키는 근육의 과도한 긴장에 의한 병변
 - 힘줄뼈(건골) 막성, 힘줄성, 근육힘줄성으로 분류
 - 손목폄근(수근신전근 ; extensor carpi)의 사용이 많은 직업에 종사하거나, 테니스 선수에서 호발
 - 치료: Cyriax 마찰법, 일반적인 온열치료 및 마사지, 초음파 치료

정답 : 10_① 11_② 12_④

13 위팔뼈 안쪽위관절융기염에 대한 설명으로 맞지 않는 것은?

① Golfer's elbow라고도 한다.
② 야구투수에서 호발한다.
③ 안쪽위관절융기 촉진 시 통증을 호소한다.
④ 손을 굽힘시키는 근육의 과도한 긴장으로 발생한다.
⑤ 손목을 폄시키는 근육의 과도한 긴장으로 발생한다.

▶ ⑤는 위팔뼈 가쪽위관절융기염에 대한 내용임.

14 앞십자인대의 손상에 대한 설명으로 맞는 것을 모두 고르면?

> 가. Anterior draw test가 양성
> 나. Posterior draw test가 양성
> 다. 무릎관절의 젖힘과 정강뼈 안쪽돌림 시 손상
> 라. 무릎관절 굽힘상태로 지면에 무릎 충돌 시 발생

① 가, 나, 다　　② 가, 다　　③ 나, 라
④ 라　　⑤ 가, 나, 다, 라

▶ 아래 해설 참조

해설

▶ 앞십자인대 손상

분류	기능 및 손상 기전	검사
앞십자인대 (전십자인대)	• 과도한 무릎관절 굽힘과 젖힘 시 긴장 • 정강뼈(경골)의 전방전위, 돌림을 막아줌. • 무릎관절(슬관절)의 젖힘과 정강뼈 안쪽 돌림 시 손상	anterior draw test : 정강뼈가 넙다리뼈(대퇴골 ; femur) 앞으로 5mm 이상 이동이 있으면 양성 앞십자인대 손상

정답 : 13_⑤　14_②

15 불행삼주징에 포함되는 손상으로 맞는 것을 모두 고르면?

> 가. 앞십자인대 손상
> 나. 안쪽반달연골 손상
> 다. 안쪽곁인대 손상
> 라. 뒤십자인대 손상

① 가, 나, 다 ② 가, 다 ③ 나, 라
④ 라 ⑤ 가, 나, 다, 라

▶ 불행삼주징
- 앞십자인대, 안쪽곁인대(내측측부인대), 안쪽반달연골(내측반월상연골)의 동시 손상

16 정강뼈가 넙다리뼈 뒤로 5mm 이상 이동이 있을 때 의심할 수 있는 상태로 맞는 것은?

① 반달연골 손상
② 앞십자인대 손상
③ 안쪽곁인대 손상
④ 뒤십자인대 손상
⑤ 가쪽곁인대 손상

▶ 아래 해설 참조

해설

▶ 뒤십자인대 손상

분류	기능 및 손상 기전	검사
뒤십자인대	- 굽힘 및 폄 상태에서 긴장 - 정강뼈(경골 ; tibia)가 후방전위를 막아줌. - 정강뼈의 후방전위나 무릎관절(슬관절 ; knee joint) 굽힘상태로 정강뼈 상단이 지면에 충돌한 경우 손상	posterior draw test : 정강이뼈가 넙다리뼈(대퇴골 ; femur) 뒤로 5mm 이상 이동이 있으면 양성

정답 : 15_① 16_④

17 반달연골 손상의 증상으로 맞지 않는 것은?

① 무릎관절 굽힘 상태에서 폄 시 움직이지 못한다.
② 통증으로 인해 보행이 불가능하다.
③ 무릎 부유가 나타난다.
④ Apley 신연검사가 양성이다.
⑤ 압통이 생긴다.

18 스포츠 활동 시 넙다리의 과도한 안쪽돌림력으로 발생한 무릎관절 손상에 대한 설명으로 맞지 않는 것은?

① McMurry test에서 양성반응을 보인다.
② 안쪽반달연골의 손상이다.
③ Waston-Jone test에서 음성반응을 보인다.
④ 안쪽곁인대의 손상을 동반할 수 있다.
⑤ locking 현상이 발생한다.

19 바로 누운자세에서 무릎관절 최대 폄 시 통증을 보인다면 어느 부분의 손상을 의심할 수 있는가?

① 뒤십자인대　　② 앞십자인대
③ 안쪽곁인대　　④ 가쪽반달연골
⑤ 가쪽곁인대

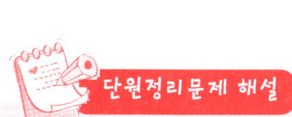

▶ 반달연골(반월상연골) 손상 증상 및 검사
 - 검사 : 관절조영술, 관절경검사, Mc-Murray 검사, Apley 압박검사, Waston-Jone 검사
 - 증상 : locking 현상(무릎관절 굽힘 상태에서 폄 시 갑자기 움직이지 못함), 압통, 통증으로 인한 보행의 불가능, 무릎 부유 현상(손상으로 인한 삼출액 증가 때문), bucking 현상

▶ Waston - Jone 검사(반달연골검사)
 - 바로 누운자세에서 무릎관절 최대 폄 시 손상부에 압통

정답 : 17_④　18_③　19_④

Chapter 05 연부조직 손상

20 곁인대 손상의 증상으로 맞지 않는 것은?

① 전신 발열 ② 반사성 근육경련
③ 보행과 체중부하의 어려움 ④ 관절 불안전성 증가
⑤ 관절안 내 출혈

▶ 곁(측부)인대 손상의 증상
- 국소 통증, 반사성 근육경련, 보행과 체중부하 어려움, 관절안 내 출혈, 관절 불안전성 증가

21 안쪽반달 연골 손상 시 흔하게 동반되는 손상으로 맞는 것은?

① 뒤십자인대 ② 앞십자인대
③ 가쪽반달 ④ 무릎뼈 골절
⑤ 가쪽곁인대

22 발꿈치 힘줄 손상 시 시행할 수 있는 검사로 맞는 것을 모두 고르면?

> 가. Thompson squeeze test
> 나. McMurray test
> 다. Kager's test
> 라. Waston-Jone test

① 가, 나, 다 ② 가, 다 ③ 나, 라
④ 라 ⑤ 가, 나, 다, 라

▶ 발꿈치 힘줄(아킬레스건) 손상 검사
- Thompson squeeze test, Kager's triangle

정답 : 20_① 21_② 22_②

23 발목인대 손상에 대한 설명으로 맞지 않는 것은?

① 안쪽 인대의 손상이 가장 흔하다.
② 전방전위검사와 후방전위검사를 실시한다.
③ 인대 손상 시 석고 고정을 시행한다.
④ 안쪽 손상 시 세모인대의 손상이 흔하다.
⑤ 가쪽 손상 시 앞목말종아리인대의 손상이 흔하다.

▶ 발목 안쪽에 위치한 세모인대 손상은 흔하지 않으며, 가쪽에 위치한 앞목말종아리인대 손상이 가장 흔하다.

24 K씨는 보행 중 옆에서 달려오던 자동차에 무릎관절 가쪽을 부딪히는 사고를 당했다. 의심 가능한 손상으로 맞는 것을 모두 고르면?

| 가. 안쪽반달연골 | 나. 앞십자인대 |
| 다. 안쪽곁인대 | 라. 가쪽곁인대 |

① 가, 나, 다   ② 가, 다   ③ 나, 라
④ 라   ⑤ 가, 나, 다, 라

25 목뼈 채찍질 손상에 대한 설명으로 맞는 것을 모두 고르면?

가. 목의 갑작스런 과다굽힘이나 젖힘으로 발생한다.
나. 감속 손상 시 앞세로인대 손상의 가능이 있다.
다. 가속 손상 시 신경근육 손상의 가능성이 있다.
라. 현기증과 귀울림, 연하곤란이 생길 수 있다.

① 가, 나, 다   ② 가, 다   ③ 나, 라
④ 라   ⑤ 가, 나, 다, 라

▶ 주어진 보기 외에 운동 시 목 통증 악화, 운동 시 예리한 통증 발생, 손의 자뼈 모서리에서 지각 이상, 가슴통, 멍 등이 있음.

정답 : 23_① 24_① 25_⑤

26 가속 손상 시 손상되는 구조물로 맞지 않는 것은?

① 목덜미인대 ② 가시사이인대 ③ 뒤세로인대
④ 관절주머니 ⑤ 가시돌기

해설

▶ 목뼈 채찍질 손상 (가속 손상)

가속 손상	과다굽힘 후 젖힘되는 경우, 충돌 손상	• 뒷목근육의 파열 • 목덜미인대, 가시사이인대, 관절주머니, 뒤세로인대, 신경근육 손상

27 추돌사고 시 발생할 수 있는 증상으로 맞지 않는 것은?

① 운동 시 목 부위의 예리한 통증
② 현기증과 불안정
③ 손의 노뼈 모서리에서 지각 이상
④ 팔이음부의 근육 경축
⑤ 머리 부위의 연관통

28 목뼈 채찍질 손상의 치료로 맞지 않는 것은?

① 손상부 유착 방지를 위한 신장
② 손상 후 2~3일 후부터 운동
③ 48시간 안정
④ 당김
⑤ 관절가동술

▶ 아래 해설 참조

▶ 목뼈 채찍질 손상의 증상
  - 운동 시 목 부위(경부) 통증 악화
  - 운동 시 예리한 통증 발생
  - 어깨 부위(견부), 어깨뼈(견갑골), 팔, 등뼈(흉추 ; thoracic), 머리 부위(두부)의 연관통
  - 손의 자뼈(척골 ; ulna) 모서리에서 지각 이상
  - 현기증, 불안정
  - 목뼈(경추)부, 팔이음부의 근육 경축
  - 가슴통, 멍
  - 시야가 흐려지거나 귀울림, 연하곤란

▶ 목뼈 채찍질 손상 치료
  - 48시간 안정
  - 손상 후 2~3일 후부터 운동
  - 통증 범위 내에서 관절가동운동
  - 당김
  - 관절가동술

정답 : 26_⑤ 27_③ 28_①

29 목뼈의 과다굽힘과 젖힘이 교대로 나타났을 때 생길 수 있는 손상으로 맞는 것은?

① 목뼈 옆굽음증
② 목뼈 채찍질 손상
③ 목뼈 앞굽음증
④ Klippel-Feil syndrome
⑤ Sprengel's deformity

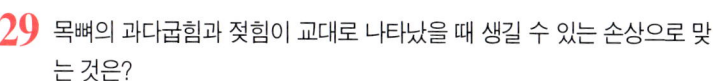

▶ 목뼈 채찍질 손상
  - 목의 갑작스런 과다굽힘이나 젖힘의 충격으로 목뼈 부위에서 발생한 손상

30 A씨는 운전 도중 정지해 있는 앞차를 들이 받고 경부의 통증과 두통, 현기증을 호소하였다. A씨의 의심 가능한 연부조직 손상으로 맞는 것은?

① 가시돌기 손상
② 앞목근육 손상
③ 목덜미인대 손상
④ 앞세로인대 손상
⑤ 척추원반 섬유테 앞부분 손상

▶ 아래 해설 참조

해설

▶ 목뼈 채찍질 손상 (가속 손상)

가속 손상	과다굽힘 후 젖힘되는 경우, 충동 손상	• 후경 부근의 파열 • 목덜미인대, 가시사이인대, 관절주머니, 뒤세로인대, 신경근육 손상

정답 : 29_② 30_③

MEMO

Chapter 6
관절염

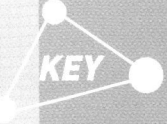

- 관절염은 관절연골과 뼈윤활막의 손상을 동반하는 병변으로 임상에서 흔하게 접할 수 있는 질환입니다. 대표적으로 뼈관절염과 류마티스 관절염이 있으며, 통증과 가동 범위의 제한을 동반하는 비교적 흔한 질환입니다.

- 이번 챕터에서는 뼈관절염과 류마티스 관절염에 대하여 공부할 것입니다. 우선 류마티스 관절염의 원인과 증상 그리고 류마티스 관절염의 특징적 변형과 치료에 대하여 알아보겠습니다. 이어서 퇴행성 관절질환인 뼈관절염의 증상과 병리학적 소견 그리고 치료에 대하여 공부하겠습니다. 이번 챕터에서는 특히 류마티스 관절염과 뼈관절염을 비교하여 공부하는 것이 중요합니다. 끝으로 퓨린 대사장애로 인해 발생하는 통풍에 대한 내용을 공부하겠습니다.

꼭! 알 아 두 기

1. 류마티스 관절염의 발생빈도
2. 류마티스 관절염의 호발부위
3. 류마티스 관절염으로 인한 수지변형
4. 류마티스 관절염의 진단과 치료원칙
5. 뼈관절염의 호발부의
6. 뼈관절염의 병리학적 소견
7. 뼈관절염의 물리치료

CHAPTER 06 관절염 (Arthritis)

1 관절염

1 류마티스 관절염 (Rheumatoid arthritis)

(1) 개요
  ① 만성 관절염 중 퇴행성 관절염 다음으로 흔함.
  ② 윤활막 (활액막)의 만성적 비대와 염증반응이 나타나 관절 연골과 주변 조직 파괴
  ③ 초기 (부종, 통증) → 말기 (관절 병변, 강직, 전신쇠약)

(2) 원인
  ① 정확한 원인은 알 수 없음.
  ② RA 주요 요인 : 심한 과로, 만성적 대사장애, 비타민 결핍, 감염, 심한 영양실조, 호르몬 부조화, 정신적 스트레스, 전신쇠약, 추위 과다 노출

(3) 발생 빈도
  ① 급성 RA는 주로 15~30세에서 호발
  ② 일반적으로 30~50세에서 호발
  ③ 여자에서 2배 정도 많이 호발(50세 넘어가면 성별의 차이 없음.)

(4) 증상
  ① 관절 통증 (동통 ; pain), 강직, 부종, 운동 제한
  ② 비교적 작은 관절에서 대칭적으로 나타남.
  ③ 팔꿉관절 (주관절 ; elbow joint), 어깨관절 (견관절 ; shoulder joint), 무릎관절 (슬관절 ; knee joint), 엉덩관절 (고관절 ; hip joint), 발목관절 (족관절 ; ankle joint)에도 흔히 침범
  ④ 척추 침범의 경우 목뼈에서 호발
  ⑤ 손 부위 (수부 ; hand)에서 손허리손가락관절 (중수지절관절 ; Mp joint, metacarpophalangeal joint)은 보통 침범되지 않으나, 몸쪽손가락관절 (근위지절관절)은 윤활막 및 연부조직의 침범으로 방추상의 부종을 나타냄.

(5) 변형
  ① 어깨관절 : 모음, 안쪽돌림
  ② 팔꿉관절 : 굽힘
  ③ 엉덩관절 : 안쪽돌림, 굽힘

④ 무릎관절 : 굽힘

⑤ 발 부위 : 안쪽말발

⑥ 손목관절 : 굽힘, 노쪽치우침

⑦ 손가락관절

백조목 변형(swan neck deformity)	PIP : 젖힘, DIP : 굽힘
단춧구멍 변형(boutonniere)	PIP : 굽힘 DIP : 폄

(6) 진단

① 수면 후 강직 : 관절 강직이 풀리면서 기능이 좋아지기까지 한 시간 이상 소요

② 관절염이 세 부위 이상에 있음.

③ 손 관절(수부 관절 ; hand joint)의 관절염

④ 대칭성

⑤ 류마토이드 결절

⑥ 혈청검사 시 류마토이드 인자

⑦ 방사선 검사 시 뼈엉성증 소견

  ＊4개 이상의 소견이 있고, 증상이 6주 이상 지속 → RA

(7) 치료

① 치료 원칙

  a. 염증의 원인을 찾아서 제거

  b. 병의 진행을 정지 또는 감소

  c. 관절, 근육, 힘줄의 파괴를 최소화

  d. 가능하면 통증을 느끼지 않도록 함.

  e. 일상생활이 가능하도록 해야 함.

  f. 환자에게 병의 특징을 이해시켜 정신적으로 준비

  g. 예상되는 변형을 사전에 방지할 수 있는 치료 실시

② 물리치료

  a. 안정 : 관절의 긴장을 감소, 염증의 완화

   ＊무릎관절의 5° 이상 굽힘 방지

   ＊아침과 낮에 10분 정도 엎드린 자세

   ＊딱딱한 침대 사용

  b. 통증 감소 : 통증 역치 상승, 통증 자극 억제, 근육 경련 감소, 위약 현상 이용, 순환 증진

   ＊열 치료(파라핀), 자외선(3도 홍반 용량), 이온 도입법

  c. 운동치료 : ROM 증진과 유지, 근력 증강, 지구력 증진, 순환 증진

   ＊급성(운동 범위 유지), 아급성(운동성 증진), 만성(근력 및 지구력 증진, 운동 범위 증진)

d. 변형 방지를 위한 고정 자세

어깨관절 (견관절 ; shoulder joint)	45° 벌림, 굽힘
팔꿉관절 (주관절 ; elbow joint)	70° 굽힘
아래팔 (전완)	15° 바깥돌림
손목관절 (수근관절 ; wrist joint)	30° 등쪽굽힘
손허리손가락관절 (중수지절관절 ; Mp joint)	45° 굽힘
손가락사이관절 (지절간관절 ; interphalangeal joint)	10~20° 굽힘
척추	최대 폄
아래턱 (하악 ; mendibular)	최소 2.5cm 벌린자세
엉덩관절 (고관절 ; hip joint)	5° 굽힘 및 벌림
무릎관절 (슬관절 ; knee joint)	5° 굽힘
발목관절 (족관절 ; ankle joint)	90° 중위

2 뼈관절염 (Osteoarthritis)

(1) 개요
① 주로 체중부하 관절에서 발생
② 관절연골의 퇴행성 변화와 관절면의 과잉뼈 형성
③ 무릎관절과 엉덩관절에서 호발
④ 임상적으로 여자에서 호발

(2) 분류
① 원발성 뼈관절염 : 확실한 손상의 원인이 없이 발생한 경우
② 이차성 뼈관절염 : 원인 인자가 존재(류마티스 관절염, 반복적인 외상 등)

(3) 증상
① 초기에는 가벼운 통증과 가동범위의 제한
② 관절에 종창이나 압통이 출현
③ 체중부하 관절에 심한 운동장애, 관절 변형
④ 초기에 관절 경직, 후기에 강직 발생
⑤ 근육의 쇠약 또는 구축에 의한 기형이 발생
⑥ night pain

(4) 병리학적 소견
① 연골 기질의 연화
② 방사선 소견 상 관절안이 좁아져 보임.
③ 관절면이나 척추뼈 몸통의 가장자리에 뼈돌기(골극) 형성
④ Heberden's node 형성
⑤ 윤활막의 비후, 골성 강직

(5) 치료 목적
　① 통증 감소
　② 염증반응 완화
　③ 정상 가동범위 유지
　④ 정신적인 안정
　⑤ 관절 기능 유지 및 기형 예방
　⑥ 기형의 교정
　⑦ 기능 향상

(6) 물리치료
　① 운동성 회복을 위한 수동운동
　② 체중부하의 감소
　③ 기형의 예방
　④ 근력 강화

【 뼈관절염과 류마티스 관절염 비교 】

분류	류마티스 관절염	뼈관절염
처음 침범되는 곳	윤활막	연골
발병 연령	모든 연령	주로 중년 이후
침범 관절	비교적 작은 관절, 대칭적	주로 체중부하 관절, 큰관절
지리적 분포	주로 온대기후	기후와 무관
응집 시험	80% 이상에서 양성	정확하게 양성으로 나타나지 않음
피부 변화	차고 끈적함, 엄지두덩 (모지구 ; thenar eminence)과 새끼두덩 (소지구 ; hypothenar eminence)의 발적	특징적 변화 없음
피하 결절	15~20%에서 양성	없음
혈구 침강 속도	대개 증가	정상이거나 약간 증가

3 통풍 (gout)

- 퓨린 대사장애로 인한 혈중 요산 농도가 증가, 요산염이 조직에 축적되어 격심한 발작성 관절염을 일으키는 질환
- 남자에서 호발
- 30~50세에 호발
- 원발성 통풍은 가족력과 알코올 섭취에 영향을 받음.
- 주로 엄지발가락 관절에 침착
- 발관절, 점액주머니, 힘줄, 힘줄집 등에도 침착

(1) 증상
　① 급성 관절염과 함께 극심한 발작성 통증
　② 발열, 통증, 팽윤
　③ 통증은 이른 아침에 발생, 24시간 이후 최고조
　④ 7~10일 이내 완화
　⑤ 대부분의 경우 엄지발가락의 발허리발가락관절(중족지절관절 ; metatarsophanlangeal joint)에서 발생
　⑥ 급성 통풍이 수 개월~수 년 반복되면 관절 내 요산염이 침착되어 관절면이 파괴되어 섬유성 강직 발생

(2) 치료
　① 약물, 고정, 안정
　② 퓨린이 많이 들어 있는 식품(정어리, 멸치, 간)의 섭취를 줄임.
　③ 물을 많이 섭취
　④ 알코올 섭취 금지

단원정리문제

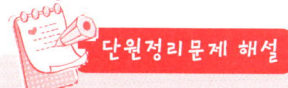
단원정리문제 해설

01 다음 중 윤활막의 만성적 비대와 염증반응이 관절 연골과 주변조직을 파괴하는 질환은?

① 뼈관절염
② 레이노드병
③ 류마티스 관절염
④ 통풍
⑤ 길리안바레 증후군

▶ 류마티스 관절염
 - 윤활막의 만성적 비대와 염증반응이 나타나 관절연골과 주변 조직 파괴

02 류마티스 관절염에 대한 설명으로 틀린 것은?

① 뼈관절염 다음으로 흔한 만성 관절염
② 유전에 의한 경우가 대부분
③ 일반적으로 30~50세 사이에서 호발
④ 주로 손의 관절에서 대칭적으로 발생
⑤ 관절의 기형을 동반

▶ 정확한 원인은 알 수 없음.

03 다음 중 류마티스 관절염의 증상으로 맞는 것을 모두 고르면?

> 가. 척추에서는 목뼈부에 호발
> 나. 전신의 피로를 호소
> 다. 손발의 작은 관절에서 시작
> 라. 변형을 동반

① 가, 나, 다
② 가, 다
③ 나, 라
④ 라
⑤ 가, 나, 다, 라

▶ 류마티스 관절염 증상
 - 관절에 동통, 강직, 부종, 운동 제한
 - 비교적 작은 관절에서 대칭적으로 나타남.
 - 팔꿈치관절(주관절 ; elbow joint), 어깨관절(견관절 ; shoulder joint), 무릎관절(슬관절 ; knee jjont), 엉덩관절(고관절 ; hip joint), 발목관절(족관절 ; ankle joint)에도 흔히 침범
 - 척추 침범의 경우 목뼈에서 호발
 - 손 (수부 ; hand)에서 원위손가락관절(지절관절 ; Mp joint)은 보통 침범되지 않으나 근위손가락관절은 윤활막 및 연부조직의 침범으로 방추상의 부종을 나타냄.

정답 : 1.③ 2.② 3.⑤

Chapter 6 관절염 (Arthritis) | 107

04 류마티스 관절염으로 인한 관절 변형으로 맞게 짝지어진 것은?

① 손 – 백조목 변형 또는 단춧구멍 변형
② 어깨관절 – 벌림, 바깥돌림
③ 무릎관절 – 폄
④ 손목관절 – 노쪽 치우침
⑤ 엉덩관절 – 바깥돌림

05 다음 중 류마티스 관절염의 진단 기준으로 맞는 것을 모두 고르면?

> 가. 침범의 대칭성
> 나. 혈청검사 시 류마티스 인자
> 다. 수면 후 강직
> 라. Herberden 결절

① 가, 나, 다   ② 가, 다   ③ 나, 라
④ 라   ⑤ 가, 나, 다, 라

06 류마티스 관절염의 변형 방지를 위한 자세로 맞지 않는 것은?

① 어깨관절 – 45° 벌림, 굽힘
② 아래팔손목관절 – 15° 바깥돌림
③ 손목관절 – 30° 등쪽 굽힘
④ 손허리손가락관절 – 90° 굽힘
⑤ 턱관절 – 2.5cm 벌린 자세

단원정리 문제 해설

▶ 류마티스 관절염 변형
- 어깨관절 : 모음, 안쪽돌림
- 팔꿉관절 : 굽힘
- 엉덩관절 : 안쪽돌림, 굽힘
- 무릎관절 : 굽힘
- 발 : 안쪽말발
- 손목관절 : 굽힘, 노쪽 치우침
- 손가락관절 : 백조목 변형, 단춧구멍 변형

▶ 류마티스 관절염 진단 기준
- 수면 후 강직 : 관절 강직이 풀리면서 기능이 좋아지기까지 한 시간 이상 소요
- 관절염이 세 부위 이상에 있음.
- 손관절(수부관절 ; hand joint)의 관절염
- 대칭성
- 류마토이드 결절
- 혈청검사 시 류마토이드 인자
- 방사선 검사 시 뼈엉성증 소견
※ 4개 이상의 소견이 있고, 증상이 6주 이상 지속 → RA
※ Herberden 결절은 OA의 증상

▶ 손가락허리관절
- 45도 굽힘

정답 : 4_① 5_① 6_④

07 뼈관절염에 대한 설명으로 맞는 것은?

① 양쪽의 관절이 대칭적으로 발생한다.
② 손의 심한 변형을 동반한다.
③ 일반적으로 남자에서 많이 발생한다.
④ 주로 손의 작은 관절에서 발생한다.
⑤ 관절연골의 퇴행성 변화로 발생한다.

▶ 개요
- 주로 체중부하 관절에서 발생
- 관절연골의 퇴행성 변화와 관절면의 과잉뼈 형성
- 무릎관절과 엉덩관절에서 호발
- 임상적으로 여자에서 호발

08 윤활막의 염증과 비대를 보이는 관절염의 치료 원칙으로 맞지 않는 것은?

① 염증의 원인이 있을 경우 원인을 제거
② 변형은 발생 즉시 치료
③ 환자에게 병의 특징을 이해시켜야 함.
④ 관절, 근육, 힘줄의 파괴를 최소화
⑤ 병의 진행을 정지 또는 감소

▶ 류마티스 관절염 치료 원칙
- 염증의 원인을 찾아서 제거
- 병의 진행을 정지 또는 감소
- 관절, 근육, 힘줄의 파괴를 최소화
- 가능하면 통증을 느끼지 않도록 함.
- 일상생활이 가능하도록 해야 함.
- 환자에게 병의 특징을 이해시켜 정신적으로 준비
- 예상되는 변형을 사전에 방지할 수 있는 치료 실시

09 뼈관절염에 대해 맞게 설명한 것을 모두 고르면?

> 가. 주로 체중부하 관절에서 발생
> 나. 무릎관절과 엉덩관절에서 호발
> 다. 남자보다 여자에서 많이 발생
> 라. Herberden 결절

① 가, 나, 다   ② 가, 다   ③ 나, 라
④ 라   ⑤ 가, 나, 다, 라

▶ 뼈관절염
- 주로 체중부하 관절에서 발생
- 관절연골의 퇴행성 변화와 관절면의 과잉뼈 형성
- 무릎관절(슬관절 ; knee joint)과 엉덩관절(고관절 ; hip joint)에서 호발
- 임상적으로 여자에서 호발

정답 : 7_⑤ 8_② 9_⑤

10 뼈관절염의 병리학적 소견으로 맞지 않는 것은?

① 연골 연화
② 뼈돌기 형성
③ 골성 강직
④ 류마토이드 결절
⑤ 방사선 촬영 시 관절안이 좁아져 보임.

11 다음 중 퓨린 대사장애로 인해 요산염이 조직에 축적되어 발생하는 질환은?

① 통풍
② 류마티스 관절염
③ 인대 좌상
④ 유착성 관절주머니염
⑤ 뼈관절염

12 류마티스 관절염과 뼈관절염의 차이로 맞게 짝지어진 것은?

① 질환의 시작 : 윤활막 (OA), 연골 (RA)
② 침범되는 관절 : 체중부하 관절 (OA), 작은 관절 (RA)
③ 지리적 분포 : 주로 온대 기후 (OA), 기후와 무관 (RA)
④ 피부 변화 : 특징적 변화 없음 (RA), 차고 끈적함 (OA)
⑤ 발병 연령 : 모든 연령 (OA), 주로 중년 이후 (RA)

해설

▶ 뼈관절염과 류마티스 관절염 비교

분류	류마티스 관절염	뼈관절염
처음 침범되는 곳	윤활막	연골
발병 연령	모든 연령	주로 중년 이후
침범 관절	비교적 작은 관절, 대칭적	주로 체중부하 관절, 큰관절
지리적 분포	주로 온대기후	기후와 무관
응집 시험	80% 이상에서 양성	정확하게 양성으로 나타나지 않음
피부 변화	차고 끈적함, 엄지두덩과 새끼두덩의 발적	특징적 변화 없음
피하 결절	15~20%에서 양성	없음
혈구 침강 속도	대개 증가	정상이거나 약간 증가

단원정리 문제 해설

▶ 병리학적 소견
- 연골의 기질의 연화
- 방사선 소견 상 관절안이 좁아져 보임.
- 관절면이나 척추뼈 몸통의 가장자리에 뼈돌기 형성
- Heberden's node 형성
- 윤활막의 비후, 골성 강직

▶ 통풍
- 퓨린 대사장애로 인한 혈중 요산 농도가 증가, 요산염이 조직에 축적되어 격심한 발작성 관절염을 일으키는 질환
- 남자에서 호발
- 30~50세에 호발
- 원발성 통풍은 가족력과 알코올 섭취에 영향을 받음.
- 주로 엄지발가락 관절에 침착
- 발목관절, 점액주머니, 힘줄, 건초 등에도 침착

▶ 아래 해설 참조

정답 : 10_④ 11_① 12_②

단원정리문제 해설

13 다음 중 통풍의 증상으로 맞지 않는 것은?

① 남자에서 호발
② 오랜 시간 반복되면 관절의 섬유성 강직 발생
③ 주로 엄지발가락의 관절에서 발생
④ 지속적인 통증과 함께 동반되는 만성 관절염
⑤ 발열, 발적, 팽윤

▶ 급성 관절염과 함께 극심한 발작성 통증

14 다음 중 통풍의 치료로 맞지 않는 것은?

① 안정
② 퓨린 섭취량의 증가
③ 물을 많이 섭취
④ 알코올 섭취 금지
⑤ 약물치료

▶ 퓨린이 많이 들어 있는 식품의 섭취를 줄임.

15 류마티스 관절염 환자의 손 부위 물리치료로 가장 적합한 것은?

① 초음파　　② 냉찜질　　③ 온습포
④ 파라핀　　⑤ 미세전류자극

▶ 열치료
  - 파라핀

정답 : 13_④　14_②　15_④

Chapter 6 관절염 (Arthritis) | **111**

16 뼈관절염 환자의 물리치료로 맞지 않는 것은?

① 운동성 회복을 위한 수동운동
② 변형 방지를 위한 고정
③ 기형의 예방
④ 근력 강화운동
⑤ 체중부하의 감소

▶ 치료 목적
 - 통증 감소
 - 염증반응 완화
 - 정상 가동범위 유지
 - 정상적인 안정
 - 관절 기능 유지 및 기형 예방
 - 기형의 교정
 - 기능 향상

17 류마티스 관절염의 안정에 대한 설명으로 맞는 것을 모두 고르면?

가. 관절의 긴장 감소
나. 아침과 낮에 10분 정도 엎드린 자세를 취함.
다. 무릎관절이 5° 이상 굽힘되지 않도록 주의
라. 가능한 푹신한 침대 사용

① 가, 나, 다 ② 가, 다 ③ 나, 라
④ 라 ⑤ 가, 나, 다, 라

▶ 안정 : 관절의 긴장을 감소, 염증의 완화
 - 무릎관절의 5° 이상 굽힘 방지
 - 아침과 낮에 10분 정도 엎드린 자세
 - 딱딱한 침대 사용

18 류마티스 관절염의 치료로 맞지 않는 것은?

① 긴장을 감소시키고 염증을 완화시키기 위해 안정을 취한다.
② 통증 감소를 위해 이온도입법을 적용할 수 있다.
③ 침상안정 시 딱딱한 침대를 이용한다.
④ 상실된 기능 회복을 위하여 강한 근력운동을 실시한다.
⑤ 침상안정으로 인한 기형과 뼈엉성증에 주의한다.

▶ 가능하면 통증을 느끼지 않도록 함.

정답 : 16_② 17_① 18_④

19 비교적 모든 연령층에서 발생하며, 손가락의 백조목 변형을 동반하는 질환으로 맞는 것은?

① 뼈관절염 ② 통풍
③ 뼈엉성증 ④ 류마티스 관절염
⑤ 힘줄집염

20 류마티스 관절염의 급성기 치료의 목적으로 맞는 것은?

① 운동성 증진 ② 가동범위 증진 ③ 지구력 증진
④ 근력 회복 ⑤ 운동범위 유지

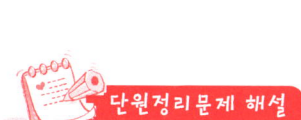

▶ 손가락관절
  - 백조목 변형
  - 단춧구멍 변형

▶ 급성기(운동범위 유지), 아급성기(운동성 증진), 만성기(근력 및 지구력 증진, 운동범위 증진)

정답 : 19_④ 20_⑤

MEMO

Chapter 7
허리통증

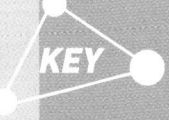

- 허리통증은 전 인구의 80% 이상에서 일생 중 한번 이상은 경험하는 매우 흔한 질환입니다. 허리통증의 원인과 임상양상은 매우 다양하며, 그에 따른 치료적 중재도 달라져야 합니다.

- 허리통증을 이해하기 위해서는 우선 척추와 주변 조직의 해부학적 임상운동학적 특징을 이해하는 것이 중요합니다. 이번 챕터에서는 척추와 척추사이원반의 해부학적 특징과 함께 척추에서 일어나는 운동 그리고 척추의 기능에 대하여 공부할 것입니다. 이어서 허리통증의 원인이 되는 척추사이원반 탈출증, 척추전방전위증, 척추관협착증, 강직성 척추염, 퇴행성 척추염과 같은 질환의 증상과 진단, 치료방법에 대하여 공부할 것입니다. 마지막으로 허리통증 발생 시 적용 가능한 운동치료의 종류와 치료의 목적에 대하여 알아보고 다양한 종류의 당김법과 허리통증 시 당김치료의 효과, 적응증, 금기증에 대하여 공부할 것입니다.

꼭! 알아두기

1. 척추의 기능
2. 자세에 따른 척추사이원반 부하정도
3. 척추사이원반 탈출증의 증상과 검사
4. 척추사이원반 탈출증의 침범수준에 따른 이학적 소견
5. 척추전방전위증의 증상
6. 강직성 척추염의 증상
7. 구조적 척주옆굽음증과 비구조적 척주옆굽음증의 차이
8. 운동치료의 종류와 효과
9. 당김치료의 적응증과 금기증

CHAPTER 07 허리통증 (Low back pain)

1 척추

1 척추의 기능
(1) 충격 흡수
(2) 운동

굽힘·폄	• 목뼈부 〉 허리뼈부 〉 등뼈부 • 굽힘 가동성 : 105° (목뼈부 60°, 허리뼈부 45°) • 폄 가동성 : 80° (목뼈부 50°, 허리뼈부 30°)
옆굽힘	• 아래쪽 목뼈, 위쪽 등뼈 〉 허리뼈부 • 가동성 : 100° (목뼈부 50°, 등허리부 50°)
돌림	• C2 〉 아래쪽 목뼈부, 위쪽 목뼈부 〉 허리뼈부 • 가동성 : 110° (목뼈부 70°, 등허리부 40°)

2 척추사이원반 (추간판)
(1) 척주 길이 1/5 차지하는 둥근원판
(2) 외력에 의한 충격으로부터 척추 및 골반대를 보호
(3) 부하 : 앉은자세 〉 기립자세 〉 누운자세
(4) 구성

속질핵	• 대부분 물로 구성(70~90%) • 충격 흡수의 기능 및 운동성 제공
섬유테	• 교원질 연골과 섬유질성 연골로 구성 • 각 척추뼈의 아래 위 연결 • 척추사이원반에 탄력성을 제공
연골 단판	• 척추뼈몸통과 섬유테를 연결 • 속질핵과 척추뼈몸통 간 압력 및 자극에 대한 장벽 역할 • 성장판으로서 척추뼈몸통의 성장 및 발육에 관여

3 통증감수기를 포함한 구조물
- 앞세로 (전종)인대, 뒤세로 (후종)인대, 가로돌기 사이인대 (횡돌간인대 : ligament interspinale), 가시끝 (극상)인대, 근육, 신경뿌리, 관절면, 관절주머니, 척추뼈몸통

*척추사이원반, 관절 연골, 황색인대, 가시사이인대는 통증 감수기를 포함하지 않음.

2 질환

1 척추사이원반 (추간판) 탈출증

(1) 개요
　① 섬유테를 뚫고 나온 속질핵이 신경근 및 통증감수기를 포함한 구조물을 자극하여 통증을 유발
　② 외상성이 아닌 퇴행성 변화의 일종
　③ 노령층에서는 드묾.
　④ 뒤·가쪽 탈출이 빈번

(2) 증상
　① 통증 : 심한 허리통증(요통 ; lumbodynia → 활동 시 심함), 허리통증과 함께 궁둥신경(좌골신경 ; sciatci nerve)통이 동반
　② 감각 이상 : 대부분의 환자가 감각 이상을 호소(침범된 피부절의 이상 감각 및 감각 저하)
　　*허리엉치 부위(요천추부 : lumbosacral) 병변 : 발바닥과 발 가쪽의 통증, 이상 감각
　　*제4 허리부분 간의 병변 : 발 안쪽과 엄지 뒷면에 통증, 이상 감각
　③ 옆굽음증(측만증 ; scoliosis)
　　*척추사이원반의 신경뿌리 가쪽 탈출 : 침범부 반대 방향
　　*척추사이원반의 신경뿌리 안쪽 탈출 : 침범부와 같은 방향
　④ 압통 : 근육 경직과 더불어 침범부 인대 위에서 나타남.
　　*압박 시 궁둥뼈 신경통 발생은 척추사이원반의 심한 탈출을 의미
　⑤ 운동의 제한과 근력 약화 : 몸통의 굽힘운동 제한, 신경뿌리 압박으로 인한 근력의 약화

(3) 검사
　① 관절 징후검사 : 몸통의 운동성 검사
　　*검사 순서 : 폄 → 옆굽힘 → 굽힘
　② 경막 징후검사 : 경막의 통증을 재현

다리폄올림검사 (SLR)	• 바로 누운자세에서 환측다리를 80° 올림 　*넙다리 뒷부분의 통증 : 넙다리뒷근 단축에 의한 통증 　*정강이 연관통 : 궁둥신경통
Kernig 검사	• 척수를 스트레칭시켜서 통증을 재현 • 바로 누운자세에서 손을 머리 뒤로 깍지낀 상태로 머리를 굽힘 • 양성 : 목뼈(경추부 ; cervical vertebrae), 허리뼈 (요추부 ; lumbar vertebrae), 정강이 (하퇴)의 방사통
Milgram 검사	• 안쪽경막과 가쪽경막의 병변을 검사 • 무릎관절 완전 폄상태로 다리를 바닥에서 5cm 들어서 30초 유지 • 양성 : 통증의 재현, 자세 유지 불가능
Naffziger 검사	• 바로 누운자세에서 목정맥을 10초간 가볍게 압박 후 기침 • 통증의 재현은 경막 압박을 의미
Valsalva 검사	• 숨을 크게 마시고 배에 힘을 주게 함 • 통증의 재현은 척수막 내 압력 증가를 의미

③ 신경뿌리 징후검사 : 탈출된 척추사이원반의 신경뿌리 압박 시 침범된 신경뿌리가 지배하는 근육의 강도 외 피판의 감각, 반사의 크기에 변화를 주는 현상을 이용한 검사

(4) 신경뿌리 침범 수준에 따른 이학적 소견

신경뿌리	척추사이원반	통증 방사 형태	영역	아킬레스 힘줄반사	무릎뼈 힘줄반사	운동장애
L3	L2~L3	• 허리에서 엉덩이 • 넙다리 뒷부분 • 정강이 앞부분	무릎 통각 감퇴	양성	양성	• 넙다리네갈래근 약화
L4	L3~L4	• 허리에서 엉덩이 • 넙다리 뒷부분 • 장딴지 안쪽	정강이 안쪽의 통각 감퇴	양성	음성	• 넙다리네갈래근 약화 • 앞정강근 약화
L5	L4~L5	• 허리에서 엉덩이 • 발 등쪽 • 엄지 등쪽	발과 엄지 등쪽의 통각 감퇴	양성	양성	• 앞정강근 약화 • 엄지폄근 약화 • 중간볼기근 약화
S1	L5~S1	• 허리에서 엉덩이 • 발뒷꿈치 • 발바닥	발뒷꿈치 또는 발 가쪽의 통각 감퇴	음성	양성	• 장딴지근 약화 • 넙다리뒤근 약화 • 큰볼기근 약화

(5) 치료

① 보존적 치료

침상 안정	• 급성기에 실시 • 체중에 의한 압박 감소 • 엉덩관절, 무릎관절 굽힘상태 유지 (무릎관절 아래를 받침.)
당김요법	• 근경직, 허리 앞굽음 감소를 통한 압박의 감소
정형 물리치료	• mobilization, manipulation 적용
보조기 착용	• 증상 완화 시 착용 *주의 : 장기간 착용에 의한 근육 약화
온열치료	• 통증과 근육 경련 완화

② 수술적 치료 : 고리판(추궁판) 절제술, 척추고정술

2 척추 전방전위증

(1) 개요

① 관절 사이가 해부학적으로 한쪽 또는 양쪽으로 전위된 상태

② L5, L4에서 호발

   *L5에서 더 많이 발생

(2) 분류

선천성 척추 전방전위증	• 엉치뼈 위나 L5 신경궁의 선천성 발육부전으로 발생 • L5 고리판에 기형을 동반한 심한 전위와 척추 옆굽음증을 유발
관절간부 신장형 척추 전방전위증	• 허리엉치뼈 척추원반의 손상에 의해 L5 아래 관절면이 퇴화된 엉치뼈의 위 관절면 위에서 앞쪽으로 전위
척추분리성 척추 전방전위증	• 관절간부에 해당하는 신경궁의 결손
외상성 척추 전방전위증	• 외상으로 인한 척추뼈몸통의 전방전위
변성 척추 전방전위증	• 변위의 정도는 심하지 않으며, L_4에서 호발
병적 척추 전방전위증	• 국소적 뼈 변화에서 척추뿌리가 약해져 발생

(3) 증상
① 허리통증(성인), 넙다리뒤근 긴장으로 자세와 보행장애(소아)
② 방사선 : terrier dog(scotty dog), Napoleon's cap
　*terrier dog : 목걸이를 한 개 모양의 음영이 발생

(4) 치료
① 보존적 치료 : 척추뼈몸통 전위가 25% 이하인 경우

소아	성장이 끝날 때까지 6개월 간격으로 검사
성인	증상이 경미하거나 특별한 이상이 없으면 활동에 제한을 하지 않음

② 수술

3 척추관 협착증

(1) 정의
- 신경 또는 신경으로 가는 혈관이 좁아진 척추관 또는 신경구멍에 의해 압박을 받아 발생

(2) 원인
① 척추관 안에 발생된 비대해진 돌출부
② 뼈고정술 후에 생긴 골성 융기
③ Paget's disease
④ 선천성 척추관 협소

(3) 증상
① 허리(요부 ; lumbar)와 다리의 방사통
② 운동에 의한 증상의 악화
③ 간헐적 파행
④ 무릎을 펴면 증상이 심해짐.
⑤ 감각의 변화
⑥ Drop attack
⑦ 힘줄(건 ; tendon)반사의 변화

(4) 치료
　① 보존적 치료 : 온열치료(순환 증진), 전기치료(통증 감소), 자세와 골반의 교정, William exercise
　　＊William exercise : 허리뼈 굽힘근육 강화를 통한 허리앞굽음증의 감소
　② 수술

4 강직성 척추염

(1) 개요
　① 볼기뼈와과 척추뼈몸통의 인대와 관절 부위를 침범, 통증과 진행성 강직을 일으키는 만성 염증성 질환
　② Marie-Stumpell 또는 Von Bechtereuis
　③ 엉치엉덩관절(천장관절)에서부터 발생하여 허리, 가슴으로 진행

(2) 증상
　① 허리통증
　② 피로감, 식욕부진, 체중 감소, 미열 등이 동반
　③ 통증이 상행성으로 상부 척추까지 번짐 → 통증이 말초관절까지 퍼지면 관절 강직이 진행 → 척추 뒤 굽음증과 엉덩관절, 무릎관절의 굽힘 강직 발생
　④ Bamboo spine
　⑤ 호흡 시 가슴 팽창의 저하
　⑥ 어깨관절, 엉덩관절, 무릎관절에 통증과 경직
　⑦ 홍채 주변의 통증성 염증

(3) 치료
　① 초기에는 염증 관리와 통증치료
　② 자세 교육
　③ 근력운동(척추 폄근, 엉덩관절 폄근·벌림근, 어깨관절 폄근·벌림근, 무릎관절 폄근)
　④ 호흡운동(가슴우리 확장, 복식 호흡)

5 퇴행성 척추염

(1) 개요
　① 반복적인 사소한 외상과 자세 이상에서 기인
　② 40대 이후의 남성에서 호발
　③ 허리뼈에서 빈발

(2) 증상
　① 심한 경직(아침)
　② 허리의 신경뿌리 압박으로 인한 통증
　③ 압통은 적음.
　④ 허리뼈부 앞굽음(전만)의 감소, 옆굽음증을 동반한 기형
　⑤ 척추뼈몸통의 앞에 뼈돌기(골극) 형성

⑥ 관절연골의 마모(골성 강직은 나타나지 않음.)

(3) 치료
- 휴식, 운동 제한

6 옆굽음증 (측만증 ; scoliosis)
- 관상면에서 척추가 휘어짐.
- S형과 C형으로 분류
- 척추뼈몸통은 convex로 가시돌기는 concave를 향함.
- 14세 이전에 호발하며, 남자에서 빈발

(1) 구조적 옆굽음증
① 척추를 구성하는 연부조직, 척추뼈의 구조적 변화에 의함.
② 원인 불명

(2) 비구조적 옆굽음증
① 척추의 구조적 변화 없이 발생
② 앞굽힘 시 배부의 갈비뼈 돌출이 사라짐.
③ Prone 자세에서 옆굽음증이 사라짐.
④ 대상성 굽이(만곡)가 없음.
⑤ 척추의 돌림이 없음.

(3) 기립자세 평가
① 양쪽 어깨 높이(2차 굽이가 없을 경우 convex 쪽의 어깨가 높음.)
② 양쪽 어깨뼈의 형태 (등부분의 convex 쪽에서 어깨뼈 올림)
③ 갈비뼈(늑골 ; rib)의 형태 (convex 쪽의 뒤 융기)
④ 등의 폭(가슴등 부분이 허리보다 넓게 보임.)
⑤ 피부의 주름(concare 한쪽에서 주름이 발생)
⑥ 몸통과 팔의 거리(대상성 굽이가 없다면 convex 쪽의 몸통과 팔 거리가 허리쪽과 몸통의 팔거리보다 짧음.)
⑦ 골반의 수평
⑧ 양 다리 길이 차이
⑨ 양측 귀의 높이
⑩ 엉덩이의 돌출성

(4) 몸통 앞 굽힘자세 평가
- convex 쪽이 concave 쪽 보다 높음.

7 허리뼈 앞굽음증 (요추전만증 ; lordosis)

(1) 개요
  ① 허리뼈가 정상범위보다 많이 돌출된 경우
  ② 원발성 : 선천성 척추뼈 기형 또는 엉치뼈 경사 이상에 의해 발생
  ③ 대상성 : 골반 주위 구조물들의 불균형에 의해 발생

(2) 증상
  ① 척추뼈몸통과 척추사이원반 뒤에 가해지는 압력의 증가
  ② 앞의 섬유테와 앞세로인대의 신장
  ③ 뒤세로인대, 가시사이인대(극간인대), 가시끝인대(극상인대), 폄근(신전근 ; extensor muscle)의 단축

(3) 골반 경사
  ① 골반 입구의 면과 수평면으로 이뤄지는 각도
  ② 정상 골반 경사각은 50~60°
  ③ 허리뼈 앞굽음증 시 골반 경사각은 감소

(4) 허리엉치뼈각 (요천추각 ; lumbosacral angle)
  ① 첫 번째 엉치뼈의 상고평부를 연결하는 선과 수평면의 선이 이루는 각
  ② 정상 허리엉치뼈각은 약 30°
  ③ 허리뼈 앞굽음증 증가 시 허리엉치뼈각은 증가
    * 전방 경사 : 엉덩관절 굽힘근(굴근 ; flexor)과 등폄근(신근 ; extensor muscle)의 짝힘
    * 후방 경사 : 엉덩관절 폄근(신근 ; extensor muscle)과 몸통굽힘근(굴근 ; flexor)의 짝힘

(5) 치료
  ① William exercise : 몸통 굽힘운동, 강화 (배근육, 큰볼기근, 넙다리뒤근), 폄 (항중력근, 엉덩관절 굽힘근)
  ② 배곧은근의 약화 시 William brace 적용

3 치료

1 운동치료

(1) 목적
  ① 약화된 근력의 증진
  ② 비대칭적인 근력의 불균형 교정
  ③ 단축된 연부조직의 신장
  ④ 허리뼈부의 비정상적인 굽이 교정
  ⑤ 허리뼈부 유연성의 증가

(2) William exercise
- 몸통 굽힘운동, 강화 (배근육, 큰볼기근, 넙다리뒤근), 폄 (항중력근, 엉덩관절 굽힘근)

(3) Emblass exercise
- 허리뼈 폄운동, 척추사이원반탈출증 또는 허리 통증에 시행, 운동간 적당한 휴식

(4) Golthwaite exercise
- 만성 허리통증에 시행, 척추, 배부근의 근력 강화

2 당김

(1) 효과
① 흡입 효과
② 신연 효과
③ 척추사이구멍 (추간공) 확장 효과
④ 인대의 긴장 효과
⑤ 척추 굽이의 직선화 효과

(2) 척추 당김의 종류
① 지속적 당김
② 정적 당김
③ 간헐적 당김
④ 도수 당김
⑤ 자세 당김
⑥ 중력 당김
  * 허리뼈에 실시, 다리와 골반의 무게로 당김

(3) 기술
① 당기는 힘 : 체중의 1/2~1/4
② 당김 자세 : 엎드린 자세
③ 당기는 시간 : 10분 (간헐적 당김), 8분 이하 (지속적 당김)

(4) 당김의 적응증
- 척추사이원반탈출증, 척추의 퇴행성 관절염, 채찍질 손상, 오십견, 기운목 (사경), 변형성 척추증, 척추뼈고리 (추궁)절제술 후 통증, 뼈연골증

(5) 당김의 금기증
- 척추골절, 종양, 급성 염좌, 좌상, 심한 뼈엉성증, 식도열공 헤르니아, 밀실공포증, 척추분리증, 임신 3~4개월경의 임산부

단원정리문제

01 척추에서 굽힘과 폄이 가장 많이 일어나는 순으로 맞게 배열된 것은?

① 목뼈 부위 > 등뼈 부위 > 허리뼈 부위
② 목뼈 부위 > 허리뼈 부위 > 등뼈 부위
③ 등뼈 부위 > 목뼈 부위 > 허리뼈 부위
④ 허리뼈 부위 > 등뼈 부위 > 목뼈 부위
⑤ 허리뼈 부위 > 목뼈 부위 > 등뼈 부위

02 아래목뼈 부위와 상등뼈 부위에서 가장 많이 일어나는 운동의 종류는?

① 굽힘   ② 폄   ③ 돌림
④ 옆굽힘   ⑤ 전방 경사

03 척추사이원반에 대한 설명으로 맞지 않는 것은?

① 속질핵, 섬유테, 연골단판으로 구성된다.
② 속질핵의 주성분은 교원질섬유이다.
③ 척추사이원반이 받는 부하는 앉은자세에서 가장 크다.
④ 외력에 의한 충격으로부터 척추를 보호한다.
⑤ 척주 길이의 1/5를 차지한다.

단원정리문제 해설

▶ 척추의 굽힘, 폄(신전)운동 가동범위
- 목뼈 부위 > 허리뼈 부위 > 등뼈 부위
- 굽힘(굴곡) 가동성 : 105°(목뼈 부위 60°, 허리뼈 부위 45°)
- 폄 가동성 : 80°(목뼈 부위 50°, 허리뼈 부위 30°)

▶ 척추의 옆굽힘(외측굴곡) 가동성
- 아래목뼈 부위, 상등뼈 부위 > 허리뼈 부위
- 가동성 : 100°(목뼈 부위 50°, 등허리뼈 부위 50°)

▶ 척추사이원반(추간판)
- 척주 길이 1/5 차지하는 둥근원판
- 외력에 의한 충격으로부터 척추 및 뼈반대를 보호
- 부하 : 앉은자세 > 기립자세 > 누운자세

정답 : 1_② 2_④ 3_②

04 다음 중 통증감수기를 포함한 구조물로 맞지 않는 것은?

① 앞세로인대
② 뒤세로인대
③ 가로돌기사이인대
④ 가시끝인대
⑤ 가시사이인대

▶ 통증감수기를 포함한 구조물
- 앞세로인대, 뒤세로인대, 가로돌기사이인대(횡돌간인대), 가시끝인대(극상인대), 근육, 신경뿌리, 관절면, 관절주머니, 척추뼈몸통
※ 척추사이원반, 관절연골, 황색인대, 가시사이인대는 통증 감수를 포함하지 않음.

05 척추사이원반탈출증의 증상으로 맞는 것을 모두 고르면?

| 가. 휴식 시 심한 통증 |
| 나. 궁둥신경통이 동반 |
| 다. L₄ 부위 병변 시 발 가쪽의 감각 이상 |
| 라. 감각 이상 |

① 가, 나, 다   ② 가, 다   ③ 나, 라
④ 라   ⑤ 가, 나, 다, 라

▶ 증상
- 통증 : 심한 허리통증(활동 시 심함.), 허리통증과 함께 궁둥신경통이 동반
- 감각 이상 : 대부분의 환자가 감각 이상을 호소(침범된 피부절의 이상 감각 및 감각 저하)
※ 허리엉치뼈(요천추 ; lumbosacral)부 병변 : 발바닥과 발 가쪽의 통증, 이상 감각
※ 제4 허리뼈(요추부 ; lumbar vertebra) 사이의 병변 : 발(족부) 안쪽(내측)과 엄지(모지 ; thumb) 뒷면에 통증, 이상 감각

06 다음 중 바로 누운자세에서 환측 엉덩관절을 80° 굽힘하여 검사하는 방법은?

① Valsalva test   ② Kernig test
③ Naffziger test   ④ Milgram test
⑤ SLR test

▶ 다리폄올림검사 (SLR test)
- 바로 누운자세에서 환측다리를 80° 올림
※ 넙다리 뒷부위의 통증 : 넙다리뒤근 단축에 의한 통증
※ 정강이 연관통 : 궁둥신경통

정답 : 4.⑤ 5.③ 6.⑤

07 Milgram test에 대한 설명으로 맞지 않는 것은?

① 경막징후검사이다.
② 무릎관절 완전 폄상태로 다리를 바닥에서 들어 30초 유지한다.
③ 숨을 크게 마시고 배에 힘을 주게 한다.
④ 통증이 있거나 자세유지가 불가능 하다면 양성이다.
⑤ 안쪽경막과 가쪽경막의 병변을 검사한다.

▶ Milgram test
- 안쪽경막과 가쪽경막의 병변을 검사
- 무릎관절 완전 폄상태로 다리를 바닥에서 5cm들어서 30초 유지
- 양성 : 통증의 재현, 자세유지 불가능

08 척추사이원반탈출로 인한 L3 신경뿌리의 침범 시 발생 가능한 통증의 방사 형태는?

① 허리 부위에서 엉덩이, 발뒷꿈치, 발등
② 허리 부위에서 엉덩이, 발뒷꿈치, 발바닥
③ 허리 부위에서 엉덩이, 발배쪽, 엄지배쪽
④ 허리 부위에서 엉덩이, 넙다리 뒷부분, 정강이 앞부분
⑤ 허리 부위에서 엉덩이, 넙다리 뒷부분, 장딴지 안쪽

해설
▶ 신경뿌리 침범 수준에 따른 이학적 소견

신경뿌리	척추사이원반	통증 방사 형태
L3	L2~L3	- 허리 부위에서 엉덩이, 넙다리 뒷부분, 정강이 앞부분
L4	L3~L4	- 허리 부위에서 엉덩이, 넙다리 뒷부분, 장딴지 안쪽
L5	L4~L5	- 허리 부위에서 엉덩이, 발배쪽, 엄지배쪽
S1	L5~S1	- 허리 부위에서 엉덩이, 발뒷꿈치, 발바닥

▶ 아래 표 참조

정답 : 7_③ 8_④

09 장딴지근 약화와 넙다리뒤근, 큰볼기근의 약화 시 의심할 수 있는 신경근 침범은?

① L2 ② L3 ③ L4
④ L5 ⑤ S1

해설

▶ 신경뿌리 침범 수준에 따른 이학적 소견

S1	L5~S1	• 장딴지근 (비복근 ; gastronemius) 약화 • 넙다리뒤근 약화 • 큰볼기근 (대둔근 ; gluteus maximus) 약화

10 강직성 척추염의 증상으로 맞지 않는 것은?

① 골반뼈와 척추뼈몸통의 인대, 관절 부위를 침범
② 주로 엉치엉덩관절에서 병변이 시작
③ 홍채 주변의 통증성 염증
④ 호흡 시 가슴 팽창의 증가
⑤ 어깨관절, 엉덩관절, 무릎관절의 통증과 경직

11 척추전방전위증에 대한 설명으로 맞지 않는 것은?

① 관절 사이가 한쪽 또는 양쪽으로 전위된 상태이다.
② 주로 L5와 L4에서 호발한다.
③ 성인에서 발병 시 허리통증을 증상으로 한다.
④ 방사선 상으로는 확인이 불가능하다.
⑤ 소아에서 발병 시 넙다리뒤근 긴장과 자세 이상을 보이다.

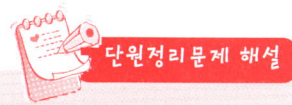
단원정리 문제 해설

▶ 아래 표 참조

▶ 강직성 척추염
- 골반뼈와 척추체의 인대와 관절 부위를 침범, 통증과 진행성 강직을 일으키는 만성 염증성 질환
- Marie-Stumpell 또는 Von Bechtereuis
- 엉치엉덩(천장)관절에서부터 발생하여 허리 등로 진행
- bamboo spine
- 호흡 시 가슴 팽창의 저하
- 어깨관절, 엉덩관절, 무릎관절에 통증과 경직
- 홍채 주변의 통증성 염증

▶ 척추전방전위증
- 관절 사이가 해부학적으로 한쪽 또는 양쪽으로 전위된 상태
- L5, L4에서 호발
  ※ L5에서 더 많이 발생
- 허리통증(성인), 넙다리뒤근 긴장으로 자세와 보행장애(소아)
- 방사선 : terrier dog(scotty dog), Napoleon's cap

정답 : 9_⑤ 10_④ 11_④

12 다음 중 방사선 촬영 시 terrier dog을 확인할 수 있는 질환은?

① 척추원반탈출증
② 척추전방전위증
③ 척추관 협착증
④ 옆굽음증
⑤ 허리뼈 앞굽음증

13 신경 또는 혈관이 좁아진 척추관에 의하여 압박받아 발생하는 질환으로 맞는 것은?

① 척추관 협착증
② 허리뼈 앞굽음증
③ 척추전방전위증
④ 옆굽음증
⑤ 퇴행성 척추염

14 척추관 협착증의 원인으로 맞는 것을 모두 고르면?

> 가. 척추관 안에 발생된 비대해진 돌출부
> 나. 골성 융기
> 다. Paget's disease
> 라. 선천성 척추관 협소

① 가, 나, 다   ② 가, 다   ③ 나, 라
④ 라   ⑤ 가, 나, 다, 라

▶ 척추전방전위증 방사선 촬영
- terrier dog(scotty dog), Napoleon's cap
※ terrier dog : 목걸이를 한 개 모양의 음영이 발생

▶ 척추관 협착증
- 신경 또는 신경으로 가는 혈관이 좁아진 척추관 또는 신경구멍에 의해 압박을 받아 발생

▶ 척추관 협착증의 원인
- 척추관 안에 발생된 비대해진 돌출부
- 뼈고정술 후에 생긴 골성 융기
- Paget's disease
- 선천성 척추관 협소

정답 : 12_② 13_① 14_⑤

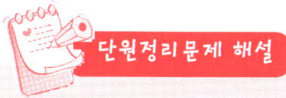

15 척추전방전위증의 증상으로 맞지 않는 것은?

① Drop attact
② 힘줄반사의 변화
③ 무릎을 펴면 증상이 심해짐.
④ 간헐적 파행
⑤ 운동에 의한 증상 소실

▶ 척추전방전위증의 증상
- 허리통증(성인), 넙다리뒤근 긴장으로 자세와 보행장애(소아)
- 방사선 : terrier dog(scotty dog), Napoleon's cap
※ terrier dog : 목걸이를 한 개 모양의 음영이 발생

16 척추전방전위증의 보존적 치료로 맞지 않는 것은?

① William exercise
② 온열 치료
③ Emblass exercise
④ 전기 치료
⑤ 자세 교정

▶ 척추전방전위증의 보존적 치료
- 온열치료(순환 증진), 전기치료(통증감소), 자세와 골반의 교정, William exercise
※ William exercise : 허리뼈 굽힘근 강화를 통한 허리뼈 앞굽음증의 감소

17 퇴행성 척추염의 증상으로 맞지 않는 것은?

① 관절연골의 마모
② 골성 강직
③ 아침에 생기는 심한 경직
④ 척추뼈몸통의 앞에 뼈돌기 형성
⑤ 허리의 신경뿌리 압박으로 인한 통증

▶ 퇴행성 척추염의 증상
- 심한 경직(아침)
- 허리의 신경근 압박으로 인한 통증
- 압통은 적음.
- 허리뼈 앞굽음의 감소, 옆굽음증을 동반한 기형
- 척추뼈몸통의 앞에 뼈돌기 형성
- 관절연골의 마모(골성 강직은 나타나지 않음.)

18 옆굽음증에 대한 설명으로 맞지 않는 것은?

① 관상면에서 척추가 휘어진 것을 말한다.
② S형과 C형으로 분류된다.
③ 구조적 옆굽음증과 비구조적 옆굽음증으로 나뉜다.
④ 구조적 옆굽음증의 원인은 불명확하다.
⑤ 14세 이후에 호발한다.

▶ 옆굽음증(측만증 ; scoliosis)
- 관상면에서 척추가 휘어짐.
- S형과 C형으로 분류
- 척추뼈몸통은 convex로 가시돌기는 con-cave를 향함.
- 14세 이전에 호발하며, 남자에서 빈발

정답 : 15_⑤ 16_③ 17_② 18_⑤

19 비구조적 옆굽음증에 대한 설명으로 맞지 않는 것은?

① 앞굽힘 시 배부의 갈비뼈 돌출이 사라진다.
② 대상성 굽음이 나타나지 않는다.
③ 척주를 구성하는 연부조직과 척추뼈의 변화로 발생한다.
④ 척추의 돌림이 없다.
⑤ Prone 자세에서 옆굽음증이 사라진다.

20 기립자세 평가에 대한 설명으로 틀린 것은?

① 2차 굽음이 없을 경우 concave쪽 어깨가 더 낮다.
② Convex쪽 갈비뼈의 뒤 융기가 있다.
③ 굽음의 허리뼈 부위에서 피부주름이 관찰된다.
④ 양측 귀와 엉덩이의 높이가 다르다.
⑤ 등뼈 부위 convex쪽의 어깨뼈가 내려간다.

21 옆굽음증과 관련된 내용으로 맞지 않는 것은?

① Concave쪽 연부조직의 단축
② Convex쪽 연부조직의 신장
③ C 또는 S자 형 변형
④ 14세 이전에 호발
⑤ 여자에서 빈발

단원정리문제 해설

▶ 비구조적 옆굽음증
- 척추의 구조적 변화 없이 발생
- 앞굽힘 시 배부의 갈비뼈 돌출이 사라짐.
- Prone 자세에서 옆굽음증이 사라짐.
- 대상성 굽음이 없음.
- 척추의 돌림이 없음.

▶ 기립자세 평가
- 양쪽어깨 높이(2차 굽음이 없을 경우 convex쪽의 어깨가 높음.)
- 양측 어깨뼈의 형태 (등뼈의 convex쪽에서 어깨뼈 올라감.)
- 갈비뼈의 형태(convex쪽의 뒤 융기)
- 배부의 폭 (가슴배부가 허리보다 넓게 보임.)
- 피부의 주름(굽음의 허리뼈 부위에서 관찰)
- 몸통과 팔의 거리(대상성 굽음이 없다면 convex쪽의 몸통과 팔 거리가 허리쪽과 몸통의 팔 거리보다 짧음.)
- 골반의 수평
- 양 다리 길이 차이
- 양측 귀의 높이
- 엉덩이의 돌출성

▶ 옆굽음증(측만증 ; scoliosis)
- 관상면에서 척추가 휘어짐.
- S형과 C형으로 분류
- 몸통는 convex로 가시돌기는 concave를 향함.
- 14세 이전에 호발하며, 남자에서 빈발

정답 : 19_③ 20_⑤ 21_⑤

22 허리뼈 앞굽음증에 대한 설명으로 맞는 것을 모두 고르면?

> 가. 허리뼈가 정상보다 많이 돌출된다.
> 나. 대사성인 경우 골반 주위 구조물의 불균형으로 발생한다.
> 다. 원발성인 경우 선천성 척추뼈 기형에 의해 발생한다.
> 라. William exercise를 적용한다.

① 가, 나, 다   ② 가, 다   ③ 나, 라
④ 라   ⑤ 가, 나, 다, 라

▶ 허리뼈 앞굽음증
- 허리뼈가 정상범위보다 많이 돌출된 경우
- 원발성 : 선천성 척추뼈 기형 또는 엉치뼈 경사 이상에 의해 발생
- 대상성 : 골반 주위 구조물들의 불균형에 의해 발생

23 Naffziger 검사에 대한 설명으로 맞는 것은?

① 바로 누운상태에서 목정맥을 10초간 누른 후 기침한다.
② 숨을 크게 마시고 배에 힘을 준다.
③ 검사 시 아무런 변화가 없다면 경막 압박을 의미한다.
④ 척수를 신장시켜 통증을 재현하는 방법이다.
⑤ 관절 징후검사의 한 가지 방법이다.

해설
▶ 경막징후검사

Naffziger 검사	• 바로 누운자세에서 목정맥을 10초간 가볍게 압박 후 기침 • 통증의 재현은 경막 압박을 의미 • 경막징후검사

▶ 아래 해설 참조

24 척추관 협착증의 치료에 대한 설명으로 맞지 않는 것은?

① 보존적 치료로 온열치료를 적용한다.
② 온열치료의 효과는 순환 증진이다.
③ 전기치료를 통한 통증 감소의 효과를 얻을 수 있다.
④ 자세와 골반을 교정한다.
⑤ William exercise를 통해 허리뼈앞굽음을 증가시킨다.

▶ 척추간 협착증의 보존적 치료
- 온열 치료(순환 증진), 전기 치료(통증 감소), 자세와 골반의 교정, William exercise
※ William exercise : 허리뼈굽힘근 강화를 통한 허리뼈앞굽음증의 감소

정답 : 22_⑤ 23_① 24_⑤

25 Von Bechtereuis에 대한 설명으로 맞지 않는 것은?

① 엉덩관절과 무릎관절의 굽힘 강직이 발생한다.
② 피로감, 식욕부진, 체중 감소 등을 동반한다.
③ 호흡 시 과도한 가슴 팽창이 일어난다.
④ 척추 폄근과 엉덩관절 폄근의 근력을 증가시킨다.
⑤ Marie-Stumpell이라고도 한다.

26 다음 중 bamboo spine과 같은 것을 모두 고르면?

| 가. 강직성 척추염 | 나. Von Bechtereuis |
| 다. Marie-Stumpell | 라. Napoleon's cap |

① 가, 나, 다   ② 가, 다   ③ 나, 라
④ 라   ⑤ 가, 나, 다, 라

27 다음 중 William exercise에 대한 설명으로 맞는 것은?

① 척추사이원반탈출증 환자에게 적용
② 배근육과 큰볼기근, 넙다리뒤근의 강화
③ 항중력근의 강화
④ 허리뼈 폄운동
⑤ 만성 허리통증환자에게 적용

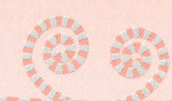
단원정리문제 해설

▶ 강직성 척추염
- 골반뼈와 척추뼈몸통의 인대와 관절 부위를 침범, 통증과 진행성 강직을 일으키는 만성 염증성 질환
- Marie-Stumpell 또는 Von Bechtereuis
- 엉치엉덩관절에서부터 발생하여 허리뼈, 등으로 진행

▶ 강직성 척추염 증상
- 허리통증
- 피로감, 식욕부진, 체중 감소, 미열 등이 동반
- 통증이 상행성으로 상부 척추까지 번짐 → 통증이 말초관절까지 퍼지면 관절 강직이 진행 → 척추 뒤굽음증과 엉덩관절, 무릎관절의 굽힘 강직 발생
- bamboo spine
- 호흡 시 가슴 팽창의 저하
- 어깨관절, 엉덩관절, 무릎관절에 통증과 경직
- 홍채 주변의 통증성 염증

▶ William exercise
- 몸통 굽힘운동, 강화(배근육), 큰볼기근, 넙다리뒤근, 폄(항중력근), 엉덩관절굽힘근

정답 : 25_③ 26_① 27_②

28 당김의 효과로 맞는 것을 모두 고르면?

| 가. 흡입 효과 | 나. 인대의 긴장 효과 |
| 다. 척추사이구멍 확장 효과 | 라. 허리뼈앞굽음 효과 |

① 가, 나, 다　　② 가, 다　　③ 나, 라
④ 라　　⑤ 가, 나, 다, 라

▶ 당김의 효과
- 흡입 효과, 신연 효과, 척추사이구멍(추간공) 확장 효과, 인대의 긴장 효과, 척추 굽음의 직선화 효과

29 당김의 금기증으로 맞지 않는 것은?

① 척추골절　　② 기운목　　③ 종양
④ 급성 염좌　　⑤ 심한 뼈엉성증

▶ 당김의 금기증
- 척추골절, 종양, 급성 염좌, 좌상, 심한 뼈엉성(골다공)증, 식도열공 헤르니아, 밀실공포증, 척추분리증, 임신 3~4개월경의 임산부

30 당김의 적응증으로 맞는 것을 모두 고르면?

| 가. 척추사이원반탈출증 | 나. 채찍질 손상 |
| 다. 척추뼈고리절제술 후 통증 | 라. 뼈연골증 |

① 가, 나, 다　　② 가, 다　　③ 나, 라
④ 라　　⑤ 가, 나, 다, 라

▶ 당김의 적응증
- 척추사이원반탈출증, 척추의 퇴행성 관절염, 채찍질 손상, 오십견, 기운목(사경), 변형성 척추증, 척추뼈고리(추궁)절제술 후 통증, 뼈연골증

31 만성 허리통증 환자에게 적용 가능한 운동에 대한 설명으로 맞는 것은?

① William exercise
② 엉덩관절굽힘근의 신장운동
③ 허리뼈 폄운동
④ Emblass exercise
⑤ Golthwaite exercise

▶ Golthwaite exercise
- 만성 허리통증에 시행, 척추 배부근의 근력 강화

정답 : 28_① 29_② 30_⑤ 31_⑤

Chapter 07 허리통증 (Low back pain) | **133**

MEMO

Chapter 8
순환계 손상

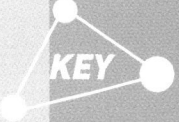

- 순환계는 혈액과 림프를 만들고 그것은 전신에 순환시키는 기관을 말합니다. 순환계는 산소와 영양분을 조직으로 운반하고 대사작용으로 발생한 이산화탄소 등의 노폐물을 제거하는 기능을 합니다. 또한 순환계는 신체의 면역작용에도 핵심적인 기능을 수행합니다.

- 순환계 질환은 순환장애가 발생하는 부위에 따라 다양한 증상으로 나타나는 특징이 있습니다. 이번 챕터에서는 순환장애를 발생시키는 대표적인 병리현상인 색전과 혈전에 대하여 알아 볼 것입니다. 이어서 동맥벽이 두꺼워지고 탄력성이 떨어져 발생하는 동맥경화증, 흡연과 관련이 깊은 폐쇄성 혈전맥관염, 추위와 감정적 자극에 의해 발생하는 레이노드 질환, 동맥벽이 비정상적으로 확장되어 발생하는 동맥류에 대하여 공부할 것입니다.

- 순환계 질환은 순환기능의 제한으로 열축적이 발생하여 화상의 위험이 있습니다. 그러므로 각 질환별로 열적용과 관련된 치료방법과 주의사항을 숙지하여야 할 것입니다.

꼭! 알아두기

1. 혈전증과 색전증의 정의
2. 동맥경화증의 종류
3. 폐쇄성 혈전맥관염의 특징
4. 폐쇄성 혈전맥관염의 치료
5. 레이노드 질환의 특징
6. 레이노드 질환의 치료
7. 동맥류 치료의 주의점

CHAPTER 08 순환계 손상

1 순환계 손상

1 혈전증
(1) 혈관 속에서 굳어진 혈액 덩어리가 생성(혈전)
(2) 혈전으로 인해 발생되는 질환
(3) 혈전증의 종류 : 심장성 혈전증, 동맥성 혈전증, 정맥성 혈전증, 수술 후 혈전증, 모세혈관 혈전증

2 색전증
(1) 혈관 내 이물질(색전)에 의해 혈관이 기계적으로 막힌 상태
(2) 부위에 따른 색전증의 종류 : 동맥성 색전증, 정맥성 색전증, 기이성 색전증, 역행성 색전증

* 동맥성 색전증 : 가장 많이 발생, 심부 마사지는 금기
* 공기색전증 : 혈관 천자 시의 부주의로 발생
* 가스색전증 : 잠함병

3 경색 (infaction)
- 국소의 종동맥 혈관의 폐쇄로 인한 주변조직 말초 혈류장애로 조직이 괴사에 빠지는 현상

4 동맥경화증
- 동맥의 탄력이 떨어지고 동맥벽이 두꺼워져 발생하는 질환

(1) 죽상동맥경화증 (artherosclerosis)
① 작은 직경의 동맥보다 중등도 이상의 동맥이나 대동맥에서 발생
② 동맥의 탄력성이 없어지고 동맥벽이 두꺼워짐.
③ 내막에 덩어리가 생기고, 여기에 콜레스테롤이 침착, 석회화
④ 40세부터 대동맥의 30%에 걸쳐 발생
⑤ 고혈압의 원인은 아님.

(2) 심장동맥경화증 (관상동맥경화증 ; coronary arterioscleosis)
① 심장 (관상)동맥의 죽상경화
② 혈중 콜레스테롤이 높거나 지방질 과다 섭취 또는 운동을 적게 한 사람에서 호발
③ 심장 (관상)동맥이 좁아져 심장성 천식 또는 협심증 유발

(3) 뇌동맥경화증 (cerebral arteriosclerosis)
 - 뇌의 혈류량과 산소 공급이 감소되어 뇌의 위축 또는 뇌출혈의 위험

(4) 세동맥경화증 (arteriole arteriosclerosis)
 - 고혈압에 영향을 미치는 동맥경화증

5 폐쇄성 혈전맥관염 (버거씨 병, Buerger's disease)

(1) 팔다리의 중동맥이나 소동맥 또는 정맥에 부분적인 폐쇄를 일으키는 염증성 질환
(2) 20~40대의 젊은 층에서 호발, 남자에서 호발
(3) 흡연과 관련이 깊음.
(4) 발 부위 종아리의 침범이 많음.
(5) 혈류 순환 감소로 인한 피로, 피부냉감, 부종, 통증 : 간헐적 파행 발생
(6) 후기에는 피부의 궤양과 괴사를 동반
(7) 치료 : Buerger's exercise, 대조욕, 마사지, 금연
  * Buerger's exercise : 능동 혈관 운동, 말초혈관의 순환 증진과 다리의 측부 순환을 증진

6 레이노드 질환 (Raynaud's phenomenon)

(1) 혈관의 경련성 질환, 추위에 노출되거나 감정적 자극을 받으면 팔다리의 소동맥이나 세동맥이 비정상적으로 심하게 수축을 일으키는 현상
(2) 여자에서 호발
(3) 저온 (15℃ 이하)에 많이 노출 시 발생 가능성 증가
(4) 증상 : 청색증, 부종, 통증, 먼쪽 동맥의 간헐적 경련
(5) 치료 : 금연, 대조욕, 마사지

7 동맥류 (aneurysm)

(1) 동맥벽이 비정상적으로 확장된 것
(2) 과도한 온열 치료는 금기
(3) 분류

진성 동맥류	• 죽상동맥경화증, 매독, 급성 감염으로 발생 • 60세 이상에서 호발 • 대동맥, 오금동맥 (슬와동맥 ; popliteal artery)에서 호발 • 외상, 수술 시 동맥 사고로 발생 • 동맥에 생긴 구멍을 통하여 동맥혈이 인근 연부조직으로 새어나가 혈관이 있는 혈종을 동반한 동맥류
가성 동맥류	• 오금동맥 동맥류 : 발의 괴저와 허혈 • 배대동맥 (복대동맥 ; abdominal aorte) 동맥류 : 허리의 통증, 배안에 pulsating mass 촉진 • 가슴대동맥 (흉대동맥 ; thoracic aorta) 동맥류 : 연하곤란 • 동맥활 (동맥궁 ; aortic arch) 동맥류 : 다리마비

단원정리문제

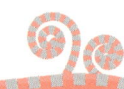
단원정리문제 해설

01 혈전에 대한 설명으로 맞는 것은?

① 종아리의 침범이 잦다.
② 대조욕이 적응증이다.
③ 혈관 속에서 굳어진 혈액의 덩어리이다.
④ 혈관 천자 시의 부주의로 발생 가능하다.
⑤ 동맥벽이 비정상적으로 확장되어 발생한다.

▶ 혈전증
- 혈관 속에서 굳어진 혈액 덩어리가 생성(혈전)
- 혈전으로 인해 발생되는 질환
- 혈전증의 종류 : 심장성 혈전증, 동맥성 혈전증, 정맥성 혈전증, 수술 후 혈전증, 모세혈관 혈전증

02 색전증에 대한 설명으로 맞는 것을 모두 고르면?

> 가. 젊은 남자에서 호발하며, 흡연과 관련이 있다.
> 나. 동맥성 색전증은 심부 마사지의 적응증이다.
> 다. 동맥의 탄력이 떨어져서 발생한다.
> 라. 혈관이 이물질에 의해 막힌 상태이다.

① 가, 나, 다 ② 가, 다 ③ 나, 라
④ 라 ⑤ 가, 나, 다, 라

▶ 색전증
- 혈관 내 이물질(색전)에 의해 혈관이 기계적으로 막힌 상태
- 부위에 따른 색전증의 종류 : 동맥성 색전증, 정맥성 색전증, 기이성 색전증, 역행성 색전증
※ 동맥성 색전증 : 가장 많이 발생, 심부 마사지는 금기
※ 공기색전증 : 혈관 천자 시의 부주의로 발생
※ 가스색전증 : 잠함병

정답 : 1_③ 2_④

03 국소동맥의 폐쇄로 인하여 주변 조직의 괴사가 나타나는 현상은?

① 동맥경화증
② 경색
③ 폐쇄성 혈전맥관염
④ 동맥류
⑤ 혈전증

▶ 경색(infaction)
 - 국소의 종동맥 혈관의 폐쇄로 인한 주변 조직 말초 혈류장애로 조직이 괴사에 빠지는 현상

04 죽상동맥경화증에 대한 설명으로 맞지 않는 것은?

① 40세부터 대동맥의 30%에 걸쳐 발생한다.
② 소동맥보다 큰동맥 또는 대동맥에서 발생한다.
③ 혈관의 내막에 덩어리가 생기고 콜레스테롤이 침착하여 발생한다.
④ 동맥의 탄력성이 없어지고 동맥벽이 두꺼워진다.
⑤ 고혈압의 원인이다.

▶ 죽상동맥경화증(artherosclerosis)
 - 작은 직경의 동맥보다 중등도 이상의 동맥이나 대동맥에서 발생
 - 동맥의 탄력성이 없어지고 동맥벽이 두꺼워짐.
 - 내막에 덩어리가 생기고 여기에 콜레스테롤이 침착, 석회화
 - 40세부터 대동맥의 30%에 걸쳐 발생
 - 고혈압의 원인은 아님.

05 다음 중 심장동맥이 접어져 심장성 천식 또는 협심증을 유발하는 질환은?

① 심장동맥경화증
② 죽상동맥경화증
③ 뇌동맥경화증
④ 세동맥경화증
⑤ 뇌동맥류

▶ 심장동맥경화증(coronary arteriosclerosis)
 - 심장동맥의 죽상경화
 - 혈중 콜레스테롤이 높거나 지방질 과다 섭취 또는 운동을 적게 한 사람에서 호발
 - 심장동맥이 좁아져 심장성 천식 또는 협심증 유발

정답 : 3 ② 4 ⑤ 5 ①

06 폐쇄성 혈전맥관염에 대한 설명으로 틀린 것은?

① 염증성 질환이다.
② 소동맥 또는 정맥의 부분적 폐쇄이다.
③ 대조욕은 금기이다.
④ 발의 침범이 빈번하다.
⑤ 흡연과 관련이 깊다.

07 Buerger's exercise에 대한 설명으로 맞지 않는 것은?

① 폐쇄성 혈전맥관염의 운동치료
② 능동적 혈관운동
③ 말초혈관의 순환 증진
④ 다리의 측부 순환 촉진
⑤ 수동운동을 통한 순환 증진

08 레이노드 질환에 대한 설명으로 맞지 않는 것은?

① 여자에서 호발
② 냉온치료 적용
③ 혈관의 경련성 질환
④ 감정적 자극으로 발생
⑤ 대조욕의 적응증

▶ 폐쇄성 혈전맥관염(Buerger's disease)
- 팔다리의 중동맥이나 소동맥 또는 정맥에 부분적인 폐쇄를 일으키는 염증성 질환
- 20~40대의 젊은층에서 호발, 남자에서 호발
- 흡연과 관련이 깊음.
- 발 위 종아리의 침범이 많음.
- 혈류 순환 감소로 인한 피로, 피부 냉감, 부종, 통증 : 간헐적 파행 발생
- 후기에는 피부의 괴양과 괴사를 동반
- 치료 : Buerger's exercise, 대조욕, 마사지, 금연

▶ Buerger's exercise
- 폐쇄성 혈전맥관염의 운동치료 방법
- 능동 혈관운동, 말초혈관의 순환 증진과 다리의 측부 순환을 증진

▶ 레이노드 질환 (Raynaud's phenomenon)
- 혈관의 경련성 질환, 추위에 노출되거나 감정적 자극을 받으면 팔다리의 소동맥이나 세동맥이 비정상적으로 심하게 수축을 일으키는 현상
- 여자에서 호발
- 저온(15°C 이하)에 많이 노출 시 발생 가능성 증가
- 청색증이 나타남.
- 치료 : 금연, 대조욕, 마사지

정답 : 6 ③ 7 ⑤ 8 ②

09 동맥류의 증상으로 맞게 연결된 것을 모두 고르면?

> 가. 오금동맥 동맥류 : 발의 괴저
> 나. 배대동맥 동맥류 : 허리통증
> 다. 가슴대동맥 동맥류 : 연하곤란
> 라. 동맥활 동맥류 : 다리마비

① 가, 나, 다   ② 가, 다   ③ 나, 라
④ 라   ⑤ 가, 나, 다, 라

10 레이노드 질병의 증상이 아닌 것은?

① 청색증   ② 다리의 마비
③ 통증   ④ 부종
⑤ 원위동맥의 간헐적 경련

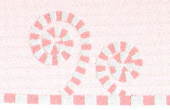

단원정리문제 해설

▶ - 오금동맥 동맥류 : 발의 괴저와 허혈
   - 배대동맥 동맥류 : 허리의 통증, 배안에 pulsating mass 촉진
   - 가슴대동맥 동맥류 : 연하곤란
   - 동맥활 동맥류 : 다리마비

▶ 레이노드 질병의 증상
   - 청색증, 부종, 통증, 원위동맥의 간헐적 경련

정답 : 9_⑤ 10_②

MEMO

Chapter 9
말초신경 손상

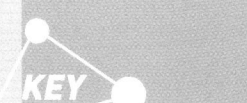

- 말초신경은 중추신경계와 신체 말단조직을 연결하는 신경으로 기능적으로 감각입력을 담당하는 구심성 신경섬유와 운동출력을 담당하는 원심성 신경섬유로 나뉩니다.

- 말초신경 손상은 손상 부위와 손상 정도에 따라 운동과 감각소실 정도 영역이 다릅니다. 그렇기 때문에 말초신경의 신체분절 신경 지배에 대한 해부학적 지식은 말초신경 손상환자를 진단하는데 반드시 필요합니다. 이번 챕터를 공부하기에 앞서서 말초신경의 신경지배와 관련된 공부를 함께 하시기 바랍니다.

- 이번 챕터에서는 신경 손상의 분류와 신경 손상으로 인하여 나타나는 뉴런의 변성에 대하여 알아보고, 손상된 신경의 재생에 대하여 공부하겠습니다. 그리고 신경 손상의 검사와 치료에 대해서도 공부할 것입니다. 이어서 팔과 다리의 대표적인 말초신경 병변들에 대하여 공부하며, 각각의 원인과 증상 그리고 물리치료적 중재에 대하여 공부할 것입니다.

꼭! 알 아 두 기

1. Seddon의 신경 손상 분류
2. 변성의 종류와 특징
3. 손상신경의 재생
4. Erb's paralysis의 증상
5. 긴가슴신경마비의 증상
6. 겨드랑신경 마비의 원인
7. 정중신경 마비의 증상
8. 자뼈신경 마비의 검사
9. 허리엉치신경근 병변의 증상
10. 발처짐(족하수)을 일으키는 병변

CHAPTER 09 말초신경 손상

1. 신경 손상의 개요

1 말초신경의 구조

(1) 뉴런

축삭	• 신경 흥분의 전달 : 원심성
가시돌기(수상돌기 ; dendrite)	• 신경 흥분의 전달 : 구심성
말이집(수초 ; myelin)	• 신경을 싸고 있는 특수한 지방성 피막 • 전기적 절연체 • 랑비에 결절 형성

* 신경섬유막 (신경내막 ; endoneurium) : 슈반세포에 의해 싸여 있는 신경섬유를 싸고 있는 막
* 신경다발막 (신경주막 ; perineurium) : endoneurium에 싸여 있는 신경섬유를 싸고 있는 막, 신경조직의 형태 유지
* 신경바깥막 (신경외막 ; epineurium) : perineurium에 의하여 싸여있는 신경섬유 다발을 싸고 있는 막, 림프관과 혈관 수용

(2) 신경아교(신경교 ; neuroglia)
- 지지조직, 식작용, 영양세포 등의 기능

(3) 감각신경절
- 지각성 신경세포체가 모여 있음.

(4) 자율신경절
- 효과기로 주행하는 신경섬유를 내는 신경절

(5) 문합
- 말초신경이 분지하여 인접한 신경섬유와 연락하는 형태

(6) 신경얼기(신경총 ; plexus)
- 다수의 신경 사이에 다수의 문합을 이루는 그물총 형태, ANS에서 뚜렷함.

2 신경 손상의 분류

(1) Seddon의 분류

구분	신경 차단(neuraproxia)	축삭 단열(axonotmesis)	신경 절단(neurotmesis)
정의	• 축삭의 차단 없이 발생한 일시적 전도장애	• 슈반세포 또는 결합조직의 손상 없이 축삭이 차단된 상태 • 축삭질과 말이집의 연결이 끊어진 상태	• 신경섬유와 섬유를 싸고 있는 모든 막이 단절
특징	• 특정 신경 구획에 국소적으로 발생 • 축삭 연속의 상실이 없음 • Wallerian 변성이 없음 • 원인 제거 시 회복 가능 • 전기 진단 시 비변성 반응	• 손상 부위의 완전한 축삭전도 장애 • Wallerian 변성 : 손상부 먼쪽 부위 몸쪽 한 Ranvier node까지 발생 • 손상 3~4일 후 : 손상 몸쪽 신경전도 상실 발생 • 신경섬유막은 건재 • 축삭 재생은 하루 1~4mm	• 신경 완전 절단 • Wallerian 변성 : 손상 먼쪽과 몸쪽으로 한 Ranvier node까지 발생 • 손상 후 3~4일은 손상 지점에서 신경전도 상실 • 손상 2주 후 근전도 상 변성 변화 • 감각 소실, 신경전도 차단 • 예후가 나쁨
증상	• 손상부 먼쪽의 근력 감소 • 신경 전도 속도는 손상 부위를 지나면서 느려지거나 상실 손상부 위 아래는 정상 • EMG 상 세동전위와 양성극파가 나타나지 않음	• 손상부 먼쪽의 근력 감소 또는 소실 • 손상부 먼쪽의 특정 부위 감각 저하 또는 상실 • 신경전도검사 시 손상 먼쪽 운동신경과 감각신경 반응의 상실 • EMG 상 세동전위와 양성극파가 나타남 (손상 2~3주)	
치료	• 손상부 관절가동범위 유지 • 손상부 근육의 기능이 남은 경우 근력 강화 • 무용성 위축 방지를 위한 전기 자극 • 보조기 착용으로 기능 보호		

(2) Sunderland의 분류

1도 손상	• 가벼운 압박 • Wallerian 변성은 없음 • endoneurial sheath은 정상 • 손상 부위의 일시적 전도 차단 • 침범 부위 아래는 정상 • 운동 기능 소실이 현저함 • 자발적인 완전 회복이 가능

2도 손상	• 신경섬유막(endoneurium)은 어느 정도 정상 • Wallerian 변성 : 손상 먼쪽과 한 두 개의 몸쪽 랑비에 결절 침범 • 신경섬유막염(신경내막초 ; endoneurial sheath)은 정상 • 손상 몸쪽, 먼쪽 신경전도 정상 • 신경 축삭 회복 가능, 불완전 회복 시 신경근 재교육 필요
3도 손상	• 신경다발막(perineurium) 정상 • 축삭과 신경섬유막(endoneurium) 손상 • Walleran 변성 존재 • 신경 연속성의 부분적 상실 • 운동 및 감각 신경장애 • 협조 운동장애, 낮은 운동 기능
4도 손상	• 신경섬유막(endoneurium)과 신경다발막(perineurium)의 일부 보존 • Wallerian 변성 존재 • 신경섬유막집(endoneurial sheath) 파괴 • 신경 연속성의 부분적 상실 • 반흔조직 생성에 의하여 축삭 재생 차단 • 치료 후 신경근 재훈련 실시 • Tinel sign이 나타나지 않고 예후가 나쁨
5도 손상	• 신경섬유의 완전한 절단으로 수술없이 회복 불가능 • 수술 후 신경근 재훈련 • Seddon 분류의 신경 절단

③ 변성의 종류

Wallerian 변성(Wallerian egeneration)	• 축삭이나 가지돌기가 세포체와 연결이 절단되면 절단 먼쪽은 변성하여 소실되나 그 이전 부위는 정상인 상태 • 손상 → 축삭 팽대 → 축삭 분열 → 축삭 소실(말이집은 지방과립으로 변성)
역행 변성 (retrograde egeneration)	• 축삭이 절단된 후 변성이 신경세포체 쪽으로 진행되면서 발생 • 신경세포체의 핵 위축, Nissle 소체 분열, 염색질 용해
연접 횡단 변성 (transynaptic egeneration)	• 축삭이 절단된 후 연접을 넘어 다음 신경세포의 염색질 용해가 일어나는 변성

④ 손상 신경의 재생

(1) 수초막이 가늘고 얇은 신경보다 두꺼운 신경의 회복이 나쁨.
(2) 통각신경 > 촉각 > 고유수용기 > 운동신경 순서로 회복
(3) Tinel sign : 손상 축삭의 재생 먼쪽(원위부)을 가볍게 자극 시 과민감각을 보이는 현상
(4) 작열통(causalgia) : 불완전하고 비정상적인 감각 재생이 원인
(5) 연령이 어릴수록 회복이 빠름.
(6) 신경말단부와 손상 부위 거리가 짧을수록 회복이 빠름.

(7) 연부조직 손상을 동반한 경우가 단순 신경 손상보다 회복이 느림.
(8) 엉덩신경(좌골신경 ; sciatic nerve)의 회복이 예후가 가장 나쁨.

5 신경 손상검사법

(1) 근전도검사
① 근육의 신경 지배 차단 및 신경전도 여부 검사
② 손상 부위의 판별
③ 손상 직후 : EMG 정상
④ 손상 5~8일 후 : 초기 신경 차단 변화
⑤ 손상 7~14일 후 : Wallerian 퇴행성 변화 : denervation potential, fibrillation potential이 없으면 예후는 양호
⑥ 단점 : 정확한 손상의 정도와 부위의 판단이 어려움.

(2) 신경 전도검사
① 피부를 통한 신경 주행의 전기자극으로 해당 신경의 자극전도를 검사
② 손상 18~72시간 : 손상 먼쪽 신경전도반응 정상
③ 손상 72시간 : 자극전도 기능소실, 전도속도 측정하여 손상 여부를 판단

(3) Tinel's sign
① 손가락 또는 진단용 고무망치로 손상 신경을 가볍게 타진 시 나타나는 징후
② 신경 재생 시 tingling sense가 신경 경로에 나타남.

(4) 발한검사
① 말초신경 내의 교감신경섬유는 가장 먼저 재생됨.
② 발한 반응은 신경 회복의 초기현상으로 어느 정도의 예후를 암시

(5) 피부 저항검사
– 피부에 땀이 없으면 전류 통전 시 피부저항이 커짐 : 자율신경 손상 여부를 확인

(6) Wrinkle test
① 손상부를 더운물에 담그면 주름이 발생 : 신경기능이 잔존하는 경우
② 주름이 생기지 않으면 마비, 회복이 없는 경우

(7) 신경 자극검사
① 질적검사 : 변성 반응검사
② 양적검사 : 시치검사, 강시곡선

6 신경 손상의 치료

(1) 보존적 치료
① 적응증 : 신경 손상의 정도가 비교적 약하여 자연회복의 가능성이 있는 경우
② 손상 신경과 팔다리의 기능 회복 정도를 평가하고 관찰

③ 물리치료 : 관절가동범위 유지, 변형 방지, 근위축 예방, EST, 온열치료, 보조기 착용
(2) 수술적 치료
① 적응증 : 신경이 완전 절단 또는 소실 정도가 심해 자연회복이 어려운 경우
② 치료 : 신경봉합술

2 팔의 말초신경 병변

1 Erb's paralysis

(1) 개요
① 분만마비의 전형적 형태
② 출생 시 : 머리와 어깨 사이의 비정상적인 당김으로 발생
③ 출생 후 : 출생 시와 비슷한 외력이 머리와 어깨에 가해져서 발생

(2) 증상
① 마름근(능형근 ; rhomboid muscle), 어깨세모근(삼각근 ; detoid muscle), 가시위근(극상근 ; supraspinatus), 가시아래근(극하근 ; infraspinatus), 작은원근(소원근 ; teres minor), 위팔두갈래근(상완이두근 ; biceps brachii), 위팔근(상완근 ; brachialis), 손뒤침근(회외근 ; supinator)의 침범
   a. 어깨 바깥 부위와 위팔의 감각 상실
   b. 어깨뼈 안쪽과 어깨 통증
   c. 위팔두갈래근의 힘줄반사 상실 또는 감소
② C5 신경뿌리(신경근 ; nerve root) 손상 시
   a. 어깨세모근, 위팔두갈래근, 위팔노근(상완요골근 ; brachioradialis), 노쪽손목폄근(요측수근신근 ; extensor carpi radialis)의 침범
   b. 노쪽아래팔(요측전완)과 노쪽손등(요측손등)의 감각 상실
   c. 어깨뼈, 아래팔 노쪽등부위(전완요측배부)의 통증
   d. 위팔두갈래근, 위팔노근의 힘줄반사 상실 또는 감소
③ C6 신경뿌리 손상 시
④ 자세 : Waiter tip position

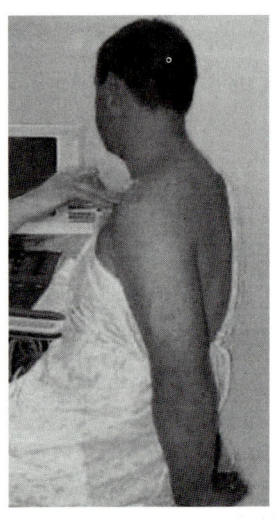

【 어깨모음, 아래팔 엎침, 팔 안쪽돌림 】

(3) 물리치료

지지	• 어린이 : airplane splint 적용, 출생 후 3~6개월이면 대부분 회복 • 성인은 벌림 (외전 ; abduction) 자세에서 치료, 어깨세모근 이용
보조기	• 어깨관절 : 벌림 및 바깥돌림 (외회전 ; external rotation) • 팔꿉관절 : 굽힘 (굴곡 ; flexion) • 아래팔 : 뒤침 (회외 ; supination) • 손목관절 : 폄자세로 어깨관절 높이에서 고정
전기자극	• 파형 : 직각파 • 자극 시간 : 완전 변성 (50~100msec), 강축 유발 (50~200msec) • Erb's point를 이용한 강축 전류치료와 단속 평류치료가 효과적
운동치료	• 관절가동범위 확보를 위해 마비가 있는 동안 수동운동 적용 • 어깨관절의 벌림과 바깥돌림, 팔꿉관절 굽힘 기능 회복에 초점

2 Klumpke's paralysis

(1) 개요

① C8, T1 신경뿌리 손상
② 위팔신경얼기(상완신경총 ; brachial plexus)의 아래신경뿌리(하신경근) 손상
③ 몸통(체간)과 팔이 심하게 당길될 때 발생

(2) 증상

① C8과 T1 신경뿌리가 모두 손상되었다면 손의 모든 내재근과 손목관절, 손가락 굽힘근에 마비와 위축이 생김.
② 아래팔 엎침이(전완 회내선 ; metacarpophalangeal joint)이 가능한 것을 제외하고는 정중신경과 자신경(척골신경 ; ulnar nerve) 동시 손상의 상태와 비슷함.
③ 손허리 손가락 관절(중수지절관절)의 폄(신전 ; extension)과 엄지(모지)의 모든 관절에서 폄을 제외한 운동 상실
④ 손목관절의 굽힘 상실
⑤ T1 주변의 목뼈 교감신경의 손상으로 Horner's syndrome 발생

  ＊Horner's syndrome : 눈꺼풀 쳐짐(안검하수), 안구함몰, 동공 축소

(3) 물리치료

지지	• 손허리 손가락관절 : 굽힘 • 손가락뼈 사이관절 : 폄 또는 약간의 굽힘 • 엄지 : 벌림과 모음의 중간 상태에서 굽힘과 맞섬 (대립) • 손목관절 : 약간의 굽힘
수동운동	• 엄지와 손목의 모든 굽힘 운동을 실시(손목관절은 중위 자세 유지) • 엄지의 맞섬운동이 중요함. • 손목의 벌림과 모음운동 실시 • 손목관절은 완전한 굽힘운동 실시 • 손가락뼈 사이관절은 폄, 손허리 손가락관절은 굽힘운동 실시
전기치료와 근재 교육	• 엄지 맞섬근

3 긴가슴신경 (장흉신경마비 ; long thoracic nerve paralysis)

(1) 원인
- 무거운 물건을 어깨로 지거나 수술 시 사고로 발생

(2) 증상
① 팔을 어깨 높이까지 굽힘할 수 없음.
② 날개어깨뼈 (익상견갑골 ; winging scapula)가 발생

(3) 치료
① 보조기로 어깨뼈 운동을 제한시키고 앞톱니근 (전거근 ; serratus auterior) 강화운동 실시
② 어깨뼈 돌출이 심하면 어깨뼈를 가슴벽에 고정시키는 수술 실시

4 겨드랑 신경마비 (액와신경마비, axillary nerve paralysis)

(1) 원인
① 어깨관절 탈구
② 위팔뼈 (상완골 ; humerus) 골절
③ 목발에 의한 압박 손상

(2) 증상
① 어깨관절 통증
② 어깨세모근, 작은원근 기능 상실 : 어깨관절 굽힘과 벌림, 바깥돌림의 약화
③ 어깨가쪽 부위 (외측견부)의 감각 상실

(3) 치료
① 어깨세모근, 작은원근 근력 강화
② 온습포, 전기치료

5 노신경마비 (요골신경마비 ; radial nerve paralysis)

(1) 원인
① 위팔뼈 몸통이나 관절융기위 (상완골 간부나 과상부) 골절 시 골편에 의한 이차적 손상
② 목발 사용 시 압박에 의한 일시적 손상

(2) 증상
① 겨드랑 부위 (액와부) 손상 : 노신경이 지배하는 모든 근육마비
② 팔꿉관절 이하 손상 : 긴노쪽손목폄근 (장요측수근신근)을 제외한 모든 손목관절의 폄근, 손가락과 엄지의 폄근 (수지와 모지의 신근), 뒤침근 (회외선근)
③ 손목 처짐 (수근하수 ; wrist drop)

(3) 물리치료

지지	• cock-up splint 적용 * 손목관절 완전 폄, 손허리 손가락관절 폄, 엄지는 벌림과 폄
수동 운동	• 손목관절과 손가락의 완전한 폄 운동, 엄지의 폄 운동
전기 치료	• 비활성 전극을 나선구 위에 배치하여 적용
후기 단계에서의 운동	• 손목관절의 경직에 대한 신장운동 • 피아노 연주 운동을 실시

6 정중신경 마비(median nerve paralysis)

(1) 원인
　① 위팔뼈 위관절융기(상과 ; epicondyle) 골절 후 동반된 이차적 합병증
　② 관통 자상에 의한 신경 손상
　③ Volkmann 허혈성 구축
　④ Colles 골절, 반달뼈(월상골 ; lanate) 앞 탈구
　⑤ 손목굴증후군(수근관증후군 ; carpal tunnel syndrome)

(2) 증상
　① 팔꿉관절 상위 손상 : 정중신경이 지배하는 모든 근육의 마비
　② 손목관절 부위 손상 : 손의 내재근, 벌레근(충양근 ; lumbricals) 마비
　③ Ape hand(엄지두덩근(모지구근 ; thenar muscle)의 위축), 손은 뒤침되고 손목관절은 약간 폄
　④ 정중신경 지배 부위의 불완전한 무감각
　⑤ Phalen test, tinel sign

Phalen test : 손등을 마주보도록 하여 손목관절 굽힘 증가 시 증상의 재현은 양성	Tinel sign : 손목굴을 두드리면 정중신경 지배부 통증의 재현

(3) 물리치료

지지	• opponens splint 적용 ＊엄지벌림과 맞섬, 손가락 약간 굽힘, 아래팔 엎침
운동	• 공을 꽉 쥐거나 집는 동작운동 • 주먹 쥐고 펴는 운동 • 엄지의 끝과 각 손가락의 끝을 접촉시키는 O 만들기 운동
전기치료	• 전극을 목, 팔꿉관절, 손목관절, 손에 배치

7 자신경마비 (척골신경 마비 ; ulnar nerve paralysis)

(1) 원인
① 팔꿉관절 혹은 손목관절 부근의 열창
② 위팔뼈 또는 위팔뼈 안쪽위관절융기(내측상과 ; medial epicondyle) 골절
③ 팔꿉관절 탈구
④ Guyon's canal(ulnar tunnel)에서 결절종에 의한 압박

(2) 증상
① 팔꿉관절 상위 손상 : 자신경의 지배근육 마비
② 손목관절 부위 손상 : 자쪽손목굽힘근(척측수근굴근 ; flexor carpi ulnaris)과 깊은손가락굽힘근(심지굴근 ; flexor digitorum profundus)을 제외한 자신경 지배근의 마비
③ Claw hand
④ 자신경 지배부의 감각 이상

(3) 검사
- Froment test : 엄지와 집게손가락 사이에 종이를 끼우고 잡아 당길 때 긴엄지굽힘근(장모지 굴근 ; flexor pollicis longus)과 엄지맞섬근(모지 대립근 ; opponens pollicis)을 이용한 대상작용이 나타나면 양성

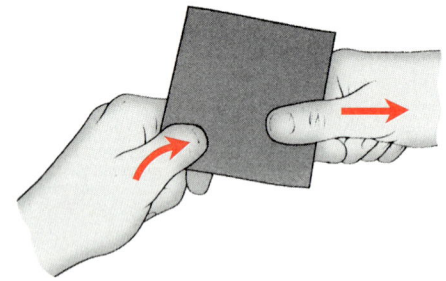

(4) 치료

지지	• Knuckle bender 착용 ＊손목관절 바로 위 손상 : 손가락 편상태에서 손허리손가락관절 굽힘시키고 엄지를 향해 모음시켜 고정 ＊팔꿉관절 위 손상 : 손목관절을 약간 굽힘, 손을 모음시킨 상태로 고정

마사지	• 손바닥 널힘줄(수장근막 ; palmar aponeurosis)에서 발생할 수 있는 섬유성 변화 예방 • 무찰법, 유날법, 마찰법 실시
운동	• 손가락의 벌림 및 모음운동 • 손허리손가락관절의 굽힘과 손가락뼈사이관절의 폄 상태에서 엄지와 집게손가락 사이에 종이를 끼우고 실시하는 운동 • 노신사 운동 : 가슴 앞에서 양손의 엄지와 손가락 끝을 붙이고 손허리 손가락관절은 굽힘, 엄지는 집게손가락에 접촉하도록 운동 • 가운데손가락과 반지손가락 앞에 집게손가락과 새끼손가락 배치하기 운동
전기치료	• 팔꿈관절 병변 : 팔꿈관절 바로 위 신경줄기(신경간 ; nerve trunk)에 전극 배치 • 손목관절 병변 : 손목관절에 있는 신경줄기나 손등에 전극 배치

3 다리의 말초신경 병변

1 허리엉치신경병증 (요천추신경근병 ; lumbosacrel neuropathy)

(1) 원인
  ① 척추골절
  ② 원반탈출(추간판 탈출)
  ③ 퇴행성 관절질환
  ④ 골반 또는 엉치뼈 골절

(2) 증상

L4	• 넙다리네갈래근(대퇴사두근 ; guadriceps femoris)과 앞정강근 (전경골근 ; tibialis anterior)의 침범 • 안쪽다리를 따라 안쪽 엄지발가락 (내측족무지)까지 감각 상실 • foot drop
L5	• 긴엄지발가락 폄근, 뒤정강근 (후경골근 ; tibialis posterior), 앞정강근, 중간 볼기근 (중둔근 ; gluteus medius)의 침범 • 발등 감각 상실 • SLR 검사 양성 • 중간볼기근 파행, 발처짐(족하수 ; foot drop)
S1	• 장딴지근(비복근 ; gastrocnemius), 가자미근, 긴엄지발가락 굽힘근, 큰볼기근의 침범 • 발 가쪽 감각 상실 • toe off 감소 • H 반사

2 넙다리신경 (대퇴신경 ; femoral nerve) 병변

(1) 원인
   ① 관통 좌상
   ② 연부조직 외상
   ③ 심한 골반 외상
   ④ 배막 (복막 ; peritoneum) 후 혈종
   ⑤ 넙다리 골절
   ⑥ 당뇨성 신경병

(2) 증상
   ① 무릎관절 폄 기능 상실
   ② 넙다리, 종아리, 발의 앞 안쪽 감각 상실
   ③ 입각기의 무릎관절 젖힘 (과신전 ; hyperextension)

(3) 치료
   ① 엉덩관절과 무릎관절의 관절가동운동
   ② 고정용 자전거를 통한 근력 강화운동
   ③ 전기 치료

3 엉덩신경 (좌골신경 ; sciatic nerve) 병변

(1) 원인
   ① 총상이나 전위성 골반 탈구
   ② 넙다리뼈 골절 및 엉덩관절 탈구
   ③ 신생아의 경우 엉덩관절 탈구 정복 시 또는 근육주사에 의해 발생

(2) 증상
   ① 완전 절단 시 엉덩신경이 지배하는 모든 근육의 마비
   ② 부분 손상 시 주로 종아리 신경 (비골신경 ; peroneal nerve) 손상으로 foot drop 발생
   ③ Food drop (발처짐)에 의한 steppage gait 발생
   ④ 발의 가쪽, 등쪽, 발바닥의 감각 상실

(3) 치료
   ① 전기 치료, 운동 치료 : 구축과 위축을 예방
   ② 보조기 착용 : 발처짐 방지

4 종아리신경 병변

(1) 원인
   ① 피부에 가깝게 위치, 찔림 (자상)이나 석고 고정에 의한 압박
   ② 부종, 종아리뼈머리 (비골두 ; fibular head) 골절 등으로 발생

(2) 증상
- ① 깊은종아리신경 (심비골신경 ; deep peroneal nerve) 손상 : 앞정강근, 긴발가락 폄근, 셋째 종아리근 (제3비골근 ; peroneus tertius), 긴엄지발가락 폄근, 짧은발가락 폄근, 짧은엄지발가락 폄근의 마비
- ② 얕은종아리신경 (천비골신경 ; superficial peroneal nerve) 신경 손상 : 긴종아리근 (장비골근 ; peroneus), 짧은종아리근의 마비

(3) 치료
- ① 전기 치료
- ② 운동치료 : 구축 방지
- ③ 보조기 착용 : 발처짐 방지

5 뒤정강신경 (후경골신경 ; posterior tibial nerve) 손상

(1) 원인
- ① 발목굴 (tarsal tunnel)의 죄임 (entrapment)에 의한 손상
- ② 몸쪽 병변 : 연부조직 손상에 의한 무릎 위쪽에서 손상

(2) 증상
- ① 무릎 부위 손상 시 짧은발가락 폄근을 제외한 발의 내재근과 뒤종아리 위축
- ② 발목굴 죄임에 의한 손상 시 짧은발가락 폄근을 제외한 발의 내재근 약화

4 얼굴신경 (안면신경 ; facial nerve) 병변

1 얼굴마비 (안면마비 ; facial palsy)

(1) 손상 부위
- ① 위운동신경세포 (상위운동신경원 ; Upper motor neuron) : 출혈 또는 경색에 의한 것으로 편마비에서 볼 수 있음.
- ② 아래운동신경세포 (하위운동신경원 ; Lower motor neuron) : 얼굴신경의 핵 또는 다리뇌 (교뇌 ; pous)에 있는 섬유들이 출혈, 종양 등에 의해 침범

(2) 원인
- ① 한냉 과다 노출
- ② 얼굴의 심한 부종
- ③ 가운데 귀염 (중이염)
- ④ 머리뼈골절
- ⑤ 붓꼭지구멍 (경유돌공 ; stylomastoid foramen)의 협소
- ⑥ 신경염

(3) 증상
① 위운동신경세포 : 눈을 감거나 이마의 근육을 움직이지는 것이 정상
② 아래운동신경세포 : 동측 얼굴 위, 아래 모두 침범

(4) 평가
① 얼굴 찌푸리기
② 눈감기
③ 콧구멍 볼록하게 하기
④ 휘파람 불기
⑤ 입술 내밀기

(5) 치료
① 얼굴 재훈련
  a. 특정 근육의 집중된 훈련
  b. 집단운동 패턴은 사용하지 않음.

 바람직 하지 못한 운동치료

입을 크게 벌리시오. 아랫입술을 좌우로 움직이시오. 크게 웃으시오. 입을 다문 채 뺨을 볼록하게 하시오. 윗입술로 앞니를 누르시오. 눈을 꼭 감으시오.

② 긴장성 근조절
 - 얼굴운동 시 느리고 명료하며, 비감정적 동작을 지시
   ＊빠르고 자동적, 반사적인 표정 운동은 피해야 함.
③ 건측의 정상화
  a. 균형의 문제
  b. 편측의 얼굴마비 환자는 건측의 얼굴에 과긴장 활동이 나타남.
  c. 환측과 건측이 수축하게 하거나 환측 수축 후 바로 건측이 수축하도록 재훈련하는 것이 바람직함.
④ 거울 운동과 자각 훈련
  a. 환자에게 문제 부분의 작용와 근육 동작에 대해 충분히 설명
  b. 정확한 동작을 가르친 후 환자 스스로 거울을 보면서 반복하도록 함.
⑤ 마사지
  a. 경찰법 : 턱 → 관자놀이, 이마의 중앙 → 귀를 향하여 시행
  b. 경타법 : 앞이마, 표재성 가장자리에 적용
  c. 유날법 : 모든 침범된 근육에 적용
  d. 마찰법 : 염증 침작물이 있는 부위에 적용

단원정리문제

01 말초신경에서 뉴런을 지지하고 영양 공급을 담당하는 구조물은?

① 감각신경절　　② 자율신경절
③ 문합　　　　　④ 신경아교
⑤ 신경얼기

▶ 신경아교
- 지지조직, 식작용, 영양세포 등의 기능

02 Seddon의 신경손상 분류에서 축삭의 차단 없이 발생한 일시적 전도장애로 맞는 것은?

① 신경 차단　　　② 축삭 단열
③ 신경 절단　　　④ Wallerian 변성
⑤ 역행 변성

▶ 신경 차단
- 축삭의 차단 없이 발생한 일시적 전도 장애

03 가벼운 압박에 의해 국소부의 일시적 전도 차단이 발생했다면 Sunderland 신경 손상의 어느 단계에 해당하는가?

① 1도 손상　　② 2도 손상　　③ 3도 손상
④ 4도 손상　　⑤ 5도 손상

▶ Sunderland 1도 손상
- 가벼운 압박
- Wallerian 변성은 없음.
- endoneurial sheath은 정상
- 손상 부위의 일시적 전도 차단
- 침범 부위, 아래는 정상
- 운동 기능 소실이 현저함.
- 자발적인 완전 회복이 가능

정답 : 1_④　2_①　3_①

04 Seddon의 신경 손상 분류에서 신경 절단에 해당하는 내용으로 맞는 것은?

① 축삭 연속의 상실성이 없다.
② 신경섬유와 섬유막을 싸고 있는 모든 막의 단절이다.
③ 신경섬유막의 손상은 없다.
④ Wallerian 변성은 나타나지 않는다.
⑤ EMG 상 세동전위와 양성극파가 나타나지 않는다.

▶ ①, ④, ⑤는 신경 차단
  ③은 축삭 단열

05 Sunderland 3도 신경 손상에 대한 설명으로 맞지 않는 것은?

① 협조 운동장애
② Walleran 변성
③ 신경 연속성의 부분적 장애
④ 운동 및 감각신경의 장애
⑤ Epinerium과 perinerium의 일부 보존

▶ Sunderland 3도 손상
  - Perineurium 정상
  - 축삭과 endoneurium 손상
  - Walleran 변성 존재
  - 신경 연속성의 부분적 상실
  - 운동 및 감각신경장애
  - 협조 운동장애, 낮은 운동 기능

06 역행 변성에 대한 설명으로 맞는 것을 모두 고르면?

> 가. 축삭의 절단 후 변성이 신경세포체 쪽으로 진행한다.
> 나. 축삭이 절단된 신경원과 연접을 이루는 세포체의 변성한다.
> 다. 신경세포체의 핵 위축, 염색질 용해가 일어난다.
> 라. 손상된 축삭의 먼쪽에서 변성 발생한다.

① 가, 나, 다   ② 가, 다   ③ 나, 라
④ 라   ⑤ 가, 나, 다, 라

▶ 역행 변성
  - 축삭이 절단된 후 변성이 신경세포체 쪽으로 진행되면서 발생
  - 신경체포체의 핵 위축, Nissle 소체 분열, 염색질 용해

정답 : 4_② 5_⑤ 6_②

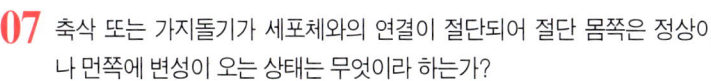

07 축삭 또는 가지돌기가 세포체와의 연결이 절단되어 절단 몸쪽은 정상이나 먼쪽에 변성이 오는 상태는 무엇이라 하는가?

① Wallerian degeneration
② 역행 변성
③ 연접 횡단 변성
④ Retrograde degeneratio
⑤ Transynaptic degeneration

▶ Wallerian 변성
- 축삭이나 수상돌기가 세포체와 연결이 절단되면 절단 먼쪽은 변성하여 소실되나 그 이전 부위는 정상인 상태
- 손상 → 축삭 팽대 → 축삭 분열 → 축삭 소실(말이집은 지방과립으로 변성)

08 손상 신경의 재생에 대한 내용으로 맞지 않는 것은?

① 엉덩신경 손상의 예후가 가장 나쁘다.
② 가늘고 얇은 신경의 회복이 빠르다.
③ 연령이 어릴수록 회복이 빠르다.
④ 통각 > 촉각 > 고유수용기 > 운동신경 순서로 회복된다.
⑤ 신경말단부와 손상 거리가 길수록 회복이 빠르다.

▶ 손상 신경의 재생
- 말이집(수초)막이 가늘고 얇은 신경보다 두꺼운 신경의 회복이 나쁨.
- 통각신경 > 촉각 > 고유수용기 > 운동신경 순서로 회복
- Tinel sign : 손상 축삭의 재생 먼쪽을 가볍게 자극 시 과민감각을 보이는 현상
- causalgia : 불완전하고 비정상적인 감각 재생이 원인
- 연련이 어릴수록 회복이 빠름.
- 신경말단부와 손상 부위 거리가 짧을수록 회복이 빠름.
- 연부조직 손상을 동반한 경우가 단순 신경 손상보다 회복이 느림.
- 엉덩신경의 회복이 예후가 가장 나쁨.

09 신경 손상검사에 대한 설명으로 맞지 않는 것은?

① 근전도를 통해서는 정확한 손상의 정도와 부위를 알기 어렵다.
② 손상 직후의 EMG는 정상이다.
③ Tinel 검사 시 양성이면 신경 회복 예후는 나쁘다.
④ 피부 저항검사를 통해 자율신경 손상 여부를 확인할 수 있다.
⑤ Wrinkle test 시 주름이 생기지 않으면 신경 회복이 불량하다.

▶ Tinel's sign
- 손가락 또는 진단용 고무망치로 손상 신경을 가볍게 타진 시 나타나는 징후
- 신경 재생 시 tingling sense가 신경 경로에 나타남.

정답 : 7_① 8_⑤ 9_③

10. 다음 중 Waiter tip position이 나타나는 말초신경 손상으로 맞는 것은?

① Ulnar nerve paralysis
② Median nerve paralysis
③ Axillary nerve paralysis
④ Klumpke's paralysis
⑤ Erb's paralysis

11. C5 신경뿌리 손상 시 나타나는 증상으로 맞지 않는 것은?

① Waiter tip position
② 뒤침근 침범
③ 안쪽 어깨뼈와 어깨 부위의 통증
④ 마름근, 어깨세모근, 가시위근 마비
⑤ 위팔 노근의 힘줄반사 상실 또는 감소

12. 위팔신경얼기의 아래신경뿌리 손상으로 발생한 말초신경 손상으로 맞는 것은?

① Ulnar nerve paralysis
② Median nerve paralysis
③ Axillary nerve paralysis
④ Klumpke's paralysis
⑤ Erb's paralysis

▶ Erb's paralysis
- 분만 마비의 전형적 형태
- 자세 : Waiter tip position

▶ C5 신경뿌리 손상
- 마름근, 어깨세모근, 가시위근, 가시아래근, 작은원근(소원근), 위팔두갈래근(상완이두근), 위팔근(상완근), 뒤침근(회외근)의 침범
- 어깨바깥쪽과 위팔(내측견부와 상완)의 감각 상실
- 안쪽어깨뼈와 어깨 부위(내측견갑골과 견부)의 통증
- 위팔두갈래근의 힘줄반사 상실 또는 감소

▶ Klumpke's paralysis
- C8, T1 신경뿌리 손상
- 위팔신경얼기의 아래신경뿌리 손상
- 몸통(체간)과 팔이 심하게 견인될 때 발생

정답 : 10_⑤ 11_⑤ 12_④

단원정리문제 해설

13 Klumpke's paralysis의 증상으로 맞는 것을 모두 고르면?

> 가. 손목관절의 굽힘 상실이다.
> 나. Horner's syndrome 발생한다.
> 다. 정중신경, 자신경 동시 손상과 증상이 비슷하다.
> 라. 아래팔 엎침 동작이 불가능하다.

① 가, 나, 다 ② 가, 다 ③ 나, 라
④ 라 ⑤ 가, 나, 다, 라

14 Horner's syndrome에 대한 설명으로 맞는 것을 모두 고르면?

> 가. T1 신경뿌리 손상으로 발생한다.
> 나. 동공이 축소된다.
> 다. 눈꺼풀이 충분히 떠지지 않는다.
> 라. 목뼈 교감신경의 손상으로 발생한다.

① 가, 나, 다 ② 가, 다 ③ 나, 라
④ 라 ⑤ 가, 나, 다, 라

15 Klumpke's paralysis 환자의 물리치료로 맞지 않는 것은?

① 엄지와 손가락의 굽힘운동
② 손목관절은 폄상태로 고정
③ 엄지와 새끼손가락의 맞섬운동
④ 손허리 손가락관절은 굽힘 상대로 지지
⑤ 손가락의 벌림과 모음운동

▶ Klumpke's paralysis의 증상
- C8과 T1 신경뿌리가 모두 손상되었다면 손의 모든 내재근과 손목관절, 손가락의 굽힘근에 마비와 위축이 생김.
- 아래팔 엎침(전완 회내선)이 가능한 것을 제외하고는 정중신경과 자신경(척골신경) 동시 손상의 상태와 비슷함.
- 손허리손가락관절(중수지절관절)의 폄(신전)과 엄지(모지)의 모든 관절에서 폄을 제외한 운동 상실
- 손목관절의 굽힘 상실
- T1 주변의 목뼈(경추) 교감신경의 손상으로 Horner's syndrome 발생
※ Horner's syndrome : 눈꺼풀 처짐, 안구함몰, 동공 축소

▶ Horner's syndrome
- 눈꺼풀 처짐(안검하수), 안구함몰, 동공 축소

▶ Klumpke's paralysis 환자의 물리치료
- 손허리손가락관절 : 굽힘
- 손가락뼈사이관절(지절간관절) : 폄 또는 약간의 굽힘
- 엄지 : 벌림과 모음(외전과 내전)의 중간상태에서 굽힘과 맞섬
- 엄지관절 : 약간의 굽힘
- 엄지와 손가락의 모든 굽힘운동을 실시(손목관절은 중위 자세 유지)
- 엄지의 맞섬 운동이 중요함.
- 손가락의 벌림과 모음운동 실시
- 손목관절은 완전한 굽힘운동 실시
- 손가락뼈 사이관절은 폄, 손허리 손가락관절은 굽힘운동 실시

정답 : 13.① 14.⑤ 15.②

16 긴가슴신경마비에 대한 설명으로 맞지 않는 것은?

① 어깨뼈의 저가동성으로 인해 발생
② 날개어깨뼈가 발생
③ 팔을 어깨 높이까지 굽힘할 수 없음.
④ 보조기로 어깨뼈운동을 제한
⑤ 앞톱니근 강화운동 실시

▶ 긴가슴(장흉)신경마비
- 무거운 물건을 어깨로 지거나 수술 시 사고로 발생
- 팔을 어깨 높이까지 굽힘할 수 없음.
- 날개어깨뼈가 발생
- 보조기로 어깨뼈운동을 제한시키고 앞톱니근 강화운동 실시
- 어깨뼈 돌출이 심하면 어깨뼈를 가슴벽(흉벽)에 고정시키는 수술 실시

17 위팔뼈 몸통이나 관절융기위 골절 시 골편에 의한 이차 손상으로 발생하는 말초신경 손상은?

① 긴가슴신경마비   ② 정중신경마비
③ 노신경마비   ④ 자신경마비
⑤ 겨드랑신경마비

▶ 노신경마비
- 위팔뼈 몸통이나 관절융기위 골절 시 골편에 의한 이차적 손상
- 목발 사용 시 압박에 의한 일시적 손상

18 겨드랑신경마비의 증상으로 맞는 것을 모두 고르면?

가. Cock-up splint 적용
나. 어깨바깥쪽의 감각 상실
다. 팔꿉관절 폄기능의 상실
라. 어깨관절 통증

① 가, 나, 다   ② 가, 다   ③ 나, 라
④ 라   ⑤ 가, 나, 다, 라

▶ 겨드랑신경마비
- 어깨관절 탈구
- 위팔뼈 골절
- 목발에 의한 압박 손상
- 어깨관절 통증
- 어깨세모근(삼각근), 작은원근(소원근) 기능 상실 : 어깨관절 굽힘과 폄, 바깥돌림(외회전)의 약화
- 어깨바깥쪽의 감각 상실

정답 : 16_① 17_③ 18_③

19 정중신경마비의 원인으로 맞지 않는 것은?

① 위팔뼈 몸통골절
② 위팔뼈 위관절융기골절
③ Colles 골절
④ 손목굴증후군
⑤ 반달뼈 앞 탈구

▶ 정중신경마비
- 위팔뼈 위관절융기골절 후 동반된 이차적 합병증
- 관통 자상에 의한 신경 손상
- Volkmann 허혈성 구축
- Colles 골절, 반달뼈 앞 탈구
- 손목굴증후군

20 정중신경마비의 증상으로 맞지 않는 것은?

① 정중신경이 지배하는 근육의 마비
② 손목관절 손상 시 손의 내재근 마비
③ Phalen test 양성
④ Tinel' sign 음성
⑤ 정중신경 지배부의 감각 상실

▶ 정중신경마비
- 팔꿉(주)관절 상위 손상 : 정중신경이 지배하는 모든 근육의 마비
- 손목관절 부위 손상 : 손의 내재근, 벌레근(충양근) 마비
- ape hand(엄지두덩근 ; 모지구근)의 위축), 손은 뒤침(외회선)되고, 손목관절은 약간 폄
- 정중신경 지배 부위의 불완전한 무감각
- phalen test, tinel sign

21 Phalen test에 대한 설명으로 맞는 것을 모두 고르면?

> 가. 손등을 마주보게 하여 손목관절을 굽힘시킨다.
> 나. Ape hand 환자는 검사 시 양성이다.
> 다. Reverse phalen test는 손바닥을 마주보게 하여 실시한다.
> 라. 겨드랑신경마비는 검사 시 양성이다.

① 가, 나, 다   ② 가, 다   ③ 나, 라
④ 라   ⑤ 가, 나, 다, 라

▶ Phalen test
- 손등을 마주보도록 하여 손목관절굽힘 증가 시 증상의 재현은 양성

정답 : 19_① 20_④ 21_①

22 노신경마비 시 적용 가능한 보조기로 맞는 것은?

① Long opponence splint
② Airplane splint
③ Opponens splint
④ Cock-up splint
⑤ Knuckle bender

▶ Cock-up splint 적용

23 Opponens splint의 대상자로 맞는 것은?

① 긴가슴신경마비
② 노신경마비
③ 자신경마비
④ 정중신경마비
⑤ 겨드랑신경마비

▶ 아래 해설 참조

해설

▶ 정중신경마비 물리치료

지지	• opponens splint 적용
운동	• 공을 꽉 쥐거나 집는 동작운동 • 주먹 쥐고 펴는 운동 • 엄지(모지)의 끝과 각 손가락(수지)의 끝을 접촉시키는 O 만들기 운동

24 Forment test가 양성인 경우 의심 가능한 신경 손상은?

① 근육 피부신경 손상
② 노신경 손상
③ 겨드랑신경 손상
④ 정중신경 손상
⑤ 자신경 손상

▶ Froment test
 - 엄지와 집게손가락(무지와 시지) 사이에 종이를 끼우고 잡아당길 때 긴엄지굽힘근(장모지 굴근)과 엄지맞섬근(모지 대립근)을 이용한 대상작용이 나타나면 양성(자신경 손상을 의미)

정답 : 22_④ 23_④ 24_⑤

25 자신경마비에 대한 설명으로 맞지 않는 것은?

① Guyon's canal에서 결절종에 의한 압박
② 팔꿉관절 탈구에 의해 발생
③ 자신경 지배부 감각 이상
④ 수부에 claw hand 유발
⑤ Carpal tunnel syndrome 발생

26 L4 신경뿌리의 병변 시 나타날 수 있는 증상으로 맞는 것을 모두 고르면?

> 가. 넙다리네갈래근과 앞정강근의 침범
> 나. 안쪽다리를 따라 안쪽엄지발가락까지 감각 상실
> 다. Foot drop
> 라. 중간볼기근 파행

① 가, 나, 다   ② 가, 다   ③ 나, 라
④ 라   ⑤ 가, 나, 다, 라

27 발 가쪽의 감각 상실과 toe off의 감소는 어느 신경뿌리의 병변인가?

① L2   ② L3   ③ L4
④ L5   ⑤ S1

▶ 자신경마비
- 팔꿉관절 혹은 손목관절 부근의 열창
- 위팔뼈(상완골) 또는 위팔뼈 안쪽위관절융기 골절
- 팔꿉관절 탈구
- Guyon's canal (ulnar tunnel)에서 결절종에 의한 압박
- claw hand
- 자신경 지배부의 감각 이상

▶ L4 신경뿌리 병변 증상
- 넙다리네갈래근과 앞정강근의 침범
- 안쪽다리를 따라 안쪽엄지발가락까지 감각 상실
- foot drop

▶ S_1
- 발가쪽 감각 상실
- Toe off 감소
- H 반사

정답 : 25_⑤ 26_① 27_⑤

28 넙다리신경 병변에 대한 설명으로 맞지 않는 것은?

① 무릎관절 폄기능의 상실
② 입각기 무릎관절의 젖힘
③ 고정용 자전거를 통한 근력 강화운동 실시
④ 발의 뒤가쪽 감각 상실
⑤ 넙다리 골절이 원인

29 엉덩신경 병변의 증상으로 맞지 않는 것은?

① 발가쪽, 발등, 발바닥의 감각 상실
② Foot drop
③ Limping gait
④ 완전절단 시 엉덩신경이 지배하는 모든 근육의 마비
⑤ 부분 손상 시 종아리신경 손상이 흔함.

30 종아리신경 병변에 대한 설명으로 맞지 않는 것은?

① 석고 고정에 의한 압박에 의해 발생
② 종아리뼈머리 골절에 의해 발생
③ 얕은 종아리신경 손상 시 긴종아리근과 짧은종아리근의 마비
④ 깊은종아리신경 손상 시 앞정강근의 마비
⑤ 보조기 착용으로 족부의 발등 굽힘 방지

▶ 넙다리신경 병변
- 무릎관절 폄기능 상실
- 넙다리, 종아리, 발의 앞 안쪽 감각 상실
- 입각기의 무릎관절 젖힘
- 엉덩(고)관절과 무릎관절의 관절가동운동
- 고정용 자전거를 통한 근력 강화운동
- 전기치료

▶ 엉덩신경 병변의 증상
- 완전 절단 시 엉덩신경이 지배하는 모든 근육의 마비
- 부분 손상 시 주로 종아리신경 손상으로 foot drop 발생
- food drop(발처짐 ; 족하수)에 의한 steppage gait 발생
- 발의 바깥쪽, 발등, 발바닥의 감각 상실

▶ 종아리신경 병변
- 피부에 가깝게 위치, 자상이나 석고 고정에 의한 압박
- 부종, 종아리뼈머리 골절 등으로 발생
- 깊은종아리신경 손상 : 앞정강근, 긴발가락 폄근, 셋째종아리근, 긴엄지발가락 폄근, 짧은종아리근, 짧은엄지발가락 폄근의 마비
- 얕은종아리 신경 손상 : 긴종아리근, 짧은종아리근의 마비
- 운동치료 : 구축 방지
- 보조기 착용 : 발처짐 방지

정답 : 28_④ 29_③ 30_⑤

31 얼굴신경마비의 원인으로 맞는 것을 모두 고르면?

> 가. 한냉 과다노출 나. 얼굴의 심한 부종
> 다. 신경염 라. 가운데 귀염

① 가, 나, 다 ② 가, 다 ③ 나, 라
④ 라 ⑤ 가, 나, 다, 라

▶ 얼굴신경마비의 원인
  - 한냉 과다노출
  - 얼굴의 심한 부종
  - 가운데 귀염
  - 머리뼈(두개골) 골절
  - 붓꼭지구멍(경유돌공)의 협소
  - 신경염

32 얼굴신경마비에 대한 설명으로 맞는 것을 모두 고르면?

> 가. 위운동신경세포 손상에 의한 마비와 아래운동신경세포 손상에 의한 마비가 있다.
> 나. 아래운동신경세포 손상에 의한 얼굴신경마비는 동측 얼굴 위, 아래에 모두 침범한다.
> 다. 위운동신경세포 손상에 의한 얼굴신경마비는 편마비와 함께 나타날 수 있다.
> 라. 위운동신경세포 손상에 의한 얼굴신경마비는 이마의 근육을 움직이는 것이 불가능하다.

① 가, 나, 다 ② 가, 다 ③ 나, 라
④ 라 ⑤ 가, 나, 다, 라

▶ 얼굴신경마비
  - 위운동신경세포 : 출혈 또는 경색에 의한 것으로 편마비에서 볼 수 있음. 눈을 감거나 이마의 근육을 움직이지는 것이 정상
  - 아래운동신경세포 : 얼굴신경의 핵 또는 다리뇌(교)에 있는 섬유들이 출혈 종양 등에 의해 침범, 동측 얼굴 위, 아래 모두 침범

33 얼굴신경마비의 치료에 대한 설명으로 맞지 않는 것은?

① 스스로 운동할 수 있도록 환자교육
② 얼굴운동은 느리고 명료하게 실시
③ 마비측과 비마비측 근육의 균형
④ 집단운동 패턴을 사용한 훈련
⑤ 특정 근육의 집중된 훈련을 실시

▶ 얼굴운동 시 주의사항
  - 집단운동 패턴은 사용하지 않음.
  - 바람직 하지 못한 운동치료 : 입을 크게 벌리시오. 아랫입술을 좌우로 움직이시오. 크게 웃으시오. 입을 다문 채 뺨을 볼록하게 하시오. 윗입술로 앞니를 누르시오. 눈을 꼭 감으시오.

정답 : 31_⑤ 32_① 33_④

MEMO

Chapter 10

아래운동신경 병변

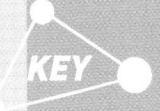

- 아래운동신경원은 척수전각 회백질에서 시작하여 말초의 근육까지 진행하며, 위운동신경원의 운동명령을 말초로 전달하는 기능을 수행합니다. 아래운동신경원은 말초신경계에 속하는 영역이 많지만 중추신경계에 포함되는 척수전각세포가 들어있다는 점에서 말초신경계와는 다릅니다.
- 아래운동신경원 병변은 이완성 마비를 특징으로 보이며, 경직성 마비를 보이는 위운동신경원 병변과 구분됩니다.
- 이번 챕터에서는 아래운동신경원 병변인 소아마비와 진행성 근육위축증, 근육위축성 가쪽경화증, Guillain-Barre syndrome의 증상과 예후 그리고 치료방법 등에 대하여 공부할 것입니다. 아래운동신경원 병변의 종류는 다양하지만 근육이 약해지고, 근육긴장도가 낮아지는 공통적인 특징이 있습니다. 이번 챕터를 공부하면서 아래운동신경원 병변의 일반적 특징을 위운동신경원 병변의 특징과 비교하여 공부한다면 좋겠습니다.

꼭! 알아두기

1. 소아마비의 증상
2. 소아마비의 치료
3. 진행성 근육위축증의 증상
4. 근육위축성 가쪽경화증의 증상
5. Guillain-Barre syndrome의 증상과 예후
6. 위·아래운동신경원 병변의 비교

CHAPTER 10 아래운동신경 병변

1 아래운동신경세포 병변

1 소아마비 (poliomyelitis)

(1) 개요
   ① 급성 앞뿔(전각, auterior horn) 척수염
   ② 척수의 회색질(회백질) 앞뿔을 침범하여 운동신경을 마비시킴.
   ③ 바이러스 감염에 의해 발생
      *인간이 유일한 보균자
   ④ 척수 앞뿔세포 및 뇌줄기(뇌간 ; brain stem)의 일부 운동핵에 침범, 감각은 정상
   ⑤ 주로 목척수(경수 ; cervical spinal cord) 및 허리척수(요수 ; lumbar spinal cord) 팽대부 운동신경세포를 흔하게 침범

(2) 분류

비마비형	부전형	• CNS 증상 없음 • 감기 증상과 위창자 (위장관) 증상이 나타남
	수막형	• 수막 자극 증상과 수액 변화가 나타남
마비형	척수형	• 근육 경련성 통증, 피부 지각 과민, 근섬유속 경련
	숨뇌(연수)형	• 호흡중추 마비, 불규칙적인 호흡
	뇌염형	• 증상 없이 지나가기도 함

(3) 증상

전신 증상	• 발열 (3일 경에 최대) • 위창자 증상 • 근육이 뻣뻣해지면서 근육통과 함께 이완성 마비 • 다리가 팔보다 쉽게 침범 • 비대칭적인 배근육 (복근)마비로 Beevor sign이 나타남
뇌막 증상	• 오심, 구토, 목 경직, 경련, 연하곤란

(4) 마비 형태와 변형

마비 형태	• 다리 〉 팔, 운동마비 〉 감각마비 • 앞정강근 (전경골근) 〉 종아리근 (비골근) 〉 넙다리네갈래근 (대퇴사두근) 〉 볼기근 (둔부근) • 팔에서는 어깨세모근 (삼각근)과 호흡근의 침범이 흔함
변형	• 엉덩관절 : 굽힘 – 벌림 • 무릎관절 : 굽힘 구축, 젖힌무릎 (전반슬 ; genurecurvatum), 바깥돌림 (외회선) • 발목관절 : 말발 변형 (첨족 변형 ; equinovarus), 안쪽말발 (첨내반족 ; equinus deformity) • 발가락 (바락) : 갈퀴 변형

(5) 치료

급성기	• 전신적 염증 증상에 대한 보존적 치료 • 딱딱한 침대 • 바로 누운자세로 절대안정 • 다리의 자세를 바로 잡아줌 * 다리 변형의 주된 요인 : 엉덩정강근막띠 (장경인대 ; iliotibial tract)
회복기	• 물리치료 시기 • ROM 유지, 구축 방지, 운동 감각의 유지, 순환 증진, 근력 증가 • 보조기 (기립이나 보행 시 지지력 제공, 관절 변형 방지)

(6) 예후
   ① 발병 후 1~6개월 이내에 치료가 되지 않으면 완치가 힘듦.
   ② 팔의 치유는 좋은 편임.
   ③ 숨뇌 (연수)형은 호흡근의 마비로 사망률이 높음.
   ④ 운동마비는 앞뿔세포의 침범 정도에 따라 달라짐.

2 진행성 근육위축증 (progressive muscular atrophy)

(1) 개요
   ① 척수앞뿔의 변성에 의한 아래운동신경세포 (하위운동신경원) 병변
   ② 진행성 질환
   ③ 남자에서 발생 빈도가 높음.
   ④ 경화성 변화에 의한 척수 앞뿔세포의 변성이 추체로를 통하여 위로 퍼짐.
   ⑤ 정확한 원인은 불명

(2) 증상
   ① 근육 약화, 위축
   ② 손의 작은 근육 (벌레근 ; 충양근), 뼈사이근 (골간근), 새끼두덩근 (소지근구), 엄지두덩근 (모지근구))에서 시작하여 아래팔근 (전완근), 어깨근 (견부근), 등세모근 (승모근)으로 진행
   ③ 비대칭적으로 서서히 진행

④ 팔의 침범이 먼저 일어남.
⑤ 말기에는 가로막(횡격막)과 갈비사이근(늑간근)의 마비로 호흡장애 발생
⑥ 반사 소실과 삼킴(연하) 곤란
⑦ 질병 경과는 2~20년(평균 10년)

(3) 치료
① 가능한 오랫 동안 근력을 유지하는 것이 치료의 목표
② 관절 구축 방지를 위한 ROM 운동
③ 혈액 순환 증진을 위한 마사지
④ 침대에 누운상태에서 발목관절의 발등굽힘 유지되도록 지지
⑤ 부목은 사용하지 않음.

3 근육위축성 가쪽(측색)경화증 (amyotrophic lateral sclerosis)

(1) 개요
① 진행성 근육위축증의 한 유형
② 변성의 시작이 추체로, 척수앞뿔과 신경뿌리로 하행
③ 정확한 원인은 불명
④ 25~50세 사이에서 호발
⑤ 남녀의 발생 비율은 비슷함.

(2) 증상
① 손가락과 손에서 경련이 시작되어 팔로 퍼짐.
② 편마비와 비슷한 양상을 보임.
③ 근육위축은 척수 앞뿔세포의 변성에 따라 느리게 나타남.
④ 반사는 처음에는 증가하였다가 점차적으로 감소, 결국 소실됨.
⑤ 최종적으로 경련이 소실되고 이완성으로 대치, 아래운동신경세포 병변 증상을 보임.
⑥ 손의 혼몽과 따끔거리는 감각장애
⑦ 후기에 다리를 침범
⑧ 조임근(괄약근; sphincter)은 침범하지 않음.
⑨ 질병 경과는 1~3년
⑩ 폐렴, 숨뇌마비, 호흡중추 또는 심장중추의 침범으로 사망

(3) 치료
① 특별한 치료가 없음.
② 경련성 시기에는 편마비 치료를 적용
③ 경련성 시기 이후에는 진행성 근육위축증과 비슷한 치료를 시행

4 Guillain-Barre syndrome

(1) 개요

① 원인은 불명, 세균 감염 후의 발병률이 높음.
② 뇌신경과 척수신경의 퇴행성 변화
③ 척수신경 중 운동신경과 뇌신경 세포핵의 먼쪽에서 시작되는 역행성 변성

(2) 증상

① 발병 초기의 이상 감각이 서서히 진행, 다리의 통증, 근육과 신경의 압통으로 진행
② 마비는 다리의 먼쪽에서 몸쪽으로 심한 경우 호흡근으로 확산됨.
③ 뇌신경 마비 동반 시 제 7뇌신경의 침범이 가장 흔함.
④ 깊은힘줄반사(심부건반사)는 감소 또는 소실됨.
⑤ 감별 진단 : 다발성 신경염, 소아마비, 급성 상행척수염, 뇌막염, 감기, Botulum

(3) 예후

① 예후는 좋은 편임.
② 발병 1주일 내에 가장 심함.
③ 3~4주에 걸쳐 회복
④ 경우에 따라 수 개월간 지속되기도 함.
⑤ 근육 약화의 후유증이 남을 수 있음.

5 위운동신경세포 (상위운동신경원) 병변과 아래운동신경세포 (하위운동신경원) 병변의 비교

분류	마비 형태	근육위축	DTR	바빈스키 반사	병변
위운동신경세포	강직성	무	항진	유	뇌졸중, 뇌성마비, 외상성 뇌손상
아래운동신경세포	이완성	심한 위축	없음	무	소아마비, 진행성 근육위축증, 근육위축성 가쪽경화증 (근위축성 측색경화증), Guillain-Barre 증후군

단원정리문제

01 척수의 회색질 앞뿔을 침범하여 운동신경을 마비시키는 바이러스성 질환은?

① 뇌졸중
② 소아마비
③ 뇌성마비
④ 진행성 근육위축증
⑤ 근육위축성 가쪽경화증

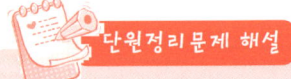

▶ 소아마비
- 급성 앞뿔척수염
- 척수의 회색질 앞뿔을 침범하여 운동신경을 마비시킴.
- 바이러스 감염에 의해 발생
- 척수 앞뿔세포 및 뇌줄기(뇌간)의 일부 운동핵에 침범, 감각은 정상
- 주로 목척수(경수) 및 허리척수(요수) 팽대부 운동신경세포를 흔하게 침범

02 다음 중 소아마비의 분류에 대한 설명으로 맞지 않는 것은?

① 비마비형으로는 부전형과 수막형이 있다.
② 척수형은 근육의 경련성과 통증을 보인다.
③ 숨뇌형은 호흡중추의 마비를 발생시킨다.
④ 수막형은 증상 없이 그냥 지나가기도 한다.
⑤ 부전형은 감기 증상과 위창자 증상이 나타난다.

▶ 아래 해설 참조

해설

▶ 소아마비의 분류

비마비형	부전형	- CNS 증상 없음. - 감기 증상과 위창자 증상이 나타남.
	수막형	- 수막자극 증상과 수액 변화가 나타남.
마비형	척수형	- 근육 경련성 통증, 피부지각과민, 근육섬유속 경련
	숨뇌형	- 호흡중추 마비, 불규칙적인 호흡
	뇌염형	- 증상 없이 지나가기도 함.

정답 : 1_② 2_④

03 소아마비에 대한 설명으로 맞지 않는 것은?

① 아래운동신경세포 병변이다.
② 척수 앞뿔세포 및 뇌줄기의 운동핵에 침범한다.
③ 운동장애를 동반한 감각장애가 주 증상이다.
④ 신체의 마비가 동반된다.
⑤ 팔의 치유는 좋은 편이다.

04 소아마비의 전신 증상으로 맞는 것을 모두 고르면?

> 가. 발열
> 나. 위창자 증상
> 다. Beevor sign
> 라. 팔이 다리보다 쉽게 침범

① 가, 나, 다 ② 가, 다 ③ 나, 라
④ 라 ⑤ 가, 나, 다, 라

05 다음 중 진행성 근육위축증에 대한 설명으로 맞지 않는 것은?

① 여자에서 발병률이 높다.
② 정확한 원인은 알 수 없다.
③ 비대칭적으로 서서히 진행된다.
④ 척수앞뿔의 변성에 의한 아래운동신경세포의 병변이다.
⑤ 손의 작은 근육에서 시작하여 아래팔과 어깨로 진행한다.

단원정리문제 해설

▶ 마비 형태
- 다리 > 팔, 운동마비 > 감각마비
- 앞정강근(전경골근) > 종아리근(비골근) > 넙다리 네갈래근(대퇴사두근) > 볼기근(둔부근)
- 팔에서는 어깨세모근(삼각근)과 호흡근의 침범이 흔함.

▶ 소아마비의 전신 증상
- 발열 (3일 경에 최대)
- 위창자(위장관) 증상
- 근육이 뻣뻣해지면서 근육통과 함께 이완성 마비
- 다리가 팔보다 쉽게 침범
- 비대칭적인 배근육 마비로 Beevor sign이 나타남.

▶ 진행성 근육위축증
- 척수앞뿔의 변성에 의한 아래운동신경세포 병변
- 진행성 질환
- 남자에서 발생 빈도가 높음.
- 경화성 변화에 의한 척수 앞뿔세포의 변성이 추체로를 통하여 위로 퍼짐.
- 정확한 원인은 불명

정답 : 3.③ 4.① 5.①

Chapter 10 아래운동신경 병변

06 Guillain-Barre syndrome의 예후로 맞게 설명한 것은?

> 가. 발병 1주일 내에 가장 증상이 심하다.
> 나. 3~4주에 걸쳐 회복된다.
> 다. 근육 약화의 후유증이 남을 수 있다.
> 라. 예후가 좋지 못한 편이다.

① 가, 나, 다　　② 가, 다　　③ 나, 라
④ 라　　　　　　⑤ 가, 나, 다, 라

▶ 예후
- 예후는 좋은 편임.
- 발병 1주일 내에 가장 심함.
- 3~4주에 걸쳐 회복
- 경우에 따라 수 개월간 지속되기도 함.
- 근육 약화의 후유증이 남을 수 있음.

07 근육위축성 가쪽경화증과 진행성 근육위축증의 공통점으로 맞지 않는 것은?

① 아래운동신경세포 질환이다.
② 증상은 손에서부터 나타난다.
③ 반사에 이상이 온다.
④ 척수앞뿔의 세포 변성이 추체로를 통하여 위로 번진다.
⑤ 정확한 원인은 알 수 없다.

▶ 근육위축성 가쪽경화증
- 진행성 근육위축증의 한 유형
- 변성의 시작이 추체로, 척수앞뿔과 신경뿌리로 하행
- 정확한 원인은 불명
- 25~50세 사이에서 호발
- 남녀의 발생 비율은 비슷함.

08 진행성 근육위축증의 치료에 대한 설명으로 맞지 않는 것은?

① 관절의 구축 방지를 위한 ROM 운동을 시행한다.
② 가능한 빨리 근력의 회복을 돕는 것이 치료 목표이다.
③ 부목은 사용하지 않는다.
④ 침상 안정으로 인한 신체 변형을 예방한다.
⑤ 마사지를 통해 혈액 순환을 도와준다.

▶ 진행성 근위축증의 치료
- 가능한 오랫 동안 근력을 유지하는 것이 치료의 목표
- 관절 구축 방지를 위한 ROM 운동
- 혈액 순환 증진을 위한 마사지
- 침대에 누운상태에서 발관절의 배측굽힘 유지되도록 지지
- 부목은 사용하지 않음.

정답 : 6.① 7.④ 8.②

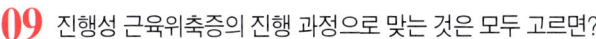

09 진행성 근육위축증의 진행 과정으로 맞는 것은 모두 고르면?

> 가. 팔의 침범이 먼저 일어난다.
> 나. 말기에는 가로막과 갈비사이근의 마비가 나타난다.
> 다. 반사의 소실과 삼킴곤란이 나타난다.
> 라. 팔과 어깨에서 손으로 증상이 진행된다.

① 가, 나, 다　　② 가, 다　　③ 나, 라
④ 라　　　　　　⑤ 가, 나, 다, 라

▶ 진행성 근위축증의 진행 과정
 - 비대칭적으로 서서히 진행
 - 팔의 침범이 먼저 일어남.
 - 말기에는 가로막과 갈비사이근의 마비로 호흡장애 발생
 - 반사 소실과 삼킴곤란
 - 질병 경과는 2~20년(평균 10년)

10 근육위축성 가쪽경화증의 증상으로 맞지 않는 것은?

① 편마비와 비슷한 양상을 보인다.
② 질환 초기에는 반사가 증가하는 경향을 보인다.
③ 질병의 결과는 1~3년이다.
④ 손의 감각장애가 나타난다.
⑤ 질환 후기에는 조임근의 침범이 나타난다.

▶ 근육위축성 가쪽경화증의 증상
 - 손가락(수지)과 손에서 경련이 시작되어 팔로 퍼짐.
 - 편마비와 비슷한 양상을 보임.
 - 근육위축은 척수 앞뿔세포의 변성에 따라 느리게 나타남.
 - 반사는 처음에는 증가하였다가 점차적으로 감소, 결국 소실됨.
 - 최종적으로 경련이 소실되고 이완성으로 대치, 아래운동신경세포 병변 증상을 보임.
 - 손의 혼몽과 따끔거리는 감각장애
 - 후기에 다리를 침범
 - 조임근은 침범하지 않음.
 - 질병 경과는 1~3년
 - 폐렴, 숨뇌(연수)마비, 호흡중추 또는 심장중추의 침범으로 사망

정답 : 9_① 10_⑤

MEMO

Chapter 11

감각신경세포 질병

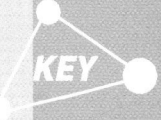

- 감각신경세포 질병은 감각수용기의 감각정보를 중추신경계로 전달하는 과정에 문제가 생기는 질환입니다. 그렇기 때문에 감각신경세포 질병을 가진 환자는 정상적인 감각을 느끼지 못하게 됩니다. 뿐만 아니라 감각입력은 정상적인 운동을 위해서 반드시 필요한 조건입니다. 감각입력의 부재는 정상적인 운동을 제한하는 결과로 나타나기도 합니다.

- 이번 챕터에서는 대표적인 감각신경세포 질병인 척수로와 척수공동증에 대하여 알아볼 것입니다. 척수로는 주로 매독균에 의해 침범되어 발생하며, 운동실조증이라고도 합니다. 이번 챕터를 공부하면서 척수로의 병리적 변화와 질환의 진행단계에 따른 증상, 치료방법에 대하여 알아볼 것입니다. 이어서 척수중심관 주변에 공동이 형성되어 발생하는 척수공동증의 증상과 치료에 대해서도 공부할 것입니다.

꼭! 알아두기

1. 척수로의 병리적 변화
2. 척수로의 진행단계별 증상
3. 척수로의 치료
4. Frenkel's exercise
5. 척수공동증의 증상
6. 척수공동증의 치료

CHAPTER 11 감각신경세포 질병

1. 감각신경세포 (감각신경원) 질병

1 척수로

(1) 개요
① 운동실조증
② 뒤신경뿌리(후신경근)와 뒤신경절(후신경절), 널판다발(박속 ; gracile fasciculus)과 쐐기다발(설상속 ; cuneate fasciculus)의 진행성 변성을 수반
③ 주로 감각신경세포에 장애를 초래
④ 남자에서 많이 발생, 20~50세 사이에 호발

(2) 원인
- 매독균

(3) 병리적 변화
① 뒤신경뿌리와 신경절의 만성적 병변이 척수등쪽기둥(후주)까지 퍼짐.
② 신경섬유가 파괴되고 신경교질이 증가
③ 경화증이 앞척수시상로, 가쪽척수시상로, 뒤척수시상로같은 구심성 척주로 확산되기도 함.
④ 시각신경(시신경)의 침범 가능성
⑤ 눈의 운동신경 침범 가능성
⑥ 발병은 잠행성이며, 매우 느리게 진행
⑦ 환자는 실조 전 단계, 실조 단계, 마비 단계의 3단계를 거침.

(4) 증상
① 실조 전 단계

지각 증상	• 통증 • 발바닥 이상감각
눈 증상	• Argyll-robertoson pupil : 폭주반사 (+), 동공반사 (+) • 겹보임 (복시, diplopia) • 눈꺼풀처짐 (안검하수) : 눈돌림신경(동안신경 ; oculomotor nerve)이 지배하는 위눈꺼풀올림근 (상안검거근 ; levator palpebrae superioris)의 마비 • 동공 수축 (축동) : 동공조임근(동공괄약근)의 수축 또는 동공확대근(동공산근)의 이완에 의한 동공 축소 • 실명 : 시각신경(시신경)마비 • 사시

② 실조 단계

Romberg's sign	• 눈을 감은 상태로 두 발을 모으고 기립자세를 유지하지 못함
실조 보행	• 보행 시 발을 높이 들고 힘을 들여 움직여 무겁게 발뒤꿈치를 내려 놓음 • 바닥면을 넓히기 위해 양발의 간격을 넓힘 • 후기 단계 : 어두운 곳에서 잘 걷지 못함. turning round가 어려움
감각 변화	• 근육과 관절 감각의 상실로 인한 저긴장증과 무긴장증 • 팔다리의 이상 자세로 인한 가동범위의 비정상적 증가 • 반사활 (반사궁 ; reflex arc)의 구심성 부위 파괴
영양성 변화	• 감각 상실로 인한 발의 관통성 궤양 • 뼈의 취약으로 가벼운 외력에도 쉽게 골절
장기 발작	• 내장기관의 발작, 발작성 기침, 호흡곤란, 후두 경련, 곧창자(직장 ; rectum) 경련, 방광 경련, 조임근 조절의 불충분

③ 마비 단계
   a. 여러 증상이 광범위 하게 출현
   b. 방광염, 콩팥 질환 초래
   c. 다른 질병이나 폐렴 등에 의한 사망

(5) 물리치료
  ① 실조 단계에서의 일차적 목표는 실조 증상의 감소
  ② 근육 감각이 조금이라도 남아 있다면 재교육 실시
  ③ 근육 감각 상실 시 청각을 이용한 훈련
  ④ 운동 시 피로하지 않도록 주의
  ⑤ 호흡운동과 몸통(체간)운동
  ⑥ Frenkel 운동을 실시
     * Frenkel's exercise
  ⑦ 척수로의 협조 운동 증진
  ⑧ 상실되거나 저하된 근육 감각을 손상당하지 않은 다른 감각의 훈련으로 보상
  ⑨ 3요소 : 환자의 집중, 정확한 운동, 반복
  ⑩ 원칙
    a. 지시는 간단 명료하게, 운동은 셈을 하면서 실시
    b. 운동에 환자가 완전히 숙달되도록 만듦.
    c. 운동은 쉬운 것에서 시작하여 어렵고 복잡한 것으로 진행
    d. 많은 근력을 사용하는 일은 포함시키면 안 됨.
    e. 전 범위 운동에서 작은 범위 운동으로 진행

f. 빠른 속도에서 느린 속도로 운동을 진행
　　g. 눈뜬 상태에서 눈감은 상태로 운동을 진행
　　h. 운동 중간중간에 휴식을 실시

2 척수물구멍증 (척수공동증 ; syringomyelia)

(1) 개요
　① 선천성 또는 후천성으로 척수중심관에 근접한 부분에 공동이 생성
　② 주로 목척수(경수)에서 발생
　③ 공동벽에는 신경교 조직의 증식을 볼 수 있음.
　④ 만성 질환으로 남자에서 조금 더 많이 발생

(2) 증상
　① 해리성 무감각증(통증과 온도 감각은 소실, 같은 부위의 촉각이나 근육 감각은 유지)
　② 앞뿔이 압박당하면 근육 위축과 마비가 나타남.
　③ 진행성 근육위축증에서와 비슷하게 마비가 손에서부터 시작, 팔과 몸통으로 확산
　④ 더 진행되면 실조성과 함께 촉각의 상실, 종아리의 경련성 마비가 동반
　⑤ 뼈와 관절의 영양성 변화
　⑥ 합병증으로 척주옆굽음증(측만증) 또는 척주뒤굽음증(후만증)이 발생

(3) 치료
　① 진행성 근육위축증과 비슷함.
　② 연소기에는 척주옆굽음증 또는 척주뒤굽음증에 대한 치료를 시행
　③ 실조증 발생 시 Frenkel 운동을 실시

단원정리문제

01 매독균에 의해 발생하며, 뒤신경뿌리와 뒤신경절, 널판다발과 쐐기다발의 진행성 변성을 수반하는 질병으로 맞는 것은?

① 진행성 근육위축증
② 척수물구멍증
③ 소아마비
④ 척수로
⑤ 뇌성마비

02 척수로의 병리적 변화로 맞지 않는 것은?

① 실조 전 단계, 실조단계, 마비단계의 3단계를 거친다.
② 눈의 운동신경을 침범한다.
③ 신경섬유가 파괴되고 신경교질이 증가한다.
④ 매우 빠르게 진행되는 질병이다.
⑤ 시각신경을 침범한다.

단원정리문제 해설

▶ 척수로
- 운동실조증
- 뒤신경뿌리와 뒤신경절, 널판다발과 쐐기다발의 진행성 변성을 수반
- 주로 감각신경세포에 장애를 초래
- 남자에서 많이 발생, 20~50세 사이에 호발
- 매독균이 원인

▶ 척수로의 병리적 변화
- 뒤신경뿌리와 신경절의 만성적 병변이 척수뒤기둥까지 퍼짐.
- 신경섬유가 파괴되고 신경교질이 증가
- 경화증이 앞척수시상로, 가쪽척수시상로, 뒤척수시상로같은 구심성 척주로 확산되기도 함.
- 시각신경의 침범 가능성
- 눈의 운동신경 침범 가능성
- 발병은 잠행성이며, 매우 느리게 진행
- 환자는 실조 전 단계, 실조단계, 마비단계의 3단계를 거침.

정답 : 1_④ 2_④

03 척수로에 대한 설명으로 맞지 않는 것은?

① 운동실조증이 나타난다.
② 여자에서 많이 발생한다.
③ 20~50세 사이에서 호발한다.
④ 뒤신경뿌리, 뒤신경절, 널판다발, 쐐기다발의 진행성 변성을 수반한다.
⑤ 주로 감각신경세포 장애를 초래한다.

04 척수로의 실조 전 단계에서 나타나는 눈의 증상으로 맞는 것을 모두 고르면?

> 가. 겹보임
> 나. 시각신경 마비로 인한 실명
> 다. 사시
> 라. 눈꺼풀 처짐

① 가, 나, 다　② 가, 다　③ 나, 라
④ 라　⑤ 가, 나, 다, 라

05 척수로의 실조단계에서 나타나는 증상으로 맞지 않는 것은?

① 실조 보행　② 눈의 장애　③ 감각 변화
④ 영양 변화　⑤ 장기 발작

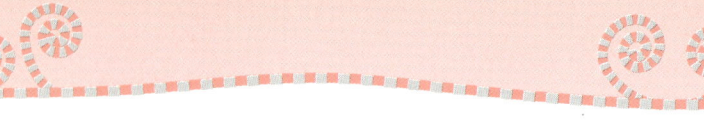

단원정리 문제 해설

▶ 척수로
- 운동실조증
- 뒤신경 뿌리와 뒤신경절, 널판다발과 쐐기다발의 진행성 변성을 수반
- 주로 감각신경세포에 장애를 초래
- 남자에서 많이 발생, 20~50세 사이에 호발
- 매독균이 원인

▶ 척수로 실조 전 단계의 눈 증상
- Argyll-robertoson pupil : 폭주반사 (+), 동공반사 (+)
- 겹보임(diplopia)
- 눈꺼풀 처짐 : 눈돌림(동안)신경이 지배하는 위눈꺼풀올림근(상안검거근)의 마비
- 동공 수축 : 동공조임근(괄약근)의 수축 또는 동공확대근(동공산근)의 이완에 의한 동공 축소
- 실명 : 시각신경마비
- 사시

▶ ②는 실조 전 단계

정답 : 3_② 4_⑤ 5_②

06 척수로 실조보행에 대한 설명으로 맞지 않는 것은?

① 보행 시 발을 높이 들어 움직이다.
② 양발의 간격이 좁다.
③ Turning round가 어렵다.
④ 어두운 곳에서는 잘 걷지 못한다.
⑤ 보행 시 무겁게 발뒷꿈치를 내려놓는다.

07 눈을 감은 상태로 두 발을 모으고 기립자세를 유지하지 못하는 현상은?

① Piston sign
② Tinel's sign
③ Rhomberg's sign
④ Allis's sign
⑤ Trendelenburg's sign

08 척수로의 물리치료에 대한 설명으로 맞지 않는 것은?

① 실조단계에서의 치료 목표는 실조 증상의 감소
② 근육 감각이 남아 있다면 재교육 실시
③ 호흡운동과 몸통운동을 실시
④ Frenkel's exercise
⑤ 강도 높은 운동으로 피로에 대한 역치를 높임.

▶ 척수로 실조보행
- 보행 시 발을 높이 들고 힘을 들여 움직여 무겁게 발뒤꿈치를 내려 놓음.
- 바닥면을 넓히기 위해 양발의 간격을 넓힘.
- 후기 단계 : 어두운 곳에서 잘 걷지 못함. turning round가 어려움.

▶ Rhomberg's sign
- 눈을 감은 상태로 두 발을 모으고 기립자세를 유지하지 못함.

▶ ⑤ 운동 시 피로하지 않도록 주의함.

정답 : 6_② 7_③ 8_⑤

09 Frenkel 운동에 대한 설명으로 맞지 않는 것은?

① 운동은 셈을 하면서 실시한다.
② 운동은 쉬운 것에서 어렵고 복잡한 순으로 진행한다.
③ 눈뜬 상태에서 눈 감은 상태로 운동을 진행한다.
④ 느린 속도에서 빠른 속도로 운동을 진행한다.
⑤ 운동 중간에 휴식을 취한다.

10 척수물구멍증에 대한 설명으로 맞지 않는 것은?

> 가. 척수중심관 부근에 공동이 생긴다.
> 나. 공동 벽에서는 신경교 증식을 볼 수 있다.
> 다. 만성 질환으로 남자에서 조금 더 많이 발생한다.
> 라. 주로 허리척수에서 발생한다.

① 가, 나, 다 ② 가, 다 ③ 나, 라
④ 라 ⑤ 가, 나, 다, 라

11 척수물구멍증의 증상으로 맞지 않는 것은?

① 앞뿔의 손상 시 근위축과 같은 마비가 발생한다.
② 뼈와 관절의 영양성 변화가 발생한다.
③ 합병증으로 척주옆굽음증 또는 척주뒤굽음증이 발생한다.
④ 병이 진행되어 종아리의 경련성 마비가 나타난다.
⑤ 마비가 몸통에서 시작되어 말초로 확산된다.

단원정리문제 해설

▶ **Frenkel's exercise**
- 지시는 간단 명료하게, 운동은 셈을 하면서 실시
- 운동에 환자가 완전히 숙달되도록 만듦.
- 운동은 쉬운 것에서 시작하여 어렵고 복잡한 것으로 진행
- 많은 근력을 사용하는 일은 포함시키면 안 됨.
- 전범위 운동에서 작은범위 운동으로 진행
- 빠른 속도에서 느린 속도로 운동을 진행
- 눈뜬 상태에서 눈감은 상태로 운동을 진행
- 운동 중간중간에 휴식을 실시

▶ **척수물구멍증(척수공동증)**
- 선천성 또는 후천성으로 척수중심관에 근접한 부분에 공동이 생성
- 주로 목척수(경수)에서 발생
- 공동벽에는 신경교 조직의 증식을 볼 수 있음.
- 만성 질환으로 남자에서 조금 더 많이 발생

▶ **척수물구멍증의 증상**
- 해리성 무감각증(통증과 온도 감각은 소실, 같은 부위의 촉각이나 근육 감각은 유지)
- 앞뿔이 압박당하면 근위축과 마비가 나타남.
- 진행성 근위축증에서와 비슷하게 마비가 손에서부터 시작, 팔과 몸통으로 확산
- 더 진행되면 실조성과 함께 촉각의 상실, 종아리의 경련성 마비가 동반
- 뼈와 관절의 영양성 변화
- 합병증으로 척주옆굽음증 또는 척주뒤굽음증이 발생

정답 : 9_④ 10_① 11_⑤

Chapter 12

뇌와 척수의 손상

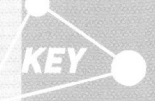

- 중추신경계를 구성하는 뇌와 척수는 인체의 운동을 만들어내고 조절하는 인체에서 아주 중요한 역할을 하는 기관입니다. 이번 챕터에서는 중추신경계의 병변으로 발생하는 질환들 중 앞서 다른 챕터에서 다루지 않았던 질환에 대하여 공부할 것입니다.
- 이번 챕터에서 공부해야 할 내용은 파킨슨병, 다발성 경화증, 소뇌성 실조증, Friedreich's disease, Charcot-Marie-Tooth disease가 있습니다. 이번 챕터에서 이러한 질환들의 각각의 병리적 현상과 증상 그리고 치료에 대하여 알아 볼 것입니다.
- 이번 챕터에서 다루는 질환들은 임상에서 흔하게 접할 수 있는 질환은 아니지만 환자들의 물리치료적 중재가 반드시 필요한 질환이기 때문에 질환의 전반적인 이해와 치료방법에 대한 숙지가 반드시 필요합니다.

꼭! 알아두기

1. 파킨슨병의 개요
2. 파킨슨병의 일반적 증상
3. 파킨슨병의 치료
4. 다발성 경화증의 개요
5. 다발성 경화증의 증상
6. 소뇌성 실조증의 증상과 치료
7. Friedreich's disease의 증상과 치료
8. Charcot-Marie-Tooth disease의 증상

CHAPTER 12 뇌와 척수의 손상

1 뇌와 척수의 질환에 대한 물리치료

1 파킨슨병 (Parkinson's disease)

(1) 개요

① 바닥핵(기저핵 ; basal ganglia) 손상이 주된 원인
   * 줄무늬체(선조체 ; corpus striatum)와 중간뇌(중뇌) 흑색질(흑질 ; substantia nigra)의 변성
② 일반적으로 50~60세 이후에 발생
③ 정확한 원인은 알려지지 않음.
④ 비유전성
⑤ 뇌염, 외상, 일산화탄소 중독, 약물 중독, 사고 등이 원인이 되는 경우도 있음.

(2) 증상

① 떨림(진전 ; tremor)
   a. 안정 시 떨림(휴지 진전, resting tremor)
      * 휴식 시 나타나는 떨림(진전), 수의 운동 중에는 떨림이 사라짐.
   b. 보통 한 손에서부터 시작
   c. pill-rolling
      * 엄지와 집게손가락으로 환약을 굴리는 듯한 떨림
   d. 떨림은 일반적으로 같은 쪽 팔과 다리로 확산
   e. 머리와 몸통은 드물게 침범, 눈은 침범되지 않음.
   f. 정신적인 스트레스에 심해지기도 함.
② 강직(rigidity)
   a. lead-pipe pattern : 수동운동 시 균일한 저항이 나타남.
   b. Cogwheel phenomenon : 수동운동 시 톱니바퀴가 돌아가는 것처럼 약간씩 운동이 일어남.
   c. 주동근과 길항근의 동시 활동으로 굽힘과 폄 양 방향에서 저항이 증가함.
   d. 위운동신경세포(상위운동신경) 손상 시 볼 수 있는 spasticity와는 다른 형태의 근육 과긴장
      * spasticity : 수동 운동 시 운동 속도가 커짐에 따라 저항도 커짐, 접칼 현상을 보임, 저항은 한쪽 방향으로만 나타남.

③ 자세(posture)
    a. 머리가 앞으로 이동
    b. 몸통의 앞굽힘
    c. 팔은 약간 벌림
    d. 팔꿉관절은 90° 굽힘
    e. 손목관절은 약간 폄
    f. 손목손허리관절은 손가락뼈사이관절이 폄되어 있는 동안 굽힘
④ 보행(gait)
    a. 보폭과 보행주기가 짧은 총총걸음
    b. 팔의 arm swing이 없음.
    c. 발을 질질 끌면서 걸음
    d. 보행이 점점 빨라짐.
⑤ 운동 느림(운동 완서 ; bradykinesia)
    a. 운동의 시작이 어렵고 운동 속도가 느림.
    b. 수의적, 자동적 운동의 운동 속도와 범위가 감소
    c. 정교한 운동 시의 협조성이 떨어짐.
⑥ 이차적 증상 : 수면장애, 기립성 저혈압, 삼킴장애, 변비, 의사소통장애, 인지기능장애, 우울증, 통증, 피로, 가면얼굴

(3) 평가
① 문진 시 관찰 항목 : 보행, 얼굴표정, 배우자와의 관계, 최근 기억, 정신상태
② 물리치료 계획을 위한 평가 : 유연성, 상체 돌림, 상반 동작, weight shifting, 얼굴운동성, ADL

(4) 물리치료
① 마사지 : 순환 증진과 이완
② 수동운동 : 관절가동성 유지, 이완
③ 고유수용성 신경근 촉진법 적용 (등장성 수축에 이은 등척성 수축 등)
④ 능동운동 : 운동 시 음악을 틀어주거나 셈을 하는 것이 좋음. 리드미컬하게 실시
⑤ 보행훈련

2 다발성 경화증 (Multiple sclerosis)

(1) 개요
① 정확한 원인은 알 수 없음.
② 20~40대 사이의 젊은 층에서 발생
③ 중추신경계의 탈말이집(수초)성 질병
④ 말이집 탈락은 대칭성을 보임.

(2) 증상
　① 초기 단계

척수 증상	• 처음에 나타나는 문제로 다리가 주로 침범 • 경련성이 나타남 • 보행 시 쉽게 피로를 느낌 • 손과 손가락의 섬세한 운동의 어려움
눈 증상	• 시각신경핵 또는 눈의 운동신경을 침범 • 침침함(blurred vision), 겹보임(복시 ; diplopia), 일시적 실명 등이 나타남
조임근 문제	• 조임근 문제는 방광과 곧창자의 일시적인 조절 기능 상실을 가져옴

　② 후기 증상

눈떨림(안구진탕증 ; nystagmus)	• 눈동자가 가만히 있어도 떨림
활동떨림(기도진전 ; intension tremor)	• 운동을 하려고 하면 떨림이 일어나 운동을 하는 동안 악화됨
Scanning	• 단어의 모든 음정을 분리해서 발음
경련성의 발달	• 폄된 상태에서 한쪽 다리에서 더 심함
실조증	• 손상 부위에 따라 정도가 달라짐
감각 변화	• 감각 변화는 없거나 경미함
보행	• 가위걸음, 실조성 보행, 비틀거리거나 불안정
반사	• 반사의 증가, 발목 간대 경련과 Babinski sign이 존재
근력의 상실	• 근력 저하
정신적 변화	• 다행증, 가벼운 의식장애, 운동 불안
조임근 상실	• 요실금
영양성 변화	• 피부 건조, 욕창

(3) 치료
　① 관절 가동범위운동
　② 손상된 부위의 기능 증진을 위한 직접적인 치료를 실시
　③ 경하게 침범된 부위나 아직 침범되지 않은 부위에 확산되지 않도록 예방적 치료를 실시
　④ 실조증이 있을 시 균형과 협조운동을 회복할 수 있는 치료를 실시
　⑤ 감각성 실조증의 경우 Frenkel 운동을 실시
　⑥ 보행 재교육

3 소뇌성 실조증 (Cerebellar ataxia)

(1) 개요
- 소뇌의 선천적 또는 후천적 결함이나 질병으로 인한 근육의 공동 운동 조절 문제

(2) 증상
① 소뇌에 실질적인 병변이 있을 때 소뇌성 보행이 나타남.
② 정상적인 연합 운동의 해리
③ 공동 운동장애
④ 머리와 목, 팔다리의 활동 떨림 (유합진전)
⑤ 눈떨림 (안구진탕), scanning, 언어차질 등이 나타남.
⑥ 반사는 일반적으로 정상임.
⑦ 정신상태도 정상임.
⑧ Pendular knee-jerk 현상

(3) 치료
① 대뇌의 고위중추를 통한 수의적 운동 조절로 협조운동을 원활하게 조절
② 협조운동의 원활한 달성을 위해 Frenkel 운동을 실시
③ 고유수용성 신경근 촉진법을 이용한 저항운동을 실시
④ 보행 훈련

4 Friedreich's disease

(1) 개요
① 원인불명
② 가족성 질병, 유전장애
③ 일반적으로 유년 시절에 시작되지만 사춘기 초나 후기까지는 잘 나타나지 않음.
④ 척수의 뒤기둥과 가쪽기둥에서 만성적 변화와 경화가 발생
⑤ 점차적으로 널판다발, 쐐기다발, 앞·뒤척수소뇌로, 척수 시상로, 가쪽뇌척수로 등에까지 파급

(2) 증상
① 실조증, 근육 위축
② 근육 약화, 팔의 비협조 운동
③ 진행된 환자에 있어서 비틀거림(reeling), 갈짓자 보행(staggring gair), 비협조성 jerky 운동
④ 팔과 머리, 목 등에 활동떨림이 발생
⑤ 초기부터 눈떨림이 나타남.
⑥ hot-potato type : 머뭇거리는 언어, 스타카토 형식
⑦ 무릎뼈 힘줄반사 소실
⑧ Babinski sign이 나타나기도 함.
⑨ 감각 이상은 있으나 무감각은 드묾.
⑩ 기형 : 척주옆굽음증, 척주뒤굽음증, 말발, 안쪽말발, 휜발 (요족 ; carus)
⑪ Romberg's sign

(3) 병의 경과와 진전
　　① 치유가 불가능한 질병
　　② 진행이 느리고 오랫 동안 지속됨.
　　③ 초기에 병이 자발적으로 정지되는 경우도 있음.
　　④ 주로 합병증으로 사망

(4) 치료
　　① 정신적인 효과와 함께 증상 억제를 위한 치료를 함.
　　② Frenkel's exercise, 능동운동, 수동운동, 저항운동

5 Charcot-Marie-Tooth disease (CMT)

(1) 개요
　　① 발의 작은 근육과 종아리근이 쇠약해짐.
　　② 종아리근육위측증
　　③ 보통 상염색체 우성 소질로 유전

(2) 병리
　　① 온종아리신경(총비골신경)의 축삭 단열과 신경말이집 탈락
　　② 척수앞뿔세포 및 뒤기둥의 변성
　　③ 후기에 추체로의 침범

(3) 증상
　　① 5~10세에서 호발
　　② 여자보다 남자에서 호발
　　③ 종아리근에서 시작하여 긴발가락폄근(장지신근)으로 위축이 진행
　　④ 양측성으로 발병
　　⑤ 아킬레스 힘줄의 단축, 안쪽말발, 휜발, 갈퀴발가락, 계상 보행이 초래
　　⑥ goose leg : 종아리가 가늘게 길어진 것처럼 보임.
　　⑦ 근육 위축은 팔다리의 몸쪽으로 진행
　　⑧ 촉각, 통각, 온각이 종아리뼈 부위에서 소실
　　⑨ 발뒤꿈치에 궤양
　　⑩ 뒤기둥의 병변으로 진동감각, 2점 식별감각이 종아리 및 발등(족배부)에서 소실
　　⑪ 손과 아래팔 침범, claw hand

(4) 치료
　　- 발 및 발목관절의 기형 교정 수술

단원정리문제

01 파킨슨병에 대한 설명으로 맞는 것을 모두 고르면?

> 가. 줄무늬체와 중간뇌 흑색질의 병변으로 발생한다.
> 나. 일반적으로 50~60세 이후에 발생한다.
> 다. 뇌염, 외상, 약물중독 등이 원인이 되기도 한다.
> 라. 유전성 질환이다.

① 가, 나, 다　　② 가, 다　　③ 나, 라
④ 라　　　　　　⑤ 가, 나, 다, 라

02 파킨슨병의 떨림에 대한 설명으로 맞지 않는 것은?

① 휴식 시에 떨림이 나타난다.
② pill-rolling을 보인다.
③ 정신적 스트레스, 걱정 등에 의해 심해진다.
④ 일반적으로 반대쪽 팔과 다리로 확산된다.
⑤ 머리와 몸통은 드물게 침범된다.

단원정리문제 해설

▶ **파킨슨병**
- 바닥핵(기저핵) 손상이 주된 원인
  ※ 줄무늬체(선조체)와 중간뇌 흑색질(중뇌흑질)의 변성
- 일반적으로 50~60세 이후에 발생
- 정확한 원인은 알려지지 않음.
- 비유전성
- 뇌염, 외상, 일산화탄소 중독, 약물중독, 사고 등이 원인이 되는 경우도 있음.

▶ **파킨슨병의 떨림**
- 안정 시 떨림(휴지 진전) : 휴식 시 나타나는 떨림, 수의운동 중에는 떨림이 사라짐.
- 보통 한 손에서부터 시작
- pill-rolling : 엄지와 집게손가락(검지)으로 환약을 굴리는 듯한 떨림
- 떨림은 일반적으로 같은 쪽 팔과 다리로 확산
- 머리와 몸통은 드물게 침범, 눈은 침범되지 않음.
- 정신적은 스트레스에 심해지기도 함.

정답 : 1.① 2.④

03 파킨슨병에서 나타나는 강직에 대한 설명으로 맞는 것을 모두 고르면?

> 가. 주동근과 길항근의 균일한 저항이 발생한다.
> 나. 접칼현상이 나타난다.
> 다. Cogwheel 현상이 나타난다.
> 라. 수동운동 시 속도에 따라 저항이 증가한다.

① 가, 나, 다 ② 가, 다 ③ 나, 라
④ 라 ⑤ 가, 나, 다, 라

▶ 강직(rigidity)
- 수동운동 시 균일한 저항이 나타남.
- spasticity : 수동운동 시 운동 속도가 커짐에 따라 저항도 커짐. 접칼현상을 보임. 저항은 한쪽 방향으로만 나타남.

04 파킨슨병의 자세에 대한 설명으로 맞지 않는 것은?

① 머리는 뒤 방향으로 이동
② 팔꿉관절 90° 굽힘
③ 팔은 약간 벌림
④ 몸통의 앞 굽힘
⑤ 손목관절은 약간 폄

▶ 파킨슨병의 자세
- 머리가 앞으로 이동
- 몸통의 앞 굽힘
- 팔은 약간 벌림
- 팔꿉관절은 90° 굽힘
- 손목관절은 약간 폄
- 손목손허리관절(수근중수관절)은 손가락뼈사이관절(지절간관절)이 폄되어 있는 동안 굽힘

05 다음 중 파킨슨 환자의 보행에 대한 설명으로 맞는 것을 모두 고르면?

> 가. 총총걸음을 걷는다.
> 나. 팔을 몸통에 붙이고 걷는다.
> 다. 발을 질질 끌면서 걷는다.
> 라. 보행이 점점 빨라진다.

① 가, 나, 다 ② 가, 다 ③ 나, 라
④ 라 ⑤ 가, 나, 다, 라

▶ 파킨슨 환자의 보행
- 보폭과 보행 주기가 짧은 총총걸음을 걸음
- 팔의 arm swing이 없음.
- 발을 질질 끌면서 걸음
- 보행이 점점 빨라짐.

정답 : 3_① 4_① 5_⑤

06 다발성 경화증에 대한 설명으로 맞지 않는 것은?

① 정확한 원인은 알 수 없다.
② 20~40대 사이의 젊은 층에서 호발한다.
③ 말초신경계의 탈말이집성 질환이다.
④ 말이집 탈락은 대칭성을 보인다.
⑤ 초기 증상으로 시각 이상이 생긴다.

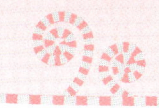

▶ 대발성 경화증
- 정확한 원인은 알 수 없음.
- 20~40대 사이의 젊은 층에서 발생
- 중추신경계의 탈말이집성 질병
- 말이집 탈락은 대칭성을 보임.

07 다발성 경화증의 척수 증상으로 맞는 것을 모두 고르면?

가. 경련성이 나타난다.
나. 보행 시 쉽게 피로를 느낀다.
다. 손과 손가락의 섬세한 운동이 어렵다.
라. 팔부터 침범한다.

① 가, 나, 다   ② 가, 다   ③ 나, 라
④ 라   ⑤ 가, 나, 다, 라

▶ 다발성 경화증의 척수 증상
- 처음에 나타나는 문제로 다리에 주로 침범
- 경련성이 나타남.
- 보행 시 쉽게 피로를 느낌
- 손과 손가락의 섬세한 운동의 어려움.

08 다발성 경화증의 후기 증상으로 맞지 않는 것은?

① 눈떨림   ② 실조증
③ 감각 이상   ④ 근력 저하
⑤ 겹보임

▶ 다발성 경화증의 후기 증상
- 눈떨림, 활동 떨림(유합 진전), Scanning, 경련성의 발달, 실조증, 감각변화, 보행, 반사, 근력 상실, 정신적 변화, 조임근(괄약근) 상실, 영양성 변화

정답 : 6_③ 7_① 8_⑤

09 소뇌의 선천적 또는 후천적 결함이나 질병으로 인한 근육의 공동운동 조절을 일으키는 질환은?

① 소뇌성 실조증
② 뇌성마비
③ 파킨슨병
④ 다발성 경화증
⑤ 소아마비

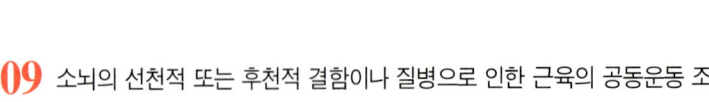

▶ 소뇌성 실조증
- 소뇌의 선천적 또는 후천적 결함이나 질병으로 인한 근육의 공동운동 조절 문제

10 Friedreich's disease에 대한 설명으로 맞지 않는 것은?

① 척수의 뒤기둥, 가쪽기둥에서 만성적 경화가 발생한다.
② 점차적으로 널판다발, 쐐기다발, 척수시상로 등으로 번진다.
③ 근육 약화와 팔의 비협조운동을 보인다.
④ 후기에 눈떨림이 나타난다.
⑤ 주로 합병증으로 사망한다.

▶ Friedreich's disease
- 실조증, 근육 위축
- 가족성 장애, 유전장애
- 초기부터 눈떨림이 나타남.
- 무릎뼈 힘줄 반사 소실
- 바빈스키 징후가 나타나기도 함.
- 감각 이상은 있으나 무감각은 드묾.
- 치유가 불가능
- 진행이 느리고 오랫 동안 지속
- 주로 합병증으로 사망

정답 : 9_① 10_④

Chapter 13

근육의 질병에 대한 물리치료

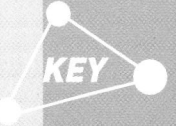

- 근육의 질병은 신경계의 문제가 아닌 근육 자체의 이상으로 발생하며, 근육섬유가 적당한 기능을 수행하지 못하는 상태가 되어 발생합니다. 근육의 질병을 일으키는 원인은 다양하지만 근육의 질병이라는 이름에서 의미하듯 일차적으로 근육 자체의 문제에서 기인하는 질병입니다. 이러한 질병은 대부분 이차적 문제로 구축과 변형을 흔히 동반합니다. 근육의 질병을 치료하는데 있어서 물리치료는 질병으로 인한 이차적 구축과 변형을 예방하며, 가능한 정상적인 근육상태를 유지하는데 목적이 있습니다.

- 이번 챕터에서는 유전성 성향을 보이는 진행성 근육이영양증의 분류와 각각의 근육이영양증의 특징, 임상적 양상, 치료에 대하여 알아 볼 것입니다. 이어서 신경근 접합부의 문제로 인해 야기되는 중증근육무력중 증상과 분류, 치료에 대해 공부하고 마지막으로 선천성 근육무긴장증과 선천성 근육경직증의 증상과 치료에 대해 공부할 것입니다.

꼭! 알아두기

1. Duchenne형 근육이영양증의 개요
2. Duchenne형 근육이영양증의 임상적 평가
3. Duchenne형과 Becker형 근이영양증의 비교
4. 중증근육무력증의 개요와 증상
5. 선천성 근육무긴장증의 개요
6. 선천성 근육무긴장증의 증상과 치료
7. 선천성 근육경직증의 개요
8. 선천성 근육경직증의 증상과 치료

CHAPTER 13 근육의 질병에 대한 물리치료

1. 근육 질병에 대한 물리치료

1 진행 근육퇴행위축 (진행성 근이영양증 ; progressive muscular dystrophy)

(1) 개요
  ① 신경계의 손상 없이 근육 자체에 발생하는 질병
  ② 원인은 알 수 없으며, 유전적 성향을 가짐.
  ③ 가설

신경설	자율신경계의 이상으로 발생
혈관설	혈소판 serotonin 대사작용의 장애, 혈액 순환의 지연
근막이상설	T system의 이상, adenylcyclase의 비활성화, ceruloprotease의 활성 항진

(2) 분류

반성 근육퇴행위축 (근이영양증)	• Duchenne 형
	• Becker 형
상염색체 열성 근육퇴행위축	• 팔다리이음형 (사지대형)
	• 다리이음형 (골반대형)
	• 팔이음형 (견갑대형)
	• 선천성 근육퇴행위축 (근육이영양증)
상염색체 우성 근육퇴행위축	• 얼굴어깨위팔 근육퇴행위축 (안면견갑상완 이영양증)
	• 유아 얼굴어깨위팔 근육퇴행위축
	• 어깨종아리 (견갑비골) 근육퇴행위축
	• 눈 근육퇴행위축 (안이영양증)
	• 눈인두 근육퇴행위축 (안인두이영양증)
	• 먼쪽 근육퇴행위축 (원위이영양증)

(3) 반성 근육퇴행위축

① Duchenne type

　a. 개요
　　- 상태가 아주 심함
　　- 근육퇴행위축 중 가장 발생 빈도가 높음.
　　- 남자에서만 호발
　　- 약 60% 이상에서 양성 모성 가족력을 보임.
　　　*초기 : 선택적이고 대칭적으로 다리이음(골반대) 근육의 약화 → 3~5년 후 팔이음(견갑대) 근육 침범 → 발병 후 4년 이내 보행의 어려움

　b. 임상적 양상
　　- 18~36개월 사이에 운동 결함 발생, 조기 발견의 어려움
　　- 완속 보행
　　- 큰볼기근 침범, 머리와 어깨를 골반 뒤로 이동시켜 보상 (허리뼈 앞굽이 자세)
　　- 몸통과 다리이음뼈의 근육 약화, 허리뼈 앞굽이가 더욱 증가, 팔운동 소실
　　- 한쪽 다리 체중지지 시 무릎관절 젖힘, 정강뼈 바깥돌림 증가
　　- 발목관절 발바닥 굽힘, 안쪽번짐 변형 (안쪽말발)
　　- 턱을 뒤로 끌어 당김 (균형 유지)
　　- 팔이음 근육의 약화로 목발 보조 어려움
　　- 얼굴, 눈인두, 호흡근에 이르는 근육 침범 발생

　c. 임상적 평가

Gower's sign	• 환자를 엎드린 상태에서 일어서게 하면 네발기기 자세를 취한 다음 손으로 종아리와 넙다리를 짚으면서 일어섬 　*허리뼈앞굽이 넙다리네갈래근의 약화로 나타남
Meryon's sign	• 선자세에서 환자의 겨드랑이에 손을 넣어 들어 올림 • 팔이음뼈 근육이 약한 경우 팔이 위로 올라감 　*팔이음뼈 근육 약화를 검사
Ober test	• 옆으로 누운 상태에서 엉덩관절을 벌림시키고 중위자세를 유지하며, 무릎관절을 90° 굽힘시킴 • 위자세에서 벌림된 다리를 놓을 경우 벌림상태를 유지한다면 양성 　*엉덩정강근막띠와 넙다리근막긴장근의 단축을 검사
Thomas test	• 엉덩관절굽힘근의 단축 혹은 구축 여부를 평가 • 한 관절근 단축검사와 두 관절근 단축검사가 있음
기형 혹은 근위축	• 다리이음뼈 구축 : 엉덩정강근막띠 구축, 엉덩관절안쪽돌림 기능 소실 • 밖굽이무릎(genu valgum)과 정강뼈의 바깥돌림
장딴지근의 가성비대	

안쪽말발과 말발 보행	
팔이음근육위축	• 주로 큰가슴근의 복장뼈머리(흉골두)를 침범
앞톱니근, 목굽힘근 침범	• 말기 • 앞톱니근, 목굽힘근 침범에 이은 위팔두갈래근, 위팔노근의 침범 • 목발 보행의 어려움
심부건반사	• 팔은 조기소실 • 아킬레스 힘줄은 말기까지 유지

d. 물리치료

초기치료	• 근력 유지 및 증진 : 다리이음뼈, 몸통근력 유지 및 증진 　* 강한 운동 계획은 피함 • 구축의 교정보다 예방에 초점을 맞추고 운동, 수동운동 실시(매일 2회) • 신장운동 : 넙다리근막긴장근, 뒤넙다리근, 엉덩관절, 무릎관절굽힘근(굴곡근), 발목관절 발바닥굽힘근
후기치료	• 신장 운동, 등척성 운동 • 보조기 착용 • 팔을 이용하여 넘어지는 법 교육 • 수술 후에 필요한 기술에 대한 교육(수술 전) • 균형 훈련 • 발과 무릎 부위 변형 교정 • 휠체어 적용

e. 외과적 치료 : 발의 말발(첨족)변형, 안쪽말발(첨내반족), 엉덩관절과 무릎관절의 굽힘 구축, 척추 변형

② Becker type

a. Duchenne 형과 임상적 양상 및 근육 약화의 분포는 비슷하지만 비교적 양호한 편임.
b. 발생 빈도가 Duchennen형에 비해 1 : 7 정도로 낮음.
c. 진행이 느림.
d. 일반적으로 7세 이후에 나타남.
e. 10세를 전후로 발끝 보행과 오리걸음을 보이고, 팔은 2~10년 후에 침범
f. 확진을 위한 요소

반성 열성 조질 확인

- 적어도 16세까지는 보행 유지
- 장딴지근의 가성비대가 비교적 초기에 출현
- 비교적 초기에 아킬레스 힘줄의 구축이 있고, 다른 근육이 나중에 구축
- 근육 쇠약의 특별한 분포 : 엉덩 관절 주위근, 엉덩관근, 가시위근, 가시아래근, 앞톱니근, 가슴근, 위팔두갈래근, 위팔노근 등의 침범
- 깊은힘줄반사의 소실, 아킬레스 힘줄 반사는 후기까지 잔존

(4) 상염색체 열성 근육퇴행위축

팔다리이음형 (사지대형)	• Duchennen형 다음으로 호발 • 발병 연련 분포가 다양 (10~40세) 　* 40세 이후 발병 시 떨림이 빠름. 3년 내 휠체어 사용 • 초기에 골반과 팔이음뼈의 근육 약화 • 떨림이 느리고 심한 불구나 구축은 흔하지 않음 • 과도한 척주앞굽음증과 허리퇴행성 관절염으로 인한 허리통증 발생 • 가성 근육비대 (환자의 1/3에서 나타남) • 지능은 보통 정상
다리이음형 (골반대형)	• 어깨위팔 근육퇴행위축보다 흔함 • 근육 약화의 분포와 임상적 양상은 Duchenne형과 비슷 • 엉덩허리근, 큰볼기근, 넙다리네갈래근이 초기에 침범 • 손과 손목의 굽힘근과 폄근, 어깨세모근 등이 후기에 침범
팔이음형 (견갑대형)	• 근육 약화는 앞톱니근, 등세모근, 마름근에서 나타남 • 다리이음뼈의 침범은 수 년간 나타나지 않음 • 장딴지근의 가성근육비대 (20%) • 심장 침범과 지능 저하는 흔하지 않음 • 심폐계의 합병증으로 보통 40세 이전에 사망
선천성 근육퇴행위축 (근이영양증)	• 상염색체 열성 소질 형태로 유전 • floppy baby 　* floppy baby : 근육 긴장도가 낮은 상태 • 태아의 활동이 활발하지 못함 • 양측성 안쪽말발, 기운목 (사경), 척주옆굽음증 • 호흡근과 얼굴근의 침범으로 신생아 시기 연하곤란

(5) 상염색체 우성 근육퇴행위축

얼굴어깨위팔 근육퇴행 위축 (안면견갑상완이영양증)	① 개요 　• 상염색체 우성 소질로 유전 　• 근육퇴행위축 중 예후가 가장 양호함 　• 발병은 어린이로부터 성인까지 다양하나, 10세~20세에 호발 　• 얼굴근육의 약화로 입술을 오므리거나 빨대 사용이 불가능하고, 휘파람을 불지 못함 　• 얼굴근육의 마비로 수면 중에도 약간 눈뜬 상태 유지 　• 목근육의 침범으로 빗장뼈가 수평 위를 취하고 어깨가 처짐 ② 임상적 양상 　• 어깨 높이 이상으로 물건을 들지 못함 　• 앞톱니근, 등세모근, 마름근, 등넓은근의 침범이 흔함 　• 어깨세모근은 잘 보존되는 편임 　• 어깨세모근 보존 시 뽀빠이 자세를 보임 　• 어깨뼈 주위 근육 침범 시 inferior angle wing이 발생 　• 손목관절의 폄근의 약화로 손목처짐 발생 　　* 손목관절의 굽힘근 근력은 보통 정상 　• 종아리신경의 부전마비로 발목처짐 발생

얼굴어깨위팔 근육퇴행위축	③ 물리치료 • 혈액 순환 증진을 위함 마사지(마찰법, 유날법) 실시 • 구축 방지를 위한 수동운동 실시 ＊발목관절 발등굽힘, 무릎관절 폄, 엉덩관절 폄, 팔꿈치관절 폄이 특히 중요 • 고유신경근촉진법 등을 이용한 조기운동 실시 • 척추의 기형을 예방하도록 운동 계획을 세우고 수시 평가 • 호흡 운동이 중요함 • 강장 효과를 위한 자외선 조사	
유아 얼굴어깨위팔 근육퇴행위축 (유아 안면겹갑상완이영양증)	• 1세 이전에 나타남 • 부모 중 한 사람은 얼굴근육의 경한 약화가 있음 • 미소를 지을 수 없으며, drooling이 발생 ＊drooling : 침분비과다증, 침을 입밖으로 흘림 • 수면 시 눈을 완전히 감지 못함 • 진행 속도가 빠르며, 얼굴 전체의 마비가 나타남 • 중요 근육군의 약화 발생 • 보통 9세까지 의자차 사용	
어깨종아리 근육퇴행위축 (견갑비골이영양증)	• 어깨종아리 근육퇴행위축의 변형 • 종아리뼈와 앞정강근의 침범으로 발목처짐 발생 • 어깨 부위의 근육 약화로 얼굴어깨위팔 근육퇴행위축의 증상을 보임 • 얼굴근육의 약화	
눈 근육퇴행위축 (안이영양증)	• 10대에서 많이 발병 • 가쪽눈운동근의 침범으로 눈의 운동이 제한 • 겹보임과 처짐, 사시가 나타남 • 앞이마근과 눈둘레근의 침범 • 삼킴곤란 • 진행이 느리며, 팔이음뼈의 침범 후 골반이 침범됨	
눈인두 근육퇴행위축 (안인두이영양증)	• 30대에서 흔히 발병 • 눈인두근의 침범으로 삼킴곤란과 눌어증 발생 • 엉덩관절과 팔이음뼈의 약화	
먼쪽 근육퇴행위축 (원위이영양증)	• 상염색체 우성 소질로 유전 • 스웨덴에서 많이 발생 • 45세 이후에 발병 • 작은 손의 근육부터 침범, 정교한 운동 기능의 상실 • 앞정강근의 약화로 발목처짐이 나타남 • 손목처짐이 나타남	

2 중증 근무력증 (myasthenia gravis)

(1) 개요

① 반복적 활동이나 지속적 긴장 시 수의근의 비정상적인 피로 발생

② 수의근의 약화가 일어나는 잠행성 질환

③ 여자에서 호발

④ 정확한 원인은 불명
⑤ 가슴샘 침범이나 바세도 병 환자에서 가끔 발생
⑥ 신경근 접합부의 결함이 발생

(2) 증상
① 얼굴근육의 침범
   *특히 눈, 입술, 혀의 근육이 잘 침범
② 오랫 동안 눈을 뜨고 있거나 고개를 유지하기 어려움.
③ 반복된 운동에 근육이 더욱 쉽게 피로해짐.
④ 아침에 가장 상태가 좋고 저녁에 나빠짐.
⑤ 팔과 호흡기의 침범으로 기관절개술이나 호흡기 사용
⑥ 힘줄반사는 남아 있거나 약간 상승
⑦ 전기자극에 대한 반응은 점차 감소하고 소실되어 근무력증 반응을 보임.

(3) Millichap와 Dodge의 분류

신생아 일과성 중증근무력증	• 중증 근무력증 여성의 아이 중 1/7에서 발생 • 출생 첫날부터 급속한 근육 약화가 진행 • 저긴장증, 약한 빨기 반사, 약한 울음소리, 무표정이 특징 • 1주일 동안 약물 투여를 통한 지속적 관찰이 중요 • 치료를 잘하면 1~12주 안에 재발 없이 완전 회복 가능
신생아 항구성 중증근무력증	• 2년 이내에 발생 • 눈근육마비와 눈꺼풀처짐 등이 나타나고, 전신적 약화가 나타남 • 병의 진행은 경한편임 • Respiratory bulbar가 있을 경우 사망할 수도 있음
사춘기 중증근무력증	• 10세 이후에 주로 발생 • 전체적 근육 약화는 2년 이내에 발생 • 신체 활동의 제한, 눌어증, 삼킴곤란, 겹보임 등이 따름 • 병의 진행은 다양하며, 바깥눈근과 얼굴근의 약화가 나타나기도 함

(4) 치료
① 약물치료
② 가슴샘 절제술
③ 무리한 운동으로 피로를 유발해서는 안 됨.
④ 마사지나 수동운동 또는 가벼운 운동 실시
⑤ 말기에는 심폐 기능의 유지에 초점

3 선천성 근무긴장증 (amyotonia congenita)

(1) 개요
① 근육에 침범되는 선천적 질병

② 이완성 마비를 보임.
③ 가족력과 유전적 성향을 보임.

(2) 증상
① 근육의 이완성이 나타남.
② 강한 근육 수축이 불가능
③ 종아리의 침범이 가장 흔함.
④ 등근육(배근 ; back muscle)의 약화가 동반되어 어린이의 경우 고개 유지, 일어나 앉기가 어려움.
⑤ 근육의 긴장 저하로 관절이 약하고 인대의 지속적 이완이 있음.
⑥ 팔다리에 비정상적인 자세가 발생
⑦ 강한 감응전류에 반응
⑧ 깊은 힘줄반사는 근육 긴장의 결함으로 상실되나 표피반사는 정상

(3) 치료
① 치료는 이완성 마비에서와 비슷함.
② 근육의 영양 증진과 긴장성 증진 어린이의 경우 스스로 앉거나 서는 법을 가르치는 것이 목적

4 선천성 근육경직증(myotonic congenita)

(1) 개요
① Thomsen병이라고도 함.
② 운동을 시도할 때 수의근에 경련성이 증가
③ 유전성과 가족력을 보임.

(2) 증상
① 환자가 수의적 운동을 시도할 때 긴장성 근육경련이 발생
② 긴장성 근육경련은 종아리 근육에서 특히 심함.
③ 수의적 근육 이완이 어려움.
④ 얼굴, 눈, 혀의 근육에도 침범되며, 근육경련으로 말하는데 어려움이 있음.
⑤ 항문조임근은 정상
⑥ 호흡 등 생명 기능의 침범은 약하거나 없음.
⑦ 전기적 반응 : 근육 경직 반응
  * 단속 평류 전류나 감응 전류로 근육 수축 유도 시 경직이 지속됨.
  * 일정한 전류로 자극 시 리드미컬한 수축이 유도

(3) 치료
① 지속적인 보호와 치료가 필요
② 한냉에 민감하므로 보온과 영양 공급에 주의
③ 하바드 탱크에서의 치료로 근육 경련 감소 효과를 볼 수 있음.

단원정리문제

01 진행성 근육퇴행위축에 대한 설명으로 맞는 것을 모두 고르면?

> 가. 정확한 원인은 알 수 없다.
> 나. 상염색체에 의한 유전이다.
> 다. 유전적 성향을 보인다.
> 라. 신경계 손상에 의한 근육 질병이다.

① 가, 나, 다
② 가, 다
③ 나, 라
④ 라
⑤ 가, 나, 다, 라

02 Duchenne형 근육퇴행위축에 대한 설명으로 맞지 않는 것은?

① 상태가 비교적 경한 편이다.
② 근육퇴행위축 중 발생 빈도가 가장 높다.
③ 남자에서 호발한다.
④ 대부분의 경우 양성 모성 가족력을 보인다.
⑤ 4년 내에 보행의 어려움이 발생한다.

단원정리문제 해설

▶ 진행성 근육퇴행위축
- 신경계의 손상 없이 근육 자체에 발생하는 질병
- 원인은 알 수 없으며, 유전적 성향을 가짐.
- 반성 근육퇴행위축, 상염색체 열성 근육퇴행위축, 상염색체 우성 근육퇴행위축으로 분류

▶ Duchenne형 근육퇴행위축
- 상태가 아주 심함.
- 근육퇴행위축 중 가장 발생 빈도가 높음.
- 남자에게만 호발
- 약 60% 이상에서 양성 모성 가족력을 보임.
※ 초기 : 선택적이고 대칭적으로 다리 이음(골반대) 근육의 약화 → 3~5년 후 팔이음 근육 침범 → 발병 후 4년 이내 보행의 어려움.

정답 : 1_① 2_①

03 Duchenne형 근육퇴행위축의 임상적 양상에 대한 설명으로 맞는 것을 모두 고르면?

> 가. 조기 발견이 쉽다.
> 나. 허리뼈 앞굽이가 심해지고 팔운동이 상실된다.
> 다. 얼굴근육과 호흡근육의 약화는 발생하지 않는다.
> 라. 팔이음뼈 근육의 약화로 목발보행이 어렵다.

① 가, 나, 다　　② 가, 다　　③ 나, 라
④ 라　　　　　⑤ 가, 나, 다, 라

04 Duchenne형 근육퇴행위축 물리치료로 맞는 것을 모두 고르면?

> 가. 수동 운동과 스트레칭 운동 실시
> 나. 구축의 교정보다는 예방에 초점
> 다. 팔을 이용하여 넘어지는 법 교육
> 라. 강한 근력운동을 통한 근력유지와 회복에 초점

① 가, 나, 다　　② 가, 다　　③ 나, 라
④ 라　　　　　⑤ 가, 나, 다, 라

단원정리문제 해설

▶ Duchenne형 근육퇴행위축 임상적 양상
- 18~36개월 사이에 운동 결함 발생, 조기 발견의 어려움.
- 완속 보행
- 큰볼기근(대둔근) 침범, 머리와 어깨를 골반 뒤로 이동시켜 보상 (허리뼈 앞굽이 자세)
- 몸통(체간)과 다리이음뼈(골반대)의 근육 약화, 허리뼈 앞굽이(요추전만)가 더욱 증가, 팔운동 소실
- 한쪽 다리 체중지지 시 무릎관절 젖힘(슬관절 과신전), 정강뼈 바깥돌림(경골외회전) 증가
- 발목관절 발바닥 굽힘(저측굴곡), 안쪽번짐(내반) 변형(안쪽말발)
- 턱을 뒤로 끌어당김(균형 유지)
- 팔이음뼈(견갑대) 근육의 약화로 목발보조 어려움.
- 얼굴(안면), 눈인두(안인두), 호흡근육에 이르는 근육 침범 발생

▶ Duchenne형 근육퇴행위축 물리치료
- 근력 유지 및 증진 : 다리이음뼈, 몸통 근력 유지 및 증진
- 강한 운동 계획은 피함.
- 구축의 교정보다 예방에 초점을 맞추고, 운동, 수동운동 실시(매일 2회)
- 신장운동 : 넙다리근막긴장근(대퇴근막장근), 뒤넙다리근(슬괵근), 엉덩관절 무릎관절 굽힘근(굴곡근), 발목 관절 발바닥굽힘근(저측굴곡근)
- 신장운동, 등척성 운동
- 보조기 착용
- 팔을 이용하여 넘어지는 법 교육
- 수술 후에 필요한 기술에 대한 교육(수술 전)
- 균형 훈련
- 발목과 무릎 부위(족부와 슬부) 변형 교정
- 휠체어 적용

정답 : 3 ③　4 ①

05 Prone 자세에서 네발기기 자세를 취한 다음 손으로 다리를 짚으면서 일어나는 현상은?

① Valsalva maneuver ② Ober sign
③ Thomas test ④ Meryon's sign
⑤ Gower's sign

 단원정리문제 해설

▶ Gower's sign
- 환자를 엎드린 상태에서 일어서게 하면 네발기기 자세를 취한 다음 손으로 종아리와 넙다리를 짚으면서 일어섬.
- 허리뼈 앞굽음증(요추전만), 넙다리네갈래근(대퇴사두근)의 약화로 나타남.

06 Becker형 근육퇴행위축에 대한 설명으로 맞지 않는 것은?

① 진행이 비교적 느리다.
② 팔은 2~10년 후 침범한다.
③ 진행이 빠르다.
④ Duchenne형에 비해 양호한 편이다.
⑤ Duchenne형 보다 발병 빈도가 낮다.

▶ Becker type
- Duchenne 형과 임상적 양상 및 근육 약화의 분포는 비슷하지만 비교적 양호한 편임.
- 발생 빈도가 Duchennen형에 비해 1:7 정도로 낮음.
- 진행이 느림.
- 일반적으로 7세 이후에 나타남.
- 10세를 전후로 발끝 보행과 오리걸음을 보이고, 팔은 2~10년 후에 침범

07 Becker type의 확진을 위한 요소로 맞는 것을 모두 고르면?

> 가. 반성 열성 소질이다.
> 나. 초기 아킬레스 힘줄반사의 소실이다.
> 다. 16세까지의 보행 유지한다.
> 라. 후기에 장딴지근의 가성비대가 나타난다.

① 가, 나, 다 ② 가, 다 ③ 나, 라
④ 라 ⑤ 가, 나, 다, 라

▶ Becker type
- 반성 열성 소질 확인
- 적어도 16세 까지는 보행 유지
- 장딴지근의 가성비대가 비교적 초기에 출현
- 비교적 초기에 아킬레스 힘줄의 구축이 있고, 다른 근육이 나중에 구축
- 근육 쇠약의 특별한 분포 : 엉덩관절 주위근, 앞정강근(전경골근), 가시위근(극상근), 가시아래근(극하근), 앞톱니근(전거근), 가슴근(흉근), 위팔두갈래근(상완이두근), 위팔노근(상완요골근) 등의 침범
- 깊은힘줄반사(심부건반사)의 소실, 아킬레스 힘줄 반사는 후기까지 잔존

정답 : 5_⑤ 6_③ 7_②

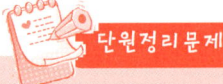

08 선천성 근육퇴행위축에 대한 설명으로 맞지 않는 것은?

① 상염색체 우성 소질 형태로 유전된다.
② Floopy baby이다.
③ 태아의 활동이 활발하지 못하다.
④ 척주옆굽음증과 기운목, 안쪽말발을 보인다.
⑤ 호흡근육과 얼굴근육의 침범이다.

09 얼굴어깨위팔 근육퇴행위축에 대한 설명으로 맞는 것을 모두 고르면?

> 가. 빨대 사용이 어려움
> 나. 상염색체 우성 소질로 유전
> 다. 얼굴근육의 마비로 수면 중에도 눈뜬 상태 유지
> 라. 근육퇴행위축 중 상태가 가장 양호

① 가, 나, 다　　② 가, 다　　③ 나, 라
④ 라　　　　　⑤ 가, 나, 다, 라

▶ 선천성 근육퇴행위축
- 상염색체 열성 소질 형태로 유전
- Floppy baby
- 태아의 활동이 활발하지 못함.
- 양측성 안쪽말발, 기운목, 척주옆굽음증
- 호흡근육과 얼굴근육의 침범으로 신생아 시기 연하곤란

▶ 얼굴어깨위팔 근육퇴행위축
- 상염색체 우성 소질로 유전
- 근육퇴행위축 예후가 가장 양호함.
- 발병은 어린이로부터 성인까지 다양하나, 10세~20세에 호발
- 얼굴근육의 약화로 입술을 오므리거나 빨대 사용이 불가능하고, 휘파람을 불지 못함.
- 얼굴근육의 마비로 수면 중에도 약간 눈뜬 상태 유지
- 목(경부) 근육의 침범으로 빗장뼈(쇄골)가 수평 위를 취하고 어깨가 처짐.

정답 : 8 ① 9 ⑤

10 얼굴어깨위팔 근육퇴행위축의 임상적 양상으로 맞지 않는 것은?

① 어깨세모근 보존 시 뽀빠이 자세를 보인다.
② 앞톱니근과 등넓은근의 침범이 흔하다.
③ 손목처짐과 발목처짐이 나타난다.
④ 어깨세모근의 침범이 심하다.
⑤ 어깨높이 이상으로 물건을 들어올리지 못한다.

▶ 임상적 양상
- 어깨 높이 이상으로 물건을 들지 못함.
- 앞톱니근, 등세모근, 마름근(능형근), 등넓은근의 침범이 흔함.
- 어깨세모근은 잘 보존되는 편임.
- 어깨세모근 보존 시 뽀빠이 자세를 보임.
- 어깨뼈(견갑골) 주위 근육 침범 시 inferior angle wing이 발생
- 손목(수근) 관절의 폄근(신전근)의 약화로 손목처짐(수근하수) 발생
- 손목관절의 굽힘근(굴곡근) 근력은 보통 정상
- 종아리신경(비골신경)의 부전마비로 발목처짐(족하수) 발생

11 유아 얼굴어깨위팔 근육퇴행위축에 대한 설명으로 맞지 않는 것은?

① 수면 시 눈을 완전히 감지 못한다.
② 1세 이후에 나타난다.
③ 미소를 지을 수 없으며, 침을 흘린다.
④ 진행 속도가 빠르며, 얼굴 전체의 마비가 나타난다.
⑤ 보통 9세까지 의자차 사용한다.

▶ 유아 얼굴어깨위팔 근육퇴행위축
- 1세 이전에 나타남.
- 부모 중 한 사람은 얼굴근육의 경한 약화가 있음.
- 미소를 지을 수 없으며, drooling이 발생
- 수면 시 눈을 완전히 감지 못함.
- 진행 속도가 빠르며, 얼굴 전체의 마비가 나타남.
- 중요 근육군의 약화 발생
- 보통 9세까지 의자차 사용

12 10대에서 많이 발생하며, 바깥눈운동근의 침범으로 눈동자 운동에 제한이 오는 근육퇴행위축으로 맞는 것은?

① 얼굴어깨위팔 근육퇴행위축
② 어깨종아리 근육퇴행위축
③ 먼쪽 근육퇴행위축
④ 눈인두 근육퇴행위축
⑤ 눈 근육퇴행위축

▶ 눈 근육퇴행위축
- 10대에서 많이 발병
- 바깥눈운동근의 침범으로 눈의 운동이 제한
- 겹보임(복시)과 처짐(하수), 사시가 나타남.
- 앞이마근(전두근)과 눈둘레근(안륜근)의 침범
- 삼킴(연하)곤란
- 진행이 느리며, 팔이음뼈(견갑대)의 침범 후 골반이 침범됨.

정답 : 10_④ 11_② 12_⑤

13 선천성 근육무긴장증의 증상으로 맞는 것을 모두 고르면?

> 가. 근육의 이완성 마비이다.
> 나. 종아리의 침범이 가장 흔하다.
> 다. Back muscle의 약화가 동반된다.
> 라. 관절과 인대의 불안정성이 증가된다.

① 가, 나, 다　　② 가, 다　　③ 나, 라
④ 라　　　　　⑤ 가, 나, 다, 라

14 출생 첫날부터 급속한 악화를 보이며, 치료를 잘 할 경우 재발없이 완전 회복이 가능한 근육무력증으로 맞는 것은?

① 신생아 일과성 중증근무력증
② 신생아 항구성 중증근무력증
③ 사춘기 중증근무력증
④ 선천성 근무력증
⑤ 눈인두 근육퇴행위축

15 선천성 근육경직증의 특징으로 맞지 않는 것은?

① 생명 기능의 침범은 약하거나 없다.
② 항문조임근은 정상이다.
③ 휴식 시 수의근에 경련성이 증가한다.
④ 유전성과 가족성을 보인다.
⑤ 종아리에서 심한 긴장성 근육경련이 나타난다.

▶ 선천성 근무긴장증
- 근육의 이완성이 나타남.
- 강한 근육 수축이 불가능
- 종아리의 침범이 가장 흔함.
- 등근육(back muscle)의 약화가 동반되어 어린이의 경우 고개 유지, 일어나 앉기에 어려움.
- 근육의 긴장 저하로 관절이 약하고, 인대의 지속적 이완이 있음.
- 팔다리에 비정상적인 자세가 발생
- 강한 감응 전류에 반응
- 깊은힘줄반사는 근육 긴장의 결함으로 상실되나 표피반사는 정상

▶ 신상아 일과성 중증근무력증
- 중증근무력증 여성의 아이의 1/7에서 발생
- 출생 첫날부터 급속한 근육 약화가 진행
- 저긴장증, 약한 빨기반사, 약한 울음소리가, 무표정이 특징
- 1주일 동안 약물 투여를 통한 지속적 관찰이 중요
- 치료를 잘하면 1~12주 안에 재발없이 완전 회복 가능

▶ 선천성 근경직증
- Thomsen병이라고도 함.
- 운동을 시도할 때 수의근에 경련성이 증가
- 유전성과 가족력을 보임.
- 환자가 수의적 운동 시도할 때 긴장성 근육경련이 발생
- 긴장성 근육경련은 종아리 근육에서 특히 심함.
- 수의적 근육 이완이 어려움.
- 얼굴, 눈, 혀의 근육에도 침범되며, 근육경련으로 말하는데 어려움이 있음.
- 항문조임근은 정상
- 호흡 등 생명 기능의 침범은 약하거나 없음.
- 전기적 반응 : 근육경직 반응

정답 : 13_⑤　14_①　15_③

Chapter 14

척수 손상

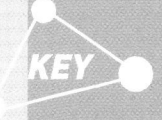

- 척수 손상은 외상 등에 의한 원인에 의해 척수가 손상된 경우를 말합니다. 척수 손상의 경우 척수의 손상 위치와 손상 형태에 따라 증상은 매우 다양하게 나타납니다. 그렇기 때문에 척수 손상과 관련되어 나타나는 다양한 증상을 이해하기 위해서는 신경계의 해부생리학적 배경지식이 필요합니다.

- 이번 챕터에서는 척수 손상을 일으키는 원인과 척수 손상의 주된 원인이 되는 척추 골절에 대하여 알아보고, 척수 손상의 분류에 따른 증상을 알아 볼 것입니다. 이어서 척수 손상의 수준에 따른 증상에 대해서 공부할 것입니다. 척수 손상은 정상적인 반사기능에도 영향을 줍니다. 그래서 척수 손상을 검사하는데 도움이 되는 병적반사와 정상반사에 대해서도 공부할 것입니다. 마지막으로 척수 손상의 정도와 손상 수준에 따른 물리치료 방법과 환자관리의 유의사항에 대해서도 공부할 것입니다.

꼭! 알아두기

1. 척수 손상의 원인과 호발 연령
2. 척수 손상의 분류에 따른 증상
3. 척수 손상 수준에 따른 운동기능의 정도
4. 상위 운동신경원반사를 이용한 검사
5. 하반신마비의 물리치료 목적
6. 완전 팔다리마비의 물리치료

CHAPTER 14 척수 손상

1 척수 손상

1 개요
(1) 척수 손상의 일반적 원인 : 골절, 탈구, 외상, 출혈
(2) 외상에 의한 손상이 가장 흔함 (약 70%).
(3) 40세 이하의 젊은 층에서 흔함 (약 80%).

2 척추 골절
(1) 목뼈 골절
   ① C5~6, C6~7에서 빈발
   ② 목뼈 손상 시 팔다리마비
   ③ 부위별 손상

고리뼈 (환추 ; atlas) 골절	• Jefferson 골절 : 제1 목뼈 고리 (환)의 골절, 다이빙 또는 자동차 사고 • 증상 : 통증, 목의 경축, 목운동의 제한
중쇠뼈 (축추 ; axis) 골절	• 척추뼈 몸통과 치아돌기 접합부에서 가장 흔하게 골절 • 일반적으로 전방전위가 많이 발생
C3~C7 사이의 골절	• 과도한 굽힘 (굴곡)이나 갑작스러운 굽힘 혹은 젖힘 (과신전), 가쪽굽힘 (측방굴곡)으로 발생 • 폄 손상 시 앞에 있는 구조물의 손상이 흔함

(2) 등뼈 (흉추)와 허리뼈 (요추)의 골절
   ① 등뼈 부위 (흉추부)는 아래 부위에서 압박골절이 흔함. 골절 후 등뼈뒷굽이 (흉추 후만)가 증가하고, 신경관 침범이 발생
   ② 탈구나 아탈구는 드물게 일어남.
   ③ 허리뼈 부위 (요추부)는 압박골절 또는 복합골절, 아탈구가 동반된 골절, 신경구멍 (공)의 침범 또는 완전 골절 및 탈구가 발생

3 척수 손상
(1) 기능의 일시적인 장애
   ① 척수의 생리적 기능이 일시적으로 상실
   ② 척추뼈몸통 (추체)의 압박 또는 방사선 상에 명확한 증상이 나타나지 않는 골절에 의함.

(2) 기능의 부분 혹은 완전 상실
　① 타박상
　　a. 외상에 의해 동반됨.
　　b. 외상 부위와 손상 부위는 다를 수 있음.
　　c. 척수의 혈액 순환은 적당한 측부 순환이 없기 때문에 타박상으로 병변이 심해질 수 있음.
　　d. 급성기 : 타박 부위에 부종, 삼출성 점상 출혈, 전형적인 혈관마비, 순환장애의 실질 변화
　　e. 혈관 변화가 심하면 말이집 탈락, 공포 형성, 백색질의 열공 변성이 나타남.
　　f. 만성기 : 척수의 손상 부위가 창백해지고 촉진 시 부드러우면서 지주막에 대한 유착이 발생
　② 열상
　　a. 심한 척추의 골절 또는 이물체의 척추관 횡단에 의해 발생
　　b. 외상이 심하더라도 척수의 해부학적 연속성은 지속되기 때문에 신경학적 결함은 척수 손상 부위에 비례
　　c. 연질막 혈관에 울혈이 발생, 말이집과 신경섬유가 파괴되고 결합조직으로 대치
　③ 척수의 허혈
　　- 영양 공급의 문제로 신경학적 변화를 유발할 수 있음.
　④ 척수의 출혈
　　a. 외상 혹은 자발적 원인에 의해 발생
　　b. 출혈 시 척수의 전체적인 외적 변화가 일어남.
　　c. 급성기에는 신경조직의 대치가 나타나며, 공동현상을 유발
　　d. 거미막밑(지주막하) 공간으로 이동하는 정맥 손상 시 경질막밑(경막하)과 거미막밑 출혈

(3) 기타
　① C5~6, C6~7, T12~L1의 손상이 흔함.
　② 방사선 상의 이상 없이도 척수 손상 증상은 나타날 수 있음.
　③ 척수 전체 손상 시 손상 부위와 그 이하의 면쪽에서 운동과 감각 기능 완전 소실
　④ 척수 손상 직후 손상 부위의 아래에 이완성 마비가 발생
　　*척수 쇼크 기간은 수 주에서 수 개월간 지속
　⑤ 척수 쇼크 기간 후 손상 정도에 따라 영구 이완성 마비로 남거나 경련성 마비로 변함.
　　*폄근군(신전근군)에서는 주로 경련성이 많이 나타남.
　⑥ 이완성 마비에서 경직성 마비로 변함. 이 기간 동안 골절, 탈구 회복

4 분류 및 증상

(1) 완전 손상
　① 척수의 완전한 절단, 심각한 압박, 광범위한 혈관 손상에 의해 발생
　② 손상 부위 이하 감각 및 운동 기능의 상실

(2) 불완전 손상
　① 탈구된 뼈나 연부조직으로 인한 압박, 타박상 또는 척수관 내 부종에 의해 발생
　② 손상 부위 이하 일부 감각 및 운동 기능이 보존

Brown-Sequard 증후군	• 비대칭적 임상 양상 • 병변 부위 반대편의 통각, 온각 소실
앞척수 증후군	• 손상 부위 이하 운동 기능 상실 • 손상 부위 이하 통각, 온각 소실 • 고유수용감각, 진동감각은 보존
중심척수 증후군	• 목 부위 젖힘 손상에 의해 발생 • 선천적 혹은 퇴행성으로 좁아진 척수관과 관련 • 압박원 제거 시 호전
뒤척수 증후군	• 고유수용감각, 진동감각, 2점 식별감각 소실 • 통각, 촉각 보존

2 척수 손상의 수준에 따른 증상

1 손상 level별 증상

(1) 목 척수 손상
　① C2~C3 손상

운동 기능	• 완전한 팔다리마비로 팔의 운동 기능이 전혀 없음 • 호흡 유지를 위해서 인공호흡기가 필요 　* C4 레벨에서 가로막 지배
감각	• 팔의 모든 감각이 상실 • 젖꼭지 위 3인치까지 감각 상실
반사	• 쇼크 기간 동안 깊은힘줄반사 소실 • 쇼크 기간 이후 일반적으로 깊은힘줄반사 증가, 병적반사 출현

　② C4

운동 기능	• 팔다리마비 • 목빗근, 등세모근을 제외한 팔과 몸통, 다리의 수의적 기능은 상실
감각	• 가슴벽의 앞위 감각은 존재하나 팔의 감각은 없음
반사	• 초기에는 모든 깊은힘줄반사가 상실되고 후에는 병적반사가 출현

③ C5

운동 기능	• 어깨세모근과 위팔두갈래근 기능이 남아 있어 어깨관절 굽힘, 벌림, 폄 가능 • 팔꿉관절 굽힘 가능 • feeder 사용 • 의자차 추진 불가능
감각	• 가슴 전상부와 어깨부터 팔꿉관절 측면까지의 부위에 감각 존재
반사	• 위팔두갈래근의 반사가 정상이거나 약간 감소

④ C6

운동 기능	• 어깨세모근, 위팔두갈래근, 가시위근, 가시아래근, 작은원근, 어깨밑근 사용 가능 • 긴·짧은 노쪽손목폄근 사용 가능 • 의자차 추진 가능
감각	• 중간손가락의 절반, 집게와 엄지손가락, 전체 팔의 가쪽면에 정상적 감각
반사	• 위팔두갈래근, 위팔노근의 반사가 정상

⑤ C7

운동 기능	• C6의 근육 뿐만 아니라 위팔세갈래근(삼두근), 손가락굽힘근(수지굴근)의 사용 가능 • push-up이 가능하고 침대에서 의자차로 이동이 가능
감각	• 팔 전체 가쪽면, 엄지, 집게, 중간손가락의 절반에 감각 존재
반사	• 위팔두갈래근, 위팔노근, 위팔세갈래근의 반사가 정상

⑥ C8

운동 기능	• 손의 내재근을 제외하고 모두 정상 • 내재근 이상으로 쥐는 동작이 힘듦
감각	• 팔의 가쪽면 전체와 손 전체는 감각이 정상 • 아래팔 안쪽은 팔꿉관절 아래까지 정상
반사	• 모든 팔의 반사가 정상

(2) 등척수(흉수) 손상

① T1

운동 기능	• 하반신마비 • 팔 기능은 완전히 정상
감각	• 전체 팔의 감각이 정상 • 젖꼭지 부위까지의 가슴 앞면 감각 정상
반사	• 팔에서의 반사는 모두 정상

② T6
   a. 호흡 기능의 증가
   b. 일상생활 동작을 독립적으로 수행 가능
   c. 보조기 착용 후 서는 자세 유지 가능
   d. 보행은 불가능
③ T12
   a. 호흡운동이 완전함.
   b. 일상생활 동작이 완전히 독립적으로 이루어질 수 있도록 훈련
   c. 기능적 보행을 위한 보조기 착용

(3) 허리 · 엉치척수 손상
① L1

운동 기능	• 엉덩관절 굽힘
감각	• 무릎관절 아래 감각 소실
반사	• 무릎뼈반사와 아킬레스 힘줄반사가 척수 쇼크 기간 동안 상실 • 쇼크 기간이 지나면 무릎뼈반사와 아킬레스 힘줄반사가 병적으로 증가
방광 및 창자의 기능	• 방광 기능이 상실 • 소변줄기를 만들 수 없음 • 항문은 개방 • 쇼크 기간이 지나면 항문조임근이 수축하고 항문 반사가 증가됨

② L2

운동 기능	• 엉덩허리근 작용에 의해 엉덩관절 굽힘 기능이 거의 완전해짐 • 모음근의 일부 근력 사용 가능
감각	• L2 이하 감각 소실
반사	• 무릎뼈반사가 소실될 수 있음
방광 및 창자의 기능	• 수의적 조절이 불가능

③ L3

운동 기능	• 엉덩허리근, 모음근, 넙다리네갈래근의 약화
감각	• 무릎관절 위 피부 감각은 정상
반사	• 무릎뼈 힘줄반사는 감소되고, 아킬레스 힘줄반사는 결핍
방광 및 창자의 기능	• 수의적 조절이 불가능

④ L4

운동 기능	• 무릎관절과 엉덩관절 근육은 L3에서와 같으나 넙다리네갈래근의 기능이 정상 • 앞정강근의 기능이 있어 발목관절 안쪽번짐과 발등굽힘이 가능
감각	• 전체 넙다리의 감각이 정상이고 정강뼈 안쪽면의 감각도 정상
반사	• 무릎뼈 힘줄반사는 정상이나 아킬레스 힘줄반사는 결핍
방광 및 창자의 기능	• 수의적 조절이 불가능

⑤ L5

운동 기능	• 큰볼기근의 지속적 기능 상실로 엉덩관절 굽힘 구축 • 넙다리네갈래근은 정상 • 약한 무릎관절 굽힘 기능 • 발목관절의 안쪽번짐, 발등굽힘 기능은 있으나, 가쪽번짐 발바닥쪽 굽힘 기능은 상실
감각	• 발의 가쪽면을 제외하고는 정상
반사	• 무릎뼈 힘줄반사는 정상이나 아킬레스 힘줄반사는 결핍
방광 및 창자의 기능	• 수의적 조절이 불가능

⑥ S1

운동 기능	• 큰볼기근 약화를 제외하고 엉덩관절 근육은 정상 • 무릎관절 근력 정상 • 장딴지근과 가자미근의 근력이 약화 • 발의 내재근 약화로 claw toe
감각	• 항문 주위를 제외하고 감각은 정상
반사	• 무릎뼈 힘줄반사와 아킬레스 힘줄반사가 모두 정상
방광 및 창자의 기능	• 수의적 조절이 불가능

2 위운동신경세포(상위운동신경원)반사를 이용한 검사

(1) 병적반사

Babinski 반사	• 발의 가쪽모서리(외측연)을 따라 발꿈치뼈에서 엄지발가락 아래로 자극 • 위운동신경세포가 정상이면 반응이 없음 • 위운동신경세포의 병변 시 엄지발가락이 폄, 나머지 발가락 굽힘 　* 신생아의 양성반응은 정상, 출생 후 12~18개월 이후의 양성은 비정상
Oppenheim 징후	• Babinski 반사 결과가 양성일 때 확진을 위해 실시 • 환자의 정강뼈 능선(경골능 ; tibial crest)을 따라 내려가며 자극 • Babinski 반사와 같은 결과가 나타나면 양성
Hoffmann 징후	• 중간손가락의 손톱을 압박하면 엄지, 중간, 집게손가락이 굽힘

(2) 정상반사

고환올림근 반사	• 넙다리 안쪽 자극 시 고환올림근 수축에 의해 동측 음낭이 위로 올라감
구해면체 반사	• 음경 귀두 부분 압박 시 항문조임근이 반사적으로 수축
Sacral sparing	• 척수 손상의 회복 가능성을 예측 • 운동 : 엄지발가락 굽힘(S1) 평가 • 감각 : 항문 주위(S2, 3, 4) 평가 • 반사 : 항문조임근(S2, 3, 4) 반사

3 치료

1 완전한 아래하반신마비

(1) 초기 단계의 물리치료
　① 목적
　　a. 깊은 (심부)정맥혈전증 형성을 예방
　　b. 다리의 혈액 순환 유지
　　c. 욕창 방지
　　d. 관절 가동범위 유지
　　e. 팔의 근력 증가
　　f. 호흡 기능의 유지 및 증강
　　g. 척추나 팔다리의 기형 예방
　　h. 요도 감염의 방지
　② 치료
　　a. 다리에 대한 수동운동을 처음 3~6주간 매일 2회 이상 실시
　　b. 운동은 반드시 정상 패턴 안에서 실시
　　c. 신장운동은 반드시 기능적 길이 내에서만 일어나도록 주의
　　d. 척수 쇼크 시기 이후 치료 시 경련성이 증가되지 않도록 주의
　　e. 손상 후 6~8주가 지나면 팔의 운동을 증가시킴.
　　f. 목발, 의자차 사용과 관련된 팔 근력의 증가
　　g. 손상 후 8~12주가 지나면 척수에 수직으로 체중 주는 것이 허용됨.
　　h. 소실된 운동 기능이나 감각 기능에 대한 검사를 주기적으로 실시, 경과를 확인
　　i. 완전한 척수 손상 시 굽힘근 도피반사가 병적으로 우세해지는 경우 적절한 조치가 필요

(2) 척추를 통한 체중부하 단계
  ① 환자의 활동 증가
  ② Mat exercise부터 실시
  ③ 의자차 사용을 위한 기능 훈련과 보조기를 착용한 상태에서 실시하는 평행봉 보행훈련 실시

2 불완전한 아래하반신마비

- 완전한 아래하반신마비의 치료와 거의 비슷함.

3 완전한 위하반신마비

(1) 초기 단계의 물리치료
  ① 목적 : 하반신마비의 치료 목적과 동일
  ② 치료
    a. 완전한 하반신마비보다 엉덩관절 운동 범위를 넓게 적용, 팔과 머리 사이의 운동은 제한
    b. 척수 쇼크 시기 초기에는 호흡에 유의(갈비사이근의 이완으로 허파의 환기가 감소)
    c. 반사성 기침이 결핍되므로 4시간 간격으로 체위배출법을 이용 허파의 분비물 제거
    d. 국소 호흡운동을 실시
    e. 호흡 기능과 호흡 용적은 매주 혹은 매일 측정

(2) 척추를 통한 체중부하 단계
  ① 완전한 아래하반신마비의 치료와 거의 비슷함.
  ② 자세성 저혈압이 있는 경우 tilting table을 이용하여 체중부하훈련을 실시한다.

4 불완전한 위하반신마비

(1) 초기 단계의 물리치료
  ① 목적 : 하반신마비의 치료 목적과 동일
  ② 치료
    a. 손상 부위 이하의 감염이나 기형 예방
    b. 가슴 관리와 수동 운동 실시
    c. 반사활동에 의해 수의적 운동 조절이 방해받지 않도록 함.
    d. 척추의 불안정성이 있는 환자는 척추 조절 능력이 돌아오면 치료사가 수동적으로 다리운동 실시
    e. 환자는 운동 시 정확한 자세를 유지
    f. 불완전한 하반신마비에서는 종아리의 척수 반사성 운동이 우세해지지 않도록 주의
    g. 치료는 경련이 일어나지 않도록 주의하며 실시

(2) 척추를 통한 체중부하 단계
  ① 완전한 아래하반신마비의 치료와 거의 비슷함.
  ② 자세성 저혈압 주의
  ③ 몸통의 불안정으로 인한 자세의 불량과 호흡 기능의 저하에 대한 적절한 조치

5 완전한 팔다리마비

(1) 초기 단계의 물리치료
- ① 목적 : 하반신마비의 치료 목적과 동일
- ② 치료
  - a. 체위배출법으로 기도의 분비물을 제거
  - b. 팔과 다리의 각 관절 및 근육에 필요한 수동운동을 실시
  - c. 손가락굽힘근의 기능적 길이 유지
  - d. 보조기 착용으로 연부조직의 길이 유지
  - e. 치료를 하는 동안 목의 안정성 유지

(2) 척추를 통한 체중부하 단계
- ① 목의 안정을 위해 목뼈보호대를 착용
- ② 자세성 저혈압에 주의 : tilting table을 이용하여 수직자세에 적응
  * 어깨의 안정성이 없을 시 머리도 벨트 고정
- ③ 가슴 물리치료 : 환자의 위배와 아래 가슴을 압박하여 기침을 보조
- ④ 자세의 조정과 균형훈련 : 매트, 의자차, 평행봉 훈련 실시
- ⑤ 일상생활 동작
- ⑥ 기립훈련
- ⑦ 작업치료
- ⑧ 기구를 이용한 치료

6 불완전한 팔다리마비

- 불완전 팔다리마비의 치료는 완전 팔다리마비의 치료와 거의 비슷함.

4 합병증

1 방광의 문제

(1) 경련성 신경인성 방광
- ① 위운동신경세포 손상으로 발생
- ② 배뇨근의 지나친 수축으로 방광 용적이 감소되어 방광 내압이 상승
- ③ 배뇨근의 비후나 방광벽의 비후로 인해 바깥조임근의 경련을 보이기도 함.
- ④ 척수의 완전 병변 시 방광 내압의 상승을 느끼지 못해 배뇨장애를 일으킴.

(2) 이완성 신경인성 방광
- ① 아래운동신경세포 손상으로 발생
- ② 방광근의 지나친 이완으로 방광이 계획 확장

③ 샅근육(회음근 ; perineal muscle)과 바깥조임근의 긴장 감소로 완전한 방광 수축에 어려움.
④ 방광의 확장으로 방광 용적이 증가하지만 방광 내압은 낮아지는 문제가 있음.

(3) 경증의 경련성 신경인성 방광
① 대뇌의 억제작용이 약해지거나 상실되어 배뇨 반사를 잘 통제하지 못해서 발생
② 배뇨반사 기전은 정상
③ 경련에 의해 방광 용적이 약간 감소

(4) 방광 관리
① 척수 쇼크 시기의 관리
   a. 이완성 방광상태이므로 자율적 긴장을 보존하는 것이 중요
   b. 도뇨관을 이용하여 일정 시간마다 배뇨시켜 주는 것이 필요함.
      * 이러한 조치를 취하지 않을 경우 방광벽의 탄력성이 저하되어 기능이 정상으로 돌아오더라도 방광은 이완 상태로 있음.
② 인위적 배뇨에 의한 방광 관리
   a. 주기적 배뇨법 : 도뇨관을 막아 방광에 소변이 차게 한 다음 도뇨관을 열어 방광을 비우는 방법
   b. 간헐적 도뇨법 : 환자의 수분섭취를 제한하고, 1일 4~6시간마다 도뇨관을 삽입하여 배뇨시키고, 방광벽의 자율 능력이 생기면 도뇨관 삽입 횟수를 줄임.
      * 주기적 배뇨법은 도뇨관을 계속 삽입하고 있기 때문에 방광벽의 자극과 샛길(누공) 형성의 합병증 유발
      * 간헐적 도뇨법은 주기적 배뇨법이 갖는 합병증이 약하게 나타남.
③ 하반신마비환자의 방광 관리
   a. 손상 후 2년 내 요로 결석이 발생
      * 요로 결석의 발생은 침상 생활과 관련
   b. 요로 결석 방지를 위해 침상운동을 실시
④ 합병증
   a. 상부요로 합병증 : 신우신염, 결석, 신우종
   b. 하부요로 결석증 : 말초 감염, 샛길(누공)

2 욕창

(1) 개요
① 뼈의 돌출부와 연부조직 사이에 가해지는 지속적인 압박
② 압박에 의한 혈류장애가 조직의 산소 결핍을 일으키거나 혈전증을 유도하여 괴사를 일으킴.
③ 척수 손상환자의 25~85%에서 발생하며, 사망 원인의 8%
    * 척수 손상환자는 감각 이상으로 통증을 느끼지 못하기 때문에 욕창 발생율이 높음.
    * 압박 이외의 요인으로 영양불량, 연부조직의 타박상, 피부의 침연, 피부의 심한 마찰, 조절되지 않은 근경련 등이 있음.
④ 2차적 감염은 욕창의 진행 과정을 더욱 가속시킴.
⑤ 욕창 방지를 위해 1~2시간마다 체위를 변화시켜 주는 것이 중요

(2) 호발 부위
- 뒤통수 부위, 어깨 부위, 팔꿈치머리 (주두), 엉치뼈, 발꿈치뼈, 큰돌기, 가쪽복사융기 (외과), ASIS, 무릎뼈

(3) 치료
① 압박 제거
② 영양상태 호전
③ 단백질 공급
④ 헤모글로빈과 헤마토크릿을 정상으로 유지
⑤ 손상 부위의 부종을 감소
⑥ 궤양부의 소독 및 궤사조직 제거
⑦ 하바드 탱크 이용 시 염수를 이용하여 94~98°F의 온도에서 1~30분간 치료

3 구축

(1) 원인
① 의자차 또는 침상에서의 잘못된 자세
② 부적절한 물리치료
③ 심한 근육경련

(2) 물리치료
① 수동운동
② 장시간의 수동 스트레칭
③ 따뜻한 물에서의 수중운동
  *이완성 마비 시 90°F, 경련성 마비 시 100°F를 적용하며, 치료 시간은 20~30분 정도
④ 한냉치료를 통한 근방추 억제작용
⑤ 초음파 치료

4 경련성

(1) 개요
① 잘못된 스트레칭이나 운동은 경련을 증가시킴.
② 힘줄반사 항진이 동반되며, 수동적 스트레칭에 저항이 증가됨.
③ 피부 손상, 근육뼈대계 문제 등으로 인한 자극이 경련을 증가시킴.
④ 알파계와 감마계의 과도한 흥분으로 발생

(2) 치료
① 온열치료 : 하바드 탱크치료 시 100°F 물에서 20~30분 적용, 초음파치료
② 한냉치료 : 50°F의 한냉수에 5분간 침수, 얼음주머니를 경련성 근육에 5분간 적용
③ 전기치료 : 낮은 강도의 강축 전류를 길항근에 자극

5 자세성 저혈압

(1) 장기적인 침상생활로 승압반사보다 감압반사에 신체 생리적 리듬이 적용되어 나타남.
   *승압 반사 : 대정맥과 오른 심방에 정맥혈의 환류가 늘어나면 이들 혈관이 팽창함으로써 그곳의 구심성 신경을 자극
(2) 환자가 갑자기 일어설 경우 승압반사 훈련이 되지 못한 상태이기 때문에 혈압이 떨어짐.
(3) 경사 침대(tililting table) 사용
   ① 20~30° 정도에서 시작하여 점차적으로 90°에 이르게 함.
   ② 팔다리마비 시 무릎관절과 골반, 가슴을 벨트로 고정
   ③ 하반신마비 시 양쪽 무릎관절과 골반을 고정
(4) 수술 10일~2주 사이에 시작하고, 뼈엉성증(골다공증)이나 요로 감염 예방 등의 효과가 있음.

6 자율성 반사부전증

(1) 척수 뒤뿔(후각)로 전달되는 자극이 등척수(흉수)의 중간가쪽기둥(외측주)에서 신경세포와 연접하여 주로 내장 상에서 맥관 수축을 일으켜 발생
(2) 갑자기 고혈압이나 두통, 발한, 털이 섬, 얼굴이 화끈거리며 동공이 확대, 코가 막히고 눈이 흐려지는 등의 증상이 나타남.
(3) T5~6보다 상위 척수 손상환자들에서 잘 나타남.
(4) 척수 손상 이후 수 개월이 지나서 발생하며, 팔다리마비환자의 85%에서 발생
(5) 방광의 확장, 세척, 욕창의 자극, 자세 변화는 자율성 반사부전증을 유발하는 자극원

7 관절의 골성화

(1) 연부조직에 신생 뼈조직이 형성
(2) 대체로 관절 주위 조직이나 넙다리 몸통(대퇴골간)을 따라서 발생
(3) 주로 마비 발생 후 1~4개월 후에 나타남.
(4) 골반 위 부위와 무릎 사이에서 잘 나타남.
(5) 예방이 중요함.

단원정리문제

01 척수 손상에 대한 설명으로 맞지 않는 것은?

① 골절, 탈구, 외상, 출혈에 의해 일반적으로 발생한다.
② 40세 이하의 젊은 층에서 흔하게 발생한다.
③ 외상에 의한 손상이 가장 흔하다.
④ 등뼈 손상 시 양쪽 다리의 마비가 온다.
⑤ 허리뼈 손상 시 양쪽 팔의 마비가 온다.

02 목뼈 손상에 대한 설명으로 맞지 않는 것은?

① $C_{5~6}$, $C_{6~7}$에서 빈발한다.
② 고리뼈골절 시 통증, 목의 경축, 목운동 제한이 나타난다.
③ 중쇠뼈골절은 척추뼈몸통과 치아돌기 접합부에서 흔하게 발생한다.
④ 과도한 굽힘이나 젖힘 시 $C_{1~2}$ 손상 발생한다.
⑤ 폄 손상 시 앞에 있는 구조물이 손상된다.

03 다이빙이나 자동차 사고로 인한 제1 목뼈고리의 골절은?

① Fender 골절   ② Jefferson 골절
③ Dupuytren 골절   ④ Chip 골절
⑤ Straddle 골절

단원정리문제 해설

▶ 척수 손상
- 척수 손상의 일반적 원인 : 골절, 탈구, 외상, 출혈
- 외상에 의한 손상이 가장 흔함(약 70%).
- 40세 이하의 젊은층에서 흔함(약 80%).

▶ C_{3-7} 사이의 골절
- 과도한 굽힘이나 갑작스러운 굽힘 혹은 젖힘, 가쪽굽힘(측방굴곡)으로 발생

▶ Jefferson 골절
- 제1목뼈 고리(환)의 골절, 다이빙 또는 자동차 사고

정답 : 1.⑤ 2.④ 3.②

04 타박상에 의한 척수 손상에 대한 설명으로 맞지 않는 것은?

① 외상에 의해 동반된다.
② 척수는 적당한 측부 순환이 없어 타박상으로 병변이 심해질 수 있다.
③ 백색질의 열공 변성이 나타난다.
④ 급성기는 부종과 순환장애 등이 발생한다.
⑤ 외상 부위와 손상 부위가 일치한다.

▶ 타박상에 의한 척수 손상
- 외상에 의해 동반됨.
- 외상 부위와 손상 부위는 다를 수 있음.
- 척수의 혈액 순환은 적당한 측부 순환이 없기 때문에 타박상으로 병변이 심해질 수 있음.
- 급성기 : 타박 부위에 부종, 삼출성 점상 출혈, 전형적인 혈관마비, 순환장애의 실질 변화
- 혈관 변화가 심하면 말이집(수초) 탈락, 공포 형성, 백색질의 열공 변성이 나타남.
- 만성기 : 척수의 손상 부위가 창백해지고 촉지 시 부드러우면서 지주막에 대한 유착이 발생

05 척수 손상으로 인한 일시적 기능장애에 대한 설명으로 맞는 것을 모두 고르면?

> 가. 척수의 생리적 기능이 일시적으로 상실된다.
> 나. 심한 척추의 골절에 의해 발생한다.
> 다. 방사선 상의 명확한 증상이 없는 골절에도 발생 가능하다.
> 라. 만성기에는 거미막에 대한 유착이 발생한다.

① 가, 나, 다   ② 가, 다   ③ 나, 라
④ 라   ⑤ 가, 나, 다, 라

▶ 기능의 일시적인 장애
- 척수의 생리적 기능이 일시적으로 상실
- 척추뼈몸통(추체)의 압박 또는 방사선 상에 명확한 증상이 나타나지 않는 골절에 의함.

06 Brown-Sequard 증후군에 대한 설명으로 맞지 않는 것은?

① 척수 불완전 손상이다.
② 좌우의 임상 양상이 비대칭적이다.
③ 병변부 반대 편에 통각과 온각이 소실된다.
④ 퇴행성으로 좁아진 척수관의 압박으로 발생한다.
⑤ 병변부 같은쪽의 운동감각 저하이다.

▶ Brown-Sequard 증후군
- 비대칭적 임상 양상
- 병변 부위 반대편의 통각, 온각 소실
④ 중심척수증후군 : 선천적 혹은 퇴행성으로 좁아진 척수관으로 발생

정답 : 4.⑤ 5.② 6.④

07 척수 완전 손상에 대한 설명으로 맞는 것을 모두 고르면?

> 가. 척수의 완전한 절단으로 발생
> 나. 광범위한 혈관 손상에 의해 발생
> 다. 심한 압박에 의해 발생
> 라. 손상부 이하 일부 감각과 운동기능의 상실

① 가, 나, 다 ② 가, 다 ③ 나, 라
④ 라 ⑤ 가, 나, 다, 라

08 척수 손상에 대한 다음 설명 중 맞지 않는 것은?

① C5~6, C6~7의 손상이 흔하게 나타난다.
② 경직성 마비에서 이완성 마비로 변한다.
③ 손상 직후 손상 부위와 그 이하 먼쪽의 운동과 감각기능의 상실이다.
④ 척수 쇼크 기간은 수 주에서 수 개월간 지속된다.
⑤ 방사선 상의 이상이 없어도 척수 손상 증상이 나타날 수 있다.

09 고유 수용성 감각과 진동감각, 2점 식별감각이 소실되고, 촉각, 온각은 보존되는 척수 손상으로 맞는 것은?

① 척수 완전 손상 ② 앞척수증후군
③ 뒤척수증후군 ④ 중심척수증후군
⑤ Brown-Sequard증후군

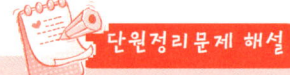

▶ 라는 불완전 손상에 해당됨.

▶ 척수 손상
- C5~6, C6~7, T12~L1의 손상이 흔함.
- 방사선상의 이상 없이도 척수 손상 증상은 나타날 수 있음.
- 척수 전체 손상 시 손상 부위와 그 이하의 먼쪽에서 운동과 감각기능 완전 소실
- 척수 손상 직후 손상 부위의 아래에 이완성 마비가 발생
- 척수 쇼크 기간은 수 주에서 수 개월간 지속
- 척수 쇼크 기간 후 손상 정도에 따라 영구 이완성 마비로 남거나 경련성 마비로 변함.
- 이완성 마비에서 경직성 마비로 변함, 이 기간 동안 골절, 탈구 회복

▶ 뒤척수증후군
- 고유 수용감각, 진동감각, 2점 식별감각 소실
- 통각, 촉각 보존

정답 : 7.① 8.② 9.③

10 C2~C3 손상에 대한 설명으로 맞지 않는 것은?

① 쇼크 기간 동안 깊은힘줄반사 소실된다.
② 젖꼭지 위 3인치까지의 감각 소실된다.
③ 쇼크 기간 이후 깊은힘줄반사 증가한다.
④ 완전한 팔다리마비로 팔의 운동이 전혀 없다.
⑤ 자가호흡 가능하다.

해설
▶ 척수 손상

운동 기능	• 완전한 팔다리 마비로 팔의 운동기능이 전혀 없음. • 호흡 유지를 위해서 인공호흡기가 필요
감각	• 팔의 모든 감각이 상실 • 젖꼭지 위 3인치까지 감각 상실
반사	• 쇼크 기간 동안 깊은힘줄반사 소실 • 쇼크 기간 이후 일반적으로 깊은힘줄반사 증가, 병적반사 출현

11 Feeder를 사용하는 척수 손상 레벨로 맞는 것은?

① C3　　② C5　　③ C7
④ T1　　⑤ T2

▶ Feeder
- 어깨세모근(삼각근)과 위팔두갈래근(이두근) 기능이 남아 있어 어깨(견)관절 굽힘(굴곡), 벌림(외전), 폄(신전) 가능
- 팔꿈(주)관절 굽힘 가능
- Feeder 사용
- 의자차 추진 불가능

12 Push-up이 가능하고 침대에서 의자차로 이동이 가능한 척수 손상 레벨은?

① C3　　② C4　　③ C5
④ C6　　⑤ C7

▶ C7 손상
- C6의 근육뿐만아니라 위팔세갈래근, 손가락굽힘근굴근의 사용 가능
- Push-up이 가능하고 침대에서 의자차로 이동이 가능

정답 : 10_⑤　11_②　12_⑤

13 C8 손상에 대한 설명으로 맞지 않는 것은?

① 손의 내재근을 제외한 팔기능은 정상
② 내재근 이상으로 쥐는 동작이 힘듦.
③ 의자차 사용이 불가능
④ 모든 팔의 반사가 정상
⑤ 팔의 가쪽면 전체와 손 전체는 감각이 정상

해설

▶ C8

운동기능	• 손의 내재근을 제외하고 모두 정상 • 내재근 이상으로 쥐는 동작이 힘듦
감각	• 팔의 가쪽면 전체와 손 전체는 감각이 정상 • 아래팔(전완) 안쪽은 팔꿈(주)관절 아래까지 정상
반사	• 모든 팔의 반사가 정상

14 T6 손상에 대한 설명으로 맞는 것을 모두 고르면?

가. 호흡 운동이 완전한다.
나. 일상 생활 동작을 독립적으로 수행 가능하다.
다. 보조기 착용하여 보행 가능하다.
라. 보조기 착용 시 서는 자세 유지 가능하다.

① 가, 나, 다   ② 가, 다   ③ 나, 라
④ 라   ⑤ 가, 나, 다, 라

15 발의 내재근 약화로 claw toe가 나타나는 척수 손상 레벨은?

① L2   ② L3   ③ L4
④ L5   ⑤ S1

▶ 단원정리 문제 해설

▶ 아래 해설 참조

▶ T6 손상
- 호흡기능의 증가
- 일상생활 동작을 독립적으로 수행 가능
- 보조기 착용 후 서는 자세 유지 가능
- 보행은 불가능

▶ S1 척수 손상
- 큰볼기근(대둔근) 약화를 제외하고 엉덩관절 근육은 정상
- 무릎관절 근력 정상
- 장딴지근(비복근)과 가자미근의 근력이 약화
- 발의 내재근 약화로 claw toe

정답 : 13_③ 14_③ 15_⑤

16 Babinski 반사에 대한 설명으로 맞는 것을 모두 고르면?

> 가. 출생 후 12~18개월 이후의 양성은 정상
> 나. 신생아의 양성반응은 반사 발달의 지연을 의미
> 다. 위운동신경세포가 정상인 경우 양성반응을 보임.
> 라. 발의 가쪽모서리를 따라 발꿈치뼈에서 엄지발가락 아래로 자극

① 가, 나, 다　　② 가, 다　　③ 나, 라
④ 라　　⑤ 가, 나, 다, 라

▶ Babinski 반사
- 발의 가쪽모서리(외측연)를 따라 발꿈치뼈에서 엄지발가락 아래로 자극
- 위운동신경세포가 정상이면 반응이 없음.
- 위운동신경세포의 병변 시 엄지발가락이 폄, 나머지 발가락 굽힘
- 신생아의 양성반응은 정상, 출생 후 12~18개월 이후의 양성은 비정상

17 바빈스키 반사 결과가 양성인 경우 확진을 위한 검사로 환자 정강뼈 능선을 따라 내려가면서 자극하는 검사는?

① Gonda-Allen 징후　　② Chaddock 징후
③ Hoffmann 징후　　④ Babinski 반사
⑤ Oppenheim 징후

▶ Oppenheim 징후
- Babinski 반사 결과가 양성일 때 확진을 위해 실시
- 환자의 정강뼈 능선을 따라 내려가며 자극
- Babinski 반사와 같은 결과가 나타나면 양성

18 위운동신경세포의 정상 반사검사로 맞는 것을 모두 고르면?

> 가. 고환올림근반사
> 나. 망울해면체반사
> 다. Sacral spring
> 라. Hoffmann 징후

① 가, 나, 다　　② 가, 다　　③ 나, 라
④ 라　　⑤ 가, 나, 다, 라

▶ 정상반사
- 고환올림근(거고근)반사, 망울해면체(구해면체) 반사, Sacral sparing

정답 : 16_④　17_⑤　18_①

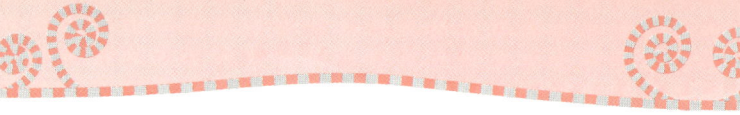

19 척수 손상 초기단계의 물리치료 목적으로 맞지 않는 것은?

① 욕창 방지　　　　　② 관절 가동범위 유지
③ 팔근력 증가　　　　④ 기능 수준의 극대화
⑤ 기형 예방

▶ 척수 손상 초기단계의 물리치료
- 깊은(심부) 정맥혈전증 형성을 예방
- 다리의 혈액 순환 유지
- 욕창 방지
- 관절 가동범위 유지
- 팔의 근력 증가
- 호흡기능의 유지 및 증강
- 척추나 팔다리의 기형 예방
- 요도 감염의 방지

20 척수 손상 후 척추에 체중부하가 가능한 단계에서 시행할 수 있는 것을 모두 고르면?

| 가. 매트운동 실시 |
| 나. 평행봉 훈련 |
| 다. 활동의 증가 |
| 라. 의자차 사용을 위한 기능훈련 |

① 가, 나, 다　　② 가, 다　　③ 나, 라
④ 라　　　　　⑤ 가, 나, 다, 라

▶ 척추를 통한 체중부하 단계
- 환자의 활동 증가
- Mat exercise부터 실시
- 의자차 사용을 위한 기능훈련과 보조기를 착용한 상태에서 실시하는 평행봉 보행훈련 실시

21 불완전한 위하반신마비에 대한 초기치료로 맞지 않는 것은?

① 가슴 관리와 수동운동 실시
② 환자는 운동 시 정확한 자세를 유지
③ 의자차 사용을 위한 기능훈련
④ 치료 시 경련이 일어나지 않도록 주의
⑤ 손상 부위의 감염이나 기형 예방

▶ 불완전한 위하반신마비
- 손상 부위 이하의 감염이나 기형 예방
- 가슴 관리와 수동운동 실시
- 반사활동에 의해 수의족 운동 조절이 방해받지 않도록 함.
- 척추의 불안정성이 있는 환자는 척추 조절 능력이 돌아오면 치료사가 수동적으로 다리운동 실시
- 환자는 운동 시 정확한 자세를 유지
- 불완전한 하반신마비에서는 종아리의 척수반사성 운동이 우세해지지 않도록 주의
- 치료는 경련이 일어나지 않도록 주의하며 실시

정답 : 19_④　20_⑤　21_③

단원정리문제 해설

22 척수 손상으로 인한 완전한 팔다리마비환자의 초기단계 물리치료로 맞지 않는 것은?

① 손가락굽힘근의 기능적 길이 유지
② 체위배출법으로 기도의 분비물 제거
③ 팔다리관절 및 근육에 필요한 수동운동 실시
④ 보조기 착용으로 근력 회복
⑤ 치료를 하는 동안 목의 안정성 유지

▶ 완전한 팔다리마비환자의 초기단계 물리치료
- 체위배출법으로 기도의 분비물을 제거
- 팔과 다리의 각 관절 및 근육에 필요한 수동운동을 실시
- 손가락굽힘근의 기능적 길이 유지
- 보조기 착용으로 연부조직의 길이 유지
- 치료를 하는 동안 목의 안정성 유지

23 완전한 팔다리마비환자의 척추를 통한 체중부하 단계에서 적용 가능한 물리치료에 대한 설명으로 맞지 않는 것은?

① 자세성 고혈압에 주의
② 목의 안정을 위해 목뼈보호대 착용
③ 기립훈련
④ 일상생활 동작훈련
⑤ 가슴 물리치료

▶ 완전한 팔다리마비환자의 척추를 통한 체중부하 단계
- 목의 안정을 위해 목뼈보호대를 착용
- 자세성 저혈압에 주의 : tilting table을 이용하여 수직자세에 적응
- 가슴 물리치료 : 환자의 윗배와 아래 가슴을 압박하여 기침을 보조
- 자세의 조정과 균형훈련 : 매트, 의자차, 평행봉 훈련 실시
- 일상생활 동작
- 기립훈련
- 작업치료
- 기구를 이용한 치료

24 척수 손상으로 인한 완전위하반신마비환자의 초기단계 물리치료로 맞는 것을 모두 고르면?

가. 완전한 하반신마비보다 엉덩관절운동 범위를 넓게 적용
나. 척수 쇼크 시기 초기에는 호흡에 유의
다. 국소 호흡운동을 실시
라. 4시간 간격으로 체위배출법을 이용 허파의 분비물 제거

① 가, 나, 다   ② 가, 다   ③ 나, 라
④ 라   ⑤ 가, 나, 다, 라

▶ 완전 위하반신마비환자의 초기단계 물리치료
- 완전한 하반신마비보다 엉덩관절운동 범위를 넓게 적용, 팔과 머리 사이의 운동은 제한
- 척수 쇼크 시기 초기에는 호흡에 유의 (갈비사이근의 이완으로 허파의 환기압 감소)
- 반사성 기침이 결핍되므로 4시간 간격으로 체위배출법을 이용 허파의 분비물 제거
- 국소 호흡운동을 실시
- 호흡기능과 호흡용적은 매주 혹은 매일 측정

정답 : 22_④ 23_① 24_⑤

25 경련성 신경인성 방광에 대한 설명으로 맞지 않는 것은?

① 위운동신경세포 손상으로 발생한다.
② 대뇌의 억제작용이 약해져 배뇨반사를 잘 통제하지 못해 발생한다.
③ 배뇨근의 지나친 수축으로 방광용적이 감소되고 방광내압이 상승한다.
④ 배뇨근의 비후나 방광벽의 비후로 바깥조임근의 경련이 나타난다.
⑤ 척수의 완전 병변 시 방광내압 상승을 느끼지 못해 배뇨장애를 일으킨다.

26 SCI 환자의 방광 관리에 대한 설명으로 맞지 않는 것은?

① 척수 쇼크 시기는 자율성 긴장을 보존해 주는 것이 중요하다.
② 간헐적 도뇨법은 주기적 배뇨법이 갖는 합병증이 약하게 나타난다.
③ 주기적 배뇨법은 방광벽을 자극하게 된다.
④ 요로 결석 방지를 위해 침상운동을 실시한다.
⑤ 척수 쇼크 시기에는 도뇨관 사용을 금해야 한다.

27 욕창에 대한 설명으로 맞지 않는 것은?

① 뼈돌출부와 연부조직에 가해지는 지속적인 압박으로 발생한다.
② 뒤통수 부위, 어깨 부위, 엉치뼈, 큰돌기 등 뼈돌출부에서 호발한다.
③ 압박 이외의 요인으로 영양불량, 연부조직 타박상, 심한 피부마찰 등이 있다.
④ 피부마찰을 피하기 위해 체위변경은 가급적 실시하지 않는 것이 좋다.
⑤ 2차 감염은 욕창 진행을 더욱 가속시킨다.

연결
- 욕창 방지를 위해 1~2시간마다 체위를 변환시켜 주는 것이 중요
- 호발 부위 : 뒤통수 부위, 어깨 부위, 팔꿈치머리, 엉치뼈, 발꿈치뼈, 큰돌기, 가쪽복사융기, ASIS, 무릎뼈

▶ 경련성 신경인성 방광
- 위운동신경세포 손상으로 발생
- 배뇨근의 지나친 수축으로 방광 용적이 감소되어 방광 내압이 상승
- 배뇨근의 비후나 방광벽의 비후로 인해 바깥조임근의 경련을 보이기도 함.
- 척수의 완전 병변 시 방광 내압의 상승을 느끼지 못해 배뇨장애를 일으킴.

▶ 척수 쇼크 시기의 관리
- 이완성 방광상태이므로 자율적 긴장을 보존하는 것이 중요
- 도뇨관을 이용하여 일정시간마다 배뇨시켜 주는 것이 필요함.

▶ 욕창
- 뼈의 돌출부와 연부조직 사이에 가해지는 지속적인 압박
- 압박에 의한 혈류장애가 조직의 산소 결핍을 일으키거나 혈전증을 유도하여 괴사를 일으킴.
- 척수 손상환자의 25~85%에서 발생하며, 사망 원인의 8%
※ 척수 손상환자는 감각 이상으로 통증을 느끼지 못하기 때문에 욕창 발생률이 높음.
※ 압박 이외의 요인으로 영양불량, 연부조직의 타박상, 피부의 침윤, 피부의 심한 마찰, 조절되지 않은 근육경련 등이 있음.
- 2차적 감염은 욕창의 진행 과정을 더욱 가속시킴.

정답 : 25_② 26_⑤ 27_④

28 욕창의 치료에 대한 설명으로 맞지 않는 것은?

① 원인이 되는 압박을 제거한다.
② 영양상태 개선과 단백질 공급을 한다.
③ 손상 부위의 부종을 감소시킨다.
④ 헤마토크릿과 헤모글로빈 수치를 정상으로 유지시킨다.
⑤ 하바드 탱크 이용 시 감염 방지를 위해 물에는 어떤 물질도 첨가하지 않는다.

29 경련성에 대한 설명으로 맞는 것을 모두 고르면?

> 가. 잘못된 스트레칭이나 운동에 의해 증가
> 나. 알파계와 감마계의 과도한 흥분으로 발생
> 다. 하바드 탱크치료 시 100°F에서 20~30분간 적용
> 라. 초음파는 금기

① 가, 나, 다
② 가, 다
③ 나, 라
④ 라
⑤ 가, 나, 다, 라

30 척수 뒤뿔로 전달되는 자극이 뒤척수의 중간가쪽기둥에서 신경세포와 연접하여 발생하는 문제로 맞는 것은?

① 자율성 반사부전증
② 욕창
③ 자세성 저혈압
④ 경련성
⑤ 방광장애

연결
- 척수 손상 이후 수 개월이 지나서 발생하며, 팔다리 마비환자의 85%에서 발생
- 방광의 장, 세척, 욕창의 자극, 자세 변화는 자율성 반사부전증을 유발하는 자극원

▶ **단원정리문제 해설**

▶ 욕창의 치료
- 압박 제거
- 영양상태 호전
- 단백질 공급
- 헤모글로빈과 헤마토크릿을 정상으로 유지
- 손상 부위의 부종을 감소
- 궤양부의 소독 및 궤사조직 제거
- 하바드 탱크 이용 시 염수를 이용하여 94~98°F의 온도에서 1~30분간 치료

▶ 경련성
- 잘못된 스트레칭이나 운동은 경련을 증가시킴.
- 힘줄반사 항진이 동반되며, 수동적 신장에 저항이 증가됨.
- 피부 손상, 근육뼈대계(근골격계) 문제 등으로 인한 자극이 경련을 증가시킴.
- 알파계와 감마계의 과도한 흥분으로 발생
- 온열치료 : 하바드 탱크치료 시 100°F 물에서 20~30분 적용, 초음파 치료
- 한냉치료 : 50°F의 한냉수에 5분간 침수, 얼음주머니를 경련성 근육에 5분간 적용
- 전기치료 : 낮은 강도의 강축 전류를 길항근에 자극

▶ 자율성 반사부전증
- 척수 뒤뿔로 전달되는 자극이 등척수의 중간가쪽기둥에서 신경세포와 연접하여 주로 내장 상에서 맥관 수축을 일으켜 발생
- 갑자기 고혈압이나 두통, 발한, 털이 섬, 얼굴이 화끈거리며 동공이 확대, 코가 막히고 눈이 흐려지는 등의 증상이 나타남.
- T5~6 보다 상위 척수 손상환자들에서 잘 나타남.

정답 : 28_⑤ 29_① 30_①

Chapter 14 척수 손상 | **233**

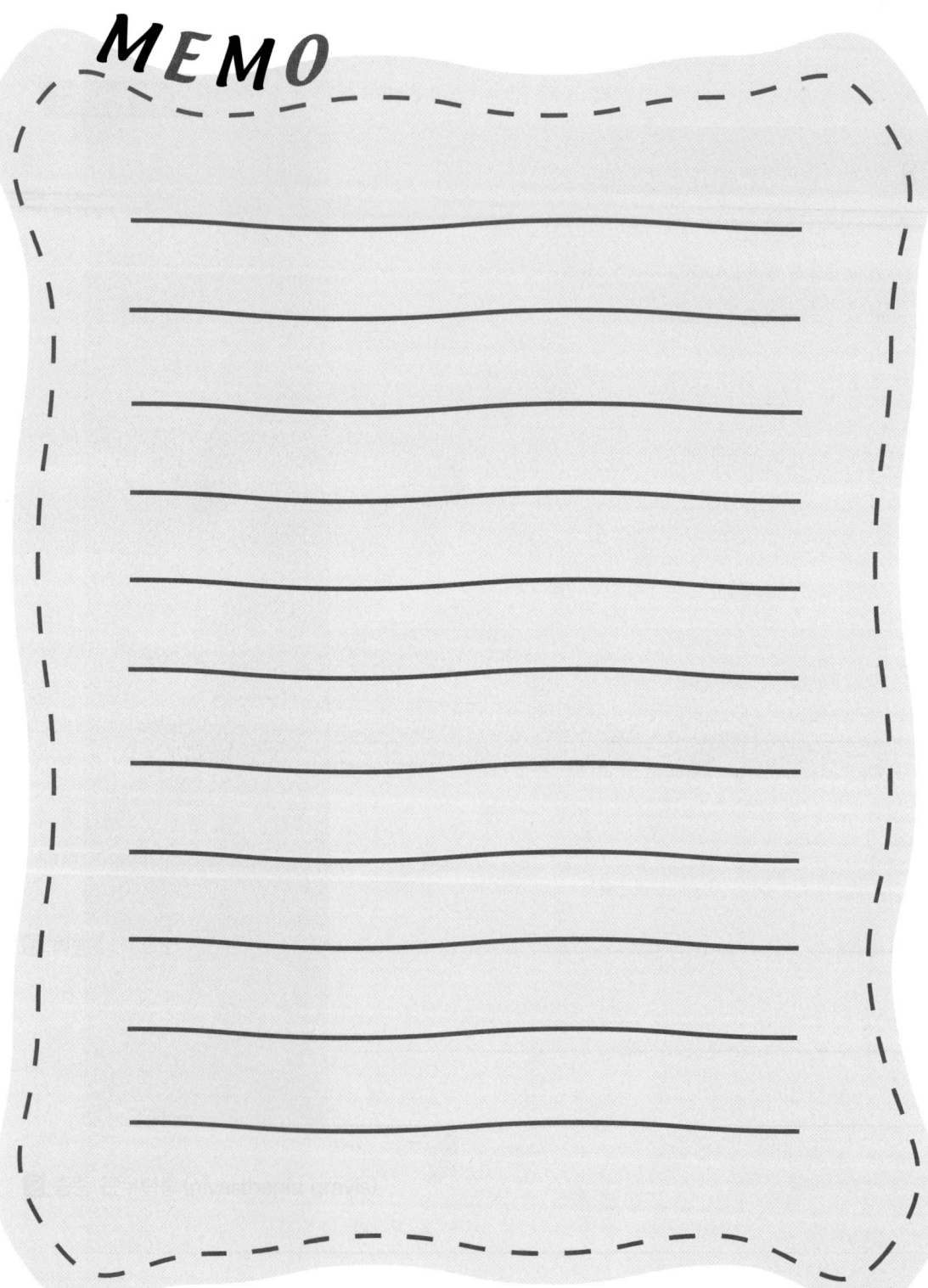

Chapter 15

뇌성마비

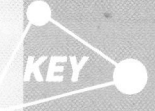

■ 뇌성마비란 일반적으로 미성숙한 뇌의 병변으로 인한 운동 및 자세의 장애, 감각이상, 지능저하, 청력 및 시력저하, 언어장애 등을 동반하는 비진행성 뇌손상 증후군을 말합니다. 뇌성마비의 뇌손상은 비진행적이지만 뇌성마비로 인해 나타나는 운동장애 및 자세변형 같은 문제는 나이가 들어감에 따라 더욱 심화되는 경향이 있습니다. 그래서 뇌성마비환자에 대한 물리치료는 장애의 진행 정도를 최소화하고 최대한의 기능을 회복하는 것을 목적으로 합니다.

■ 이번 챕터에서는 뇌성마비를 일으키는 다양한 원인과 뇌성마비의 분류에 대하여 공부하겠습니다. 뇌성마비의 원인과 분류에 대한 내용은 특히 중요하므로 신경써서 공부해야 할 부분입니다. 이어서 뇌성마비의 진단지표와 뇌성마비의 반사운동 발달에 의한 평가, Vojta의 진단방법에 대해서 공부하겠습니다.

   꼭! 알 아 두 기

1. 뇌성마비의 원인
2. 뇌성마비의 신경운동학적 분류
3. 유아의 뇌성마비 조기진단 지표
4. 반사운동의 발달에 의한 평가
5. Vojta의 진단방법
6. 뇌성마비 관련장애

CHAPTER 15 뇌성마비

1 뇌성마비의 분류

1 정의
- 뇌신경 조직의 병변이나 기능부전으로 인한 운동장애, 감각이상, 지능저하, 청력 및 시력, 언어장애 등을 동반하는 비진행성 뇌손상증후군

2 원인

(1) 출생 전

유전적 발생학적 요인	• 인종 혹은 가족력이 원인 • 뇌성 발육부전 • 유전성 무정위운동증, 가족성 떨림(진전), 가족성 경련성 하반신마비
자궁 내 요인	• 출생 전 감염, 풍진, 기타 모성감염 • 출생 전 산소 결핍증, 모성빈혈, 저혈압 • 출생 전 뇌출혈, 모성중독증, 직접적 외상, 모성출혈성 당뇨 • 자가 면역반응 • 대사성 장애 • 모성 영양불량

(2) 출생 시

산소결핍증	• 기계적 호흡 차단 • 무기폐 • 마취 중독 • 태반전치, 태반조기박리 • 모성산소결핍, 저혈압
출생 시 외상	• 난산 혹은 둔위분만 • 난산에 의한 뇌손상 • 겸자분만 시 실수로 인한 외상

(3) 출생 후
　① 외상 : 경질막밑 출혈, 머리뼈 골절, 뇌의 타박상
　② 감염 : 뇌막염, 뇌염, 뇌종양
　③ 중독 : 납, 비소, 콜탈 유도체, 스트렙토마이신 등
　④ CVA
　⑤ 일산화탄소 중독
　⑥ 뇌종양

3 분류

(1) 신경운동학적 분류(미국 뇌성마비학회)
　① 경련성(spastic type)

개요	• 대뇌겉질의 운동영역이 주된 손상 부위 • 뇌성마비의 60~70%로 가장 많음 • 신장반사가 증진된 상태 • 경련성 근육을 갑작스럽게 수동운동시키면 저항 증가
경련성을 주로 나타나는 근육	• 어깨관절 : 뒤당김근, 굽힘근, 모음근, 안쪽돌림근 • 팔꿉관절 : 굽힘근 • 아래팔 : 엎침근 • 손목관절굽힘근, 손가락굽힘근, 엄지굽힘근 • 엉덩관절 : 굽힘근, 안쪽돌림근, 모음근 • 무릎관절 : 굽힘근 • 발목관절 발바닥쪽 굽힘근, 발가쪽번짐 및 안쪽번짐
다양한 범위의 비정상 자세	• 근육의 단축으로 비정상 자세가 만들어짐 • 비정상 자세는 특정 관절이 아니라 광범위하게 존재
비정상 수의운동	• 마비가 아니기 때문에 운동이 존재하나 운동의 질이 낮음 • 공동운동은 발달 수준에 따라 다양하지만 비슷하게 존재 　＊ 팔 : 어깨관절 (내밈 ; protraction, 모음, 안쪽돌림), 팔꿉관절 (굽힘 또는 폄), 손목관절과 손 (굽힘, 자쪽치우침 (척골편위)) 　＊ 다리 : 엉덩관절 (반굽힘, 모음, 안쪽돌림), 무릎관절 (굽힘), 발 (발바닥쪽 굽힘, 안쪽번짐 혹은 가쪽번짐) • 폄근 혹은 굽힘근 공동운동이 나타나기도 함 • 공동근의 길항근에 약화가 나타남 • 공동근의 약화가 나타나는 경우도 있음 • 한 관절 만의 독립운동이 어렵고 협조 운동이 어려움
기타	• 지능은 무정위성 보다 낮은 경향 • 공간 상과 관계 인식장애가 흔함 • 경련성 편마비의 손과 시야에서 감각 상실 • 간질은 무정위성에서보다 3배 많음

② 무정위형 (athetoid type)

개요	• 바닥핵이나 줄무늬체가 주된 손상 부위 • 뇌성마비의 20~25% (경련성 다음으로 많음) • 목적이 없는 빠르거나 느린 운동 패턴 혹은 비패턴으로 휴식 시에도 나타남 • 휴식 시 꿈틀꿈틀 움직이거나 (writhing), 움찔하거나 (jerky), 떨림 (진전, tremor), 돌림 (회선, rotary) 패턴 등이 나타남 • 휴식 시의 불수의적 운동은 움직이려고 노력하거나 말할 때 흥분하거나 깊은 생각을 할 때 자극이 되어 나타남 • 불수의적 운동은 어느 정도 스스로 조절이 가능 • 피로, 졸음, 완전한 집중, 엎드린 자세에서 불수의적 운동은 감소 • 혀의 큰 구조물과 얼굴을 포함한 신체의 모든 부위에서 나타남 • 수의적 운동은 어느 정도 가능하지만 불수의적 운동이나 긴장 항진이 있으면 운동의 질이 떨어짐
경련성을 주로 나타나는 근육	• 무정위성은 가끔 높은 지능을 가짐 • 눈의 운동은 특별히 위 운동의 결함이 있음 • 불량한 자세 – 균형 기전을 가짐

③ 실조성(ataxia type)
  a. 주로 소뇌의 병변으로 발생
  b. 자세반응의 비정상 혹은 결핍이 가장 중요한 증상
  c. 균형과 협조운동의 장애가 현저함.
  d. 수의적 운동은 일반적으로 존재하나 비협조적이고 강한 떨림이 동반됨.
  e. 저긴장증, 눈떨림, 낮은 지능, 발음이 명확하지 않은 말이 흔한 증상
④ 떨림형(tremor type)
  - 불수의적인 억제할 수 없는 상반적이며, 규칙적 리듬의 운동이 나타나는 것이 특징
⑤ 강직성(rigidity type)
  a. 운동을 하려고 할 때 주동근과 길항근 모두에 저항이 증가되어 lead pipe 또는 톱니바퀴 (cogwheel)의 움직임과 같은 느낌
  b. 힘줄반사는 일반적으로 정상
⑥ 혼합형(mixed type)
  a. 약 1%에서 혼합형으로 나타남.
  b. 위 형태들이 혼합되어 나타남.

(2) 신경 손상이 나타나는 지절별 분류

편마비	• 신체의 같은 쪽 팔과 다리에 장애 • 경련성에서 많이 나타남 • 때로는 무정위성에서도 나타남
팔다리마비	• 팔다리 전체의 마비 • 일반적으로 팔의 마비가 다리보다 심함
양측마비	• 팔다리 전체의 마비 • 일반적으로 다리의 마비가 팔보다 심함
삼지마비	• 신체의 삼지에 마비 • 보통 양다리와 한쪽 팔의 마비 • 경련성에서 많이 나타남
하반신마비	• 다리에 마비 • 경련성에서 많이 나타남
단지마비	• 신체의 어느 한 팔다리에만 국한적으로 마비 • 드물게 나타남

(3) 장애 정도에 따른 분류

경증	• 행동이 어설프지만 독립적으로 일상생활이 가능 • 보장구 착용없이 보행이 가능 • 특별한 운동장애가 크게 없음
중등도	• 일생생활과 보행, 언어 등이 완전히 독립적이지 못함 • 완전한 활동을 위해 보장구가 필요
중증	• 장애가 너무 심하여 혼자서 독립적으로 일상생활 불가능 • 항상 보조기 착용과 보호자의 도움이 필요

2 진단

1 뇌성마비의 평가

(1) 조기진단의 지표

유아	• 4주가 지난 후에도 목을 잘 가누지 못함 • 바로 누운자세에서 앉은자세로 천천히 당길 때 저항을 하지 못함 • 젖을 잘 빨지 못함 • 음식물을 잘 삼키지 못하고 자주 토함 • 지나치게 많이 움 • 4개월이 지나도 손을 잘펴지 못함 • 6개월 후에도 긴장성 목반사가 나타남 • 1개월 후에도 혀를 내밀거나 안으로 말아들여 숟가락으로 음식물 먹이기가 곤란함 • 밤에 자주 깨고 깊은 잠을 자지 못함 • 특별한 이유없이 성장의 지연이 발생 • 옷을 입힐 때 팔다리가 뻣뻣함 • 소리에 대하여 지나치게 반응하여 몸을 뒤틀거나 반응이 없음
어린이	• 경련성이 심함 • 과활동이 있음 • 앉기나 기기, 걷기와 같은 정상 발달운동이 늦어짐 • 경우에 따라서는 근육의 저긴장이 있음
나이든 아이	• 경련성이 있음 • 과활동이 지속 • 집중력이 없고 산만함 • 현저한 발달의 지연이 있음 • 언어장애가 있음 • 잘 듣지 못함 • 사시가 있고, 시각장애가 있음 • 이완성이 지속되기도 함

(2) 반사운동의 발달에 의한 평가

① 척수 수준의 반사

굽힘근 움추림반사 (굴근 도피반사 ; flexor withdrawal refles)	• 아이를 바로 눕힌자세에서 발바닥을 자극하였을 때 자극 받은 다리를 조절없이 굽힘 (양성) 또는 다리를 뻗은 상태로 유지(음성) • 생후 2개월 후에도 음성반응 출현 시 반사성숙의 지연을 의미
폄근(신근) 밀기반사 (extensor thrust reflex)	• 아이를 바로 눕힌자세에서 한쪽 다리는 굽힘시키고 반대쪽 다리는 펴시킨 다음 굽힘된 다리의 발바닥을 자극하면 조절없이 폄(양성)하거나 굽힘한 상태로 있음(음성) • 생후 2개월 이후에도 양성반응 출현 시 반사성숙의 지연을 의미

교차성 폄반사 1 (crossed extension reflex 1)	• 아이를 바로 눕힌자세에서 한쪽다리는 굽힘시키고 반대쪽 다리는 폄시킨 다음 폄된 다리를 굽힘시키면 굽힘된 반대쪽 다리가 폄(양성)되거나 굽힘된 상태(음성)로 남아 있음 • 생후 2개월 후에도 양성반응 출현 시 반사성숙의 지연을 의미
교차성 폄반사 2 (crossed extension reflex 2)	• 아이를 바로 눕힌자세에서 한쪽다리의 안쪽을 가볍게 두드리면 반대쪽 다리가 모음, 안쪽 돌림, 발바닥쪽 굽힘(양성)되거나 아무런 반응이 없음(음성) • 생후 2개월 후에도 양성반응 출현 시 반사성숙의 지연을 의미

② 뇌간 수준의 반사

대칭성 경반사	• 바로 누운자세에서 목굽힘 시 팔에서 굽힘근의 긴장, 다리에서는 폄근의 긴장이 나타나고, 목 폄 시 팔에서는 폄근의 긴장 다리에서는 굽힘근의 긴장이 증가 • 대칭성 목 반사의 양성은 4~6개월까지는 정상이나, 그 이후에 나타나면 반사성숙의 지연을 의미
비대칭성 경반사	• 바로 누운자세에서 한쪽으로 머리를 돌림 시 얼굴이 향한 쪽의 팔과 다리 폄근의 긴장성이 우세해짐 • 대칭성 목반사의 양성은 4~6개월까지는 정상이나, 그 이후에 나타나면 반사성숙의 지연을 의미
긴장성 미로반사	• 바로 누운자세에서 팔 또는 다리를 수동굽힘 시 폄근 긴장이 증가되고, 엎드린 자세에서는 팔 다리 및 몸통에서 굽힘근의 긴장 증가(양성)가 나타남 • 긴장성 미로반사의 양성은 4~6개월까지는 정상이나 그 이후에 나타나면 반사성숙의 지연을 의미
연합반응	• 바로 눕힌자세에서 한 손에 물건을 쥐어주면 반대쪽 손에 긴장의 증가(양성)가 일어나거나 반응이 없음(음성) • 연합반응의 양성은 항상 반사성숙의 지연을 의미
양성 지지반응	• 기립자세에서 발바닥을 몇 차례 바닥에 튀기면 다리의 폄근 긴장 증가와 함께 젖힌무릎 및 발목관절 발바닥쪽 굽힘(양성)이 일어나거나 폄근 긴장의 증가가 없음(음성) • 생후 3~8개월까지는 양성반응이 나타나도 정상이나, 이후에 나타나는 양성반응은 반사성숙의 지연을 의미
음성 지지반응	• 기립자세에서 체중지지를 시키면 폄근 긴장의 이완없이 양성 지지가 계속되거나 (양성), 양성 지지로부터 폄근 긴장이 이완되면서 무릎관절 굽힘과 발목관절 발바닥쪽 굽힘(음성)이 가능해짐 • 생후 8개월 후에도 양성반응 출현 시 반사성숙의 지연을 의미

③ 중뇌 수준의 반사

목 정위반사	• 바로 누운자세에서 머리를 한 방향으로 돌리면 머리가 돌아간 쪽으로 나머지 몸통이 통나무 구르듯 한번에 돌아가거나 (양성), 몸통의 돌림이 없음(음성) • 출생 시부터 생후 6개월까지는 양성반응이 나타나도 정상이나, 그 이후에도 양성반응이 나타나거나 1개월 이후에 음성반응이 나타나면 반사성숙의 지연을 의미

몸에 작용하는 체정위반사	• 바로 누운자세에서 머리를 한 방향으로 돌리면 머리가 돌아간 쪽으로 머리, 어깨, 골반의 순서로 돌림이 일어나고(양성), 음성인 경우 통나무 구르듯이 몸의 돌림이 일어남 • 양성반응은 생후 6개월 경에 출현하여 18개월까지 지속되며, 생후 6개월 이후에도 음성반응이면 반사성숙의 지연을 의미
머리에 작용하는 미로정위반사	• 아이를 엎드린 자세에서 눈을 가리고 들어올리거나(반사 1), 바로 누운자세에서 눈을 가리고 들어올리거나(반사 2), 골반 주위를 붙잡고 눈을 가리고 공중으로 들어올린 자세에서 우측(반사 3) 또는 좌측(반사 4)으로 기울이면 고개를 들어 얼굴을 수직으로 유지하고, 입은 수평을 유지(양성)하거나 고개를 잘 가누지 못함(음성) • 반사 1은 양성반응이 생후 1~2개월에 나타나 평생 지속되며, 생후 2개월 이후 음성 반응의 지속은 반사성숙의 지연을 의미 • 반사 2는 양성반응이 생후 6개월 경에 나타나기 시작하여 평생 지속되며, 6개월 후에도 음성반응이 지속되면 반사성숙의 지연을 의미 • 반사 3, 4는 양성반응이 생후 6~8개월 경에 나타나기 시작하여 평생 지속되며, 8개월 이후에도 음성반응이 나타나면 반사성숙의 지연을 의미
시각정위반사	• 머리에 작용하는 미로정위 반사와 같으나 눈을 뜨고 시행
양서류 반응	• 엎드린 자세에서 머리는 중위를 취하고 팔은 머리위로 폄시킨 다음 한쪽 골반을 들어올리면 동측의 팔과 엉덩관절, 무릎관절이 자동적으로 굽힘(양성)되거나 반응이 없음(음성) • 양성반응은 생후 6개월 이후에 나타나 평생 지속되며, 6개월 이후에도 음성반응이 나타나면 반사성숙의 지연을 의미

(3) Vojta의 진단 방법

① Vojta 반응

아이의 등을 검사자 쪽으로 향하게 하여 몸통을 잡고 수직위를 취한 상태에서 갑자기 아이의 몸을 수평이 되게 함	정상	• 양팔이 모로반사와 비슷하게 포옹하는 동작 • 두 손이 펴지면서 위쪽 엉덩관절과 무릎관절 굽힘, 발목관절 배등쪽 굽힘
	비정상	• 위의 팔이 주먹을 쥔채로 뻣뻣하게 굽힘 또는 폄 • 어깨뼈가 뒤당김되면서 위의 팔이 뻣뻣하게 굽힘 • 위의 다리는 모음, 폄

② 견인반응

아이를 바로 누운자세에서 고개를 중위로 한 다음 아이를 45°까지 들어올림	정상	• 턱을 가슴까지 끌어당기고 양측 다리는 배까지 굽힘
	비정상	• 다리굽힘과 함께 심한 넙다리 벌림 • 다리가 모음, 말발, 안쪽돌림 되면서 뻣뻣해짐

③ Peiper의 역수직 반응

바로 누운자세 (4~5개월), 또는 엎드린자세 (5개월 이후)에서 아이의 무릎을 잡고 머리가 아래로 향하게 하여 갑자기 들어올림	정상	• 팔이 벌림, 두 손이 펴짐 • 목의 폄
	비정상	• 주먹을 쥔 채로 팔을 뻣뻣하게 뻗침 • 비대칭인 머리와 몸통의 자세

④ Collis의 역수직 반응

바로 누운자세에서 한쪽 무릎을 잡고 갑자기 들어올려 머리가 아래로 향하게 함	정상	• 붙잡지 않은 쪽의 엉덩관절, 무릎관절, 발목관절이 굽힘(1주~6, 7개월), 또는 무릎관절이 펴지고 엉덩관절 굽힘(7개월부터)
	비정상	• 붙잡고 있는 다리와 평행하게 자유롭게 놓아둔 다리도 말발 상태 되면서 폄

⑤ Collis에 의한 수평현수 반응

아이가 옆으로 누운자세에서 한쪽 위팔과 넙다리를 붙잡고 그대로 들어올림	정상	• 자유롭게 놓아둔 팔이 모로 반사 식의 반응을 나타냄
	비정상	• 자유롭게 놓아둔 팔이 뻣뻣해지고 주먹을 쥠

⑥ Landau 반응

아이를 손바닥 위에 엎드린 자세로 위치하게 함. 아이가 정확한 수평을 유지하게 하는 것이 중요	정상	• 머리를 약간 구부리고 몸통은 굽힘, 팔과 다리는 느슨한 굽힘 (생후~6주) • 목을 대칭적으로 폄 (6주 이후)
	비정상	• 몸이 한쪽으로 휘어지며 머리와 몸통이 비대칭적 자세를 취함 • 고개를 펴지 못함 • 머리가 현저하게 밑으로 처지고 몸통에 힘이 없음

⑦ 겨드랑이 걸치기 반응

아이의 등이 검사자 쪽을 향하도록 몸통을 붙잡고 머리가 위로 가도록 들어올림	정상	• 견인 반응에서와 비슷하게 굽힘(생후 1주 1기말까지) • 양 다리가 몸통쪽으로 끌어당겨짐. Landau 반응과 비슷(3, 4개월~7개월) • 8개월 이후 다리의 굽힘 감소
	비정상	• 다리가 뻣뻣하게 폄되어 평행하게 되거나 서로 교차하여 안쪽돌림 말발 (첨족)이 됨 • 한쪽이 계속 폄 자세를 취함

2 뇌성마비 관련 장애

(1) 운동장애
(2) 간질 발작
(3) 청력장애
(4) 시력장애

Chapter 15 뇌성마비

(5) 일반적 감각장애
(6) 지각 문제
(7) 의사 전달장애
(8) 지적장애
(9) 감정장애
(10) 학습 능력 이상

3 치료

1 물리치료

(1) 신경 발달학적 치료(NDT)
  - 치료 원칙 : 비정상적인 반사를 억제하고 정상적인 반사를 촉진
  ① 치료 단계

1단계	경련성 억제를 통한 근육 긴장 분포의 정상화
2단계	정위반응과 평형반응 촉진
3단계	수의적인 동작의 유도

  ② 수의적 운동 조절 : 핵심 부위 (머리, 목, 팔이음뼈, 다리이음뼈, 몸통 등) 조정

(2) Vojta 방법
  ① 신체의 운동 유발점에 압력을 주어 반사적 포복반응을 자동적으로 유발시킴.
  ② 이러한 동작을 반복하여 두뇌에 정상운동 패턴을 일으키도록 고안된 신경운동학적 치료법

(3) W. M. Phelps 방법
  ① 계통발생학적 과정에 기초한 치료법
  ② 15개 과정의 치료양식과 보조기, 투약 및 외과적 수술이 포함.
  ③ 치료 과정 : 마사지, 수동운동, 능동보조운동, 능동운동, 저항운동, 조건운동, 혼동 혹은 공동운동, 혼합운동, 안정, 이완기술, 이완자세로부터의 운동, 균형, 상반운동, 손을 뻗거나 잡고 놓기, 숙련

(4) Rood 방법
  ① 운동 패턴은 출생 시에 존재하는 기본적인 반사 패턴으로부터 발달되고, 이들은 의식이 있는 고위 수준의 조절이 얻어질 때까지 감각 자극을 통하여 수정되기 때문에 특정한 수용기에 적당한 자극을 가하는 것이 가능하다면 이 자극이 정상 발달단계에서 처럼 이용되는 것이 가능하고, 반사적 운동의 유도가 가능하며, 신경생리학적 원인에 의해 운동 앤그램이 성취될 것임.
    * 운동 앤그램(motor engrams) : 자극에 의하여 생기는 지워지지 않은 인상
  ② 감각 자극 : 빠른 솔질, 얼음, 압력, 쓰다듬기 등
  ③ 환자의 발달학적 단계를 이용하여 운동 조절 수준과 근육 긴장 분포 단계를 결정

④ 치료의 시작은 촉진이고, 원하는 패턴의 효과를 얻기 위해 환자의 근육을 적절히 자극
⑤ 하위 수준의 숙련운동이 완전하게 되었을 때 상위 수준의 숙련 운동으로 나아감.

(5) Herman Kabat 방법
- 고유수용성 신경근 촉진법

고유수용성 신경근 촉진법에서 이용되는 신경생리학적 기전들
- 최대 저항
- 반사
- 방산
- 연속적 유도
- 상반 지배

(6) Temple Fay 방법
① 계통발생학적 과정에 근거를 둔 방법으로 어류나 파충류의 운동 양식과 유아의 운동 양상이 비슷하다는데 초점을 맞춤.
② 병적반사라도 도움이 된다면 사용
③ Fay의 기본적 패턴
  a. 양서류 수영 형태, 굽힘·폄 반복 패턴 : 하위 중추
  b. 교차 파충류 형태 : 하위 중추
  c. 연합반응 : 건강한 시상 혹은 중뇌
  d. 상동성 양서류 형태의 운동 : 그물체, 다리뇌, 숨뇌
④ 상동성 패턴
  a. 엎드려 누운자세에서 실시
  b. 고개를 오른쪽으로 돌림하였을 때 오른쪽 손은 입근처로 가져가고, 엄지는 벌림, 손가락은 폄, 팔꿉관절은 90° 굽힘, 팔은 어깨관절 수준까지 벌림
  c. 오른쪽다리는 벌림, 굽힘되어 배 옆에 놓이고 발은 발등굽힘
  d. 왼쪽팔은 벌림, 손등이 오른쪽 엉덩이에 이를 때 sweeping 운동에서 모음, 안쪽돌림됨.
  e. 왼쪽다리는 폄
  f. 고개를 왼쪽으로 돌리면 왼쪽팔은 sweeping 운동을 통해 손을 입 근처로 가져가고, 왼쪽다리는 위에서와 같은 방법으로 굽힘됨.
  g. 오른쪽팔과 다리는 고개가 중간 지점을 통과하여 왼쪽으로 돌림되며 폄됨.
  h. Unlocking technique : 손을 엉덩이 위에 놓았을 때 손과 손가락이 쉽게 펴짐.

(7) George Deaver 방법
① 일상생활에 중요한 신체적 활동을 훈련
② 치료 목적
  a. 자조 활동 도달

　　　　b. 보행훈련
　　　　c. 손의 최대한 활용
　　　　d. 적당한 언어 구사
　　(8) Pohl 방법
　　　　① 뇌성마비의 일차적 문제는 근육활동의 장애
　　　　② 처음에는 단일 관절의 조절훈련
　　　　③ 후에는 보다 많은 관절의 조절훈련을 실시
　　　　④ 3가지 기본 원리 : 의식적인 근육 이완, 수의적 근육 조절, 발달학적 패턴의 증진

2 정형외과적 치료

(1) 엉덩관절 모음 변형 : 모음근 힘줄절단술, 폐쇄신경절제술
(2) 엉덩관절 굽힘 변형 : Soutter, Campbell 수술법, iliopsoas recession 등이 시행
(3) 엉덩관절 안쪽돌림 변형 : 반힘줄건 (반건양근) 부착부를 절단하여 넙다리 가쪽복사융기의 전측방에 고정시켜 벌림근으로 변환
(4) 무릎관절 굽힘 변형 : 안·바깥 뒤넙다리근 힘줄을 각각 같은쪽의 넙다리복사융기에 고정, 무릎지지띠 절개
(5) 말발 (첨족) 변형 : 아킬레스 힘줄 연장술
(6) 가쪽들린휜발증 (외반족 ; talipes volgus) : Grice-Green 수술 또는 삼중관절고정술
(7) 안쪽들린휜발증 (내반족 ; talipes varus) : 뒤정강근의 연장술 또는 전위술
(8) 자쪽손목굽힘근힘줄 (척측수근굴근건) : 자쪽손목굽힘근힘줄을 긴노쪽손목폄근힘줄 (장요측 수근신근건)로 전위하여 봉합
(9) 손목관절고정술 : 연부조직 수술로 성과를 얻지 못한 경우 시행

3 보조기

(1) 단하지보조기 : 발목관절이 90° 이상 굽힘되지 않도록 함. 말발 및 안쪽번짐·가쪽번짐 말발 변형 시 착용
(2) 장하지보조기 : 장딴지근에 의한 말발 변형 시 착용
(3) Spreader bar : 야간 고정 시 착용
(4) 보조기 착용 시 주의사항 : 이상 자세 반사 유발

단원정리문제

01 뇌성마비에 대한 설명으로 맞는 것을 모두 고르면?

> 가. 뇌신경 조직의 병변
> 나. 운동 및 감각장애
> 다. 지능 저하
> 라. 진행성 뇌손상증후군

① 가, 나, 다　　② 가, 다　　③ 나, 라
④ 라　　　　　 ⑤ 가, 나, 다, 라

02 뇌성마비의 출생 후 요인으로 맞는 것을 모두 고르면?

> 가. 기계적 호흡 차단
> 나. 무기폐
> 다. 겸자분만 시의 외상
> 라. 경질막밑 출혈

① 가, 나, 다　　② 가, 다　　③ 나, 라
④ 라　　　　　 ⑤ 가, 나, 다, 라

단원정리문제 해설

▶ 뇌성마비
- 뇌신경 조직의 병변이나 기능부전으로 인한 운동장애, 감각이상, 지능 저하, 청력 및 시력, 언어장애 등을 동반하는 비진행성 뇌손상증후군

▶ 뇌성마비 출생 후 요인
- 외상 : 경질막밑 출혈, 머리뼈(두개골) 골절, 뇌의 타박상
- 감염 : 뇌막염, 뇌염, 뇌종양
- 중독 : 납, 비소, 콜탈 유도체, 스트렙토마이신 등
- CVA
- 일산화탄소 중독
- 뇌종양

정답 : 1_① 2_④

Chapter 15 뇌성마비 | **247**

03 뇌성마비의 출생 전 요인으로 맞지 않는 것은?

① 모성 감염　　　　② 뇌성 발육부진
③ 자가 면역반응　　④ 태반전치
⑤ 대사성 장애

▶ 뇌성마비 출생 전 요인
- 인종 혹은 가족력이 원인
- 뇌성 발육부전
- 유전성 무정위운동증, 가족성 떨림, 가족성 경련성 하반신마비
- 출생 전 감염, 풍진, 기타 모성감염
- 출생 전 산소결핍증, 모성빈혈, 저혈압
- 출생 전 뇌출혈, 모성중독증, 직접적 외상, 모성출혈성 당뇨
- 자가 면역반응
- 대사성 장애
- 모성 영양불량

04 경련성 뇌성마비에 대한 설명으로 맞지 않는 것은?

① 대뇌겉질의 운동영역 손상이다.
② 팔꿈관절 폄근의 경련성이 심하다.
③ 뇌성마비 환자의 대부분을 차지한다.
④ 신장반사가 증진된 상태이다.
⑤ 경련성 근육에 갑작스런 신장은 저항을 발생시킨다.

▶ 경련성(spastic type)
- 대뇌겉질의 운동영역이 주된 손상 부위
- 뇌성마비의 60~70%로 가장 많음.
- 신장반사가 증진된 상태
- 경련성 근육을 갑작스럽게 수동운동 시키면 저항 증가
- 팔꿈관절 굽힘근에서 경련성을 많이 보임.

05 경련성 뇌성마비환자의 비정상 수의운동에 대한 설명으로 맞지 않는 것은?

① 공동운동이 나타난다.
② 협조운동이 어렵다.
③ 운동이 존재하나 운동의 질이 낮다.
④ 공동근은 항상 강하게 작용한다.
⑤ 공동근의 길항근에 약화가 나타난다.

▶ 경련성 뇌성마비환자의 비정상 수의운동
- 마비가 아니기 때문에 운동이 존재하나 운동의 질이 낮음.
- 공동운동은 발달 수준에 따라 다양하지만 비슷하게 존재
- 폄근 혹은 굽힘근 공동운동이 나타나기도 함.
- 공동근의 길항근에 약화가 나타남.
- 공동근의 약화가 나타나는 경우도 있음.
- 한 관절만의 독립운동이 어렵고 협조운동이 어려움.

정답 : 3_④　4_②　5_④

06 뇌성마비의 무정위형에 대한 설명으로 맞지 않는 것은?

① 바닥핵이나 줄무늬체의 손상이다.
② 경련성 다음으로 많이 발생하는 뇌성마비이다.
③ 목적이 없는 운동 패턴이 휴식 시에 나타난다.
④ 불수의적 운동은 움직이려고 노력하거나 말을 할 때 나타난다.
⑤ 불수의적 운동은 의식적인 노력으로는 조절할 수 없다.

07 뇌성마비의 경련성에 대한 설명으로 맞는 것을 모두 고르면?

> 가. 비정상 자세가 다양한 관절에 광범위하게 존재한다.
> 나. 휴식 시 꿈틀거리는 움직임이 나타난다.
> 다. 무정위성보다 간질이 더 많이 나타난다.
> 라. 뇌성마비의 20~25%를 차지한다.

① 가, 나, 다   ② 가, 다   ③ 나, 라
④ 라   ⑤ 가, 나, 다, 라

08 뇌성마비의 유형 중 소뇌의 병변으로 발생하는 것은?

① 실조성 (ataxia type)   ② 혼합형 (mixed type)
③ 강직성 (rigidity type)   ④ 경련성 (spastic type)
⑤ 무정위형 (athetoid type)

단원정리 문제 해설

▶ 무정위형(athetoid type)
- 바닥핵이나 줄무늬체가 주된 손상 부위
- 뇌성마비의 20~25% (경련성 다음으로 많음.)
- 목적이 없는 빠르거나 느린 운동 패턴 혹은 비패턴으로 휴식 시에도 나타남
- 휴식 시 꿈틀꿈틀 움직이거나(writhing), 움찔하거나(jerky), 떨림(tremor), 돌림(rotary) 패턴 등이 나타남.
- 휴식 시의 불수의적 운동은 움직이려고 노력하거나 말할 때 흥분하거나 깊은 생각을 할 때 자극이 되어 나타남.
- 불수의적 운동은 어느 정도 스스로 조절이 가능

▶ 나. 는 무정위형에 해당함.
라. 뇌성마비의 60~70%로 가장 많음.

▶ 실조성(ataxia type)
- 주로 소뇌의 병변으로 발생
- 자세 반응의 비정상 혹은 결핍이 가장 중요한 증상
- 균형과 협조운동의 장애가 현저함.
- 수의적 운동은 일반적으로 존재하나 비협조적이고 강한 떨림이 동반됨.
- 저긴장증, 눈떨림(안구진탕증), 낮은 지능, 발음이 명확하지 않은 말이 흔한 증상

정답 : 6_⑤ 7_② 8_①

09 운동을 하려고 할 때 주동근과 길항근 모두에 저항이 증가되는 현상이 나타나는 뇌성마비 유형으로 맞는 것은?

① 실조성 (ataxia type)　② 혼합형 (mixed type)
③ 강직성 (rigidity type)　④ 경련성 (spastic type)
⑤ 무정위형 (athetoid type)

▶ 강직성(rigidity type)
- 운동을 하려고 할 때 주동근과 길항근 모두에 저항이 증가되어 lead pipe 또는 톱니바퀴(cogwheel)의 움직임 과 같은 느낌
- 힘줄(건) 반사는 일반적으로 정상

10 양측마비에 대한 설명으로 맞는 것을 모두 고르면?

가. 양측 팔 또는 다리의 마비이다.
나. 팔다리의 마비이다.
다. 경련성에서 많이 나타난다.
라. 일반적으로 다리의 마비가 심하게 나타난다.

① 가, 나, 다　② 가, 다　③ 나, 라
④ 라　⑤ 가, 나, 다, 라

▶ 양측마비
- 팔다리 전체의 마비
- 일반적으로 다리의 마비가 팔보다 심함.

11 신경 손상이 나타나는 지절별 뇌성마비 분류로 맞는 것을 모두 고르면?

가. 중등도　나. 편마비
다. 혼합형　라. 삼지마비

① 가, 나, 다　② 가, 다　③ 나, 라
④ 라　⑤ 가, 나, 다, 라

▶ 신경 손상이 나타나는 지절별 분류
- 편마비, 팔다리마비, 양측마비, 삼지마비, 하반신마비, 단지마비

정답 : 9_③ 10_③ 11_③

12 뇌성마비의 장애 정도에 따른 분류에서 경증에 대한 설명으로 맞는 것을 모두 고르면?

> 가. 독립적으로 일상생활이 가능
> 나. 보장구 없이 보행이 가능
> 다. 운동장애가 심하지 않음.
> 라. 항상 보호자의 도움이 필요함.

① 가, 나, 다
② 가, 다
③ 나, 라
④ 라
⑤ 가, 나, 다, 라

▶ 라. 중증장애 정도에 해당함.

13 실조성 환자에 대한 설명으로 맞지 않는 것은?

① 균형장애
② 협조운동장애
③ 중뇌의 병변으로 발생
④ 자세반응의 비정상
⑤ 저긴장증, 눈떨림이 발생

▶ ③ 소뇌의 병변으로 발생함.

14 유아의 뇌성마비의 진단 지표로 맞지 않는 것은?

① 4주가 지나도 목을 잘 가누지 못한다.
② 젖을 잘 빨지 못한다.
③ 6개월 후에도 긴장성 경반사가 나타난다.
④ 밤에 자주 깨고 깊은 잠을 자지 못한다.
⑤ 1개월 후에도 손을 잘 펴지 못한다.

▶ ⑤ 4개월이 지나도 손을 잘펴지 못함.

정답 : 12_① 13_③ 14_⑤

15 굽힘근 움츠림반사에 대한 설명으로 맞지 않는 것은?

① 생후 2개월부터 양성반응이 출현한다.
② 척수 수준의 반사이다.
③ 생후 2개월 이후의 양성반응은 반사성숙의 지연을 의미한다.
④ 바로 눕힌자세에서 발바닥을 자극하여 검사한다.
⑤ 자극받은 발바닥이 조절 없이 굽힘되면 양성이다.

16 다음 중 생후 2개월 이후에는 음성반응이 나타나야 하는 반사를 모두 고르면?

> 가. 교차성 폄반사 2
> 나. 교차성 폄반사 1
> 다. 폄근 밀기반사
> 라. 굽힘근 움츠림반사

① 가, 나, 다 ② 가, 다 ③ 나, 라
④ 라 ⑤ 가, 나, 다, 라

17 3개월 된 아이가 엎드린 자세에서 눈을 가리고 들어 올릴 때 고개를 가누지 못했다. 이 검사에 대한 설명으로 맞는 것은?

① 시각정위반사이다.
② 뇌줄기 수준의 반사이다.
③ 평생 지속되는 반사이다.
④ 생후 1~2개월 이후 음성반응이 나타나야 한다.
⑤ 이 아이는 반사발달이 정상적이다.

▶ 굽힘근 움츠림반사
- 아이를 바로 눕힌자세에서 발바닥 자극하였을 때 자극 받은 다리를 조절 없이 굽힘(양성) 또는 다리를 뻗은 상태로 유지(음성)
- 생후 2개월 후에도 음성반응 출현 시 반사성숙의 지연을 의미

▶ 라. 생후 2개월 이후에도 양성반응 출현 시 반사성숙의 지연을 의미

▶ 머리에 작용하는 미로정위반사
- 아이를 엎드린 자세에서 눈을 가리고 들어 올릴 때 얼굴을 수직으로 유지하고, 입은 수평을 유지(양성)하거나 고개를 잘 가누지 못함(음성).
- 양성반응이 생후1~2개월에 나타나 평생 지속되며, 생후 2개월 이후 음성반응의 지속은 반사성숙의 지연을 의미

정답 : 15_③ 16_① 17_③

18 목정위반사에 대한 설명으로 맞는 것을 모두 고르면?

> 가. 바로 누운자세에서 머리를 한 방향으로 굴리는 자극으로 반사유도
> 나. 머리가 돌아간 방향으로 몸통이 통나무 구르듯 돌아가면 양성
> 다. 출생 시부터 6개월까지는 양성반응이 나타나면 정상
> 라. 생후 1개월 이후에 음성반응이 나타나면 반사성숙의 지연

① 가, 나, 다
② 가, 다
③ 나, 라
④ 라
⑤ 가, 나, 다, 라

▶ 목정위반사
- 바로 누운자세에서 머리를 한 방향으로 돌리면 머리가 돌아간 쪽으로 나머지 몸통이 통나무 구르듯 한번에 돌아가거나(양성) 몸통의 돌림이 없음(음성)
- 출생 시부터 생후 6개월까지는 양성반응이 나타나도 정상이나, 그 이후에도 양성반응이 나타나거나 1개월 이후에 음성반응이 나타나면 반사성숙의 지연을 의미

19 뇌줄기 수준의 반사로 맞지 않는 것은?

① 비대칭성 목반사
② 긴장성 미로반사
③ 연합반응
④ 목정위반사
⑤ 음성 지지반응

▶ 뇌줄기 수준의 반사
- 대칭성 목반사, 비대칭성 목반사, 긴장성 미로반사

20 아이가 옆으로 누운자세에서 한쪽 위팔과 넙다리를 붙잡고 들어올리는 것은 보이타 진단 방법 중 어느 것인가?

① 견인반응
② Peiper의 역수직 반응
③ Collis에 의한 수평 현수반응
④ Landau 반응
⑤ 겨드랑 걸치기 반응

▶ Collis에 의한 수평 현수반응
- 아이가 옆으로 누운자세에서 한쪽 위팔과 넙다리를 붙잡고 그대로 들어올림.

정답 : 18_⑤ 19_④ 20_③

21 뇌성마비와 관련된 장애로 맞는 것을 모두 고르면?

가. 간질 발작	나. 지각 문제
다. 지적장애	라. 운동 이상

① 가, 나, 다　　② 가, 다　　③ 나, 라
④ 라　　⑤ 가, 나, 다, 라

▶ 뇌성마비 관련 장애
- 운동장애, 간질 발작, 청력장애, 시력장애, 일반적 감각장애, 지각 문제, 의사전달장애, 지적장애, 감정장애, 학습능력 이상

22 시각정위반사는 어느 수준의 반사인가?

① 척수 수준　　② 숨뇌 수준
③ 중뇌 수준　　④ 사이뇌 수준
⑤ 소뇌 수준

23 바로 눕힌자세에서 한 손에 물건을 쥐어주면 반대쪽 손에 긴장의 증가가 일어나는 현상은 무엇인가?

① 미로정위반사　　② 시각정위반사
③ 교차성 폄반사　　④ 연합반응
⑤ 음성 지지반응

▶ 연합반응
- 바로 눕힌자세에서 한손에 물건을 쥐어주면 반대쪽 손에 긴장의 증가(양성)가 일어나거나 반응이 없음(음성).
- 연합반응의 양성은 항상 반사성숙의 지연을 의미

정답 : 21_⑤　22_③　23_④

24 비정상적인 반사를 억제하고 정상적인 반사를 촉진하는 뇌성마비 물리치료 방법은?

① NDT ② PNF ③ Bobath
④ Vojta ⑤ Pohl

▶ 신경 발달학적 치료(NDT)
- 치료 원칙 : 비정상적인 반사를 억제하고 정상적인 반사를 촉진

25 운동유발점에 압력을 주어 반사적 포복반응을 유발시키는 신경운동학적 치료법은?

① NDT ② PNF ③ Bobath
④ Vojta ⑤ Pohl

▶ Vojta 방법
- 신체의 운동유발점에 압력을 주어 반사적 포복반응을 자동적으로 유발시킴.

26 W. M. Phelps 방법에 포함되는 치료로 맞는 것을 모두 고르면?

| 가. 마사지 | 나. 수중운동 |
| 다. 안정 | 라. 한냉치료 |

① 가, 나, 다 ② 가, 다 ③ 나, 라
④ 라 ⑤ 가, 나, 다, 라

▶ W. M. Phelps 방법
마사지, 수동운동, 능동보조운동, 능동운동, 저항운동, 조건운동, 혼동 혹은 공동운동, 혼합운동, 안정, 이완기술, 이완자세로부터의 운동, 균형, 상반운동, 손을 뻗거나 잡고 놓기, 숙련

정답 : 24_① 25_④ 26_①

27 다음 중 치료 방법과 설명이 맞게 연결된 것은?

① Temple Fay – 계통발생학적 과정에 근거
② Bobath – 감각조절 자극과 개체발생학적 단계의 이용
③ PNF – 비정상적인 반사를 억제하고 정상적인 반사를 촉진
④ Vojta – 고유수용기를 이용하여 기능적 운동 증진
⑤ NDT – 운동 유발을 일으키는 지점에 압력을 가해 반응을 유도

28 고유수용성 신경근촉진법에서 이용되는 신경생리학적 기전으로 맞지 않는 것은?

① 반사 ② 최소 저항 ③ 방산
④ 연속적 유도 ⑤ 상반 지배

29 의식적인 근육이완과 수의적 근육조절, 발달학적 패턴의 증진을 기본으로 하는 치료 방법은?

① NDT ② PNF ③ Bobath
④ Vojta ⑤ Pohl

30 뇌성마비 환자의 발목관절 말발 및 안쪽번짐, 가쪽번짐 변형 시 착용할 수 있는 보조기로 맞는 것은?

① Short leg brace
② Long leg brace
③ Spreader bar
④ Abduction brace
⑤ Denis Browne splint

단원정리 문제 해설

▶ NDT : 비정상적인 반사를 억제하고 정상적인 반사를 촉진
▶ Vojta : 동작을 반복하여 두뇌에 정상운동 패턴을 일으키도록 고안된 신경운동학적 치료법

▶ 고유수용성 신경근촉진법에서 이용되는 신경생리학적 기전
 - 최대 저항, 반사, 방산, 연속적 유도, 상반 지배

▶ ⑤ 세 가지 기본 원리
 - 의식적인 근육이완
 - 수의적 근육조절
 - 발달학적 패턴의 증진

▶ 보조기
 - 단하지 보조기 : 발목관절이 90° 이상 굽힘되지 않도록 함. 말발 및 안쪽번짐·가쪽번짐 말발 변형 시 착용
 - 장하지 보조기 : 장딴지근 (비복근)에 의한 말발 변형 시 착용
 - Spreader bar : 야간고정 시 착용
 - 보조기 착용 시 주의사항 : 이상 자세 반사 유발

정답 : 27_① 28_② 29_⑤ 30_①

Chapter 16

뇌졸중

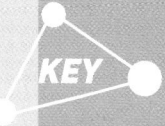

- 뇌졸중은 산소공급에 민감한 뇌조직에 혈류공급이 이루어지지 않아 발생하는 질환으로 뇌에 혈액을 공급하는 혈관이 막힌 경우(infarction)와 혈관이 터진 경우(hemorrhage) 발생합니다. 이렇듯 뇌졸중은 혈관의 문제로 발생하는데요, 생활수준의 향상으로 인한 식습관의 변화와 노령화는 혈관계통의 문제를 증가시키고 있으며, 뇌졸중과 같은 질환을 일으키는 원인이 되고 있습니다.

- 이번 챕터에서는 대뇌에 혈류를 공급하는 뇌혈관 중에서 뇌졸중의 원인이 되는 혈관에 대해 알아 볼 것입니다. 그리고 혈류장애가 발생한 혈관별로 나타나는 임상적 증상의 차이에 대해서도 알아 볼 것입니다. 뇌졸중으로 인한 문제는 아주 다양하게 나타납니다. 따라서 이번 챕터에서는 뇌졸중으로 인해 나타나는 일반적인 문제와 예후에 대해서도 알아 볼 것입니다.

꼭! 알 아 두 기

1. 대뇌동맥의 종류
2. 대뇌동맥륜의 구성과 기능
3. 뇌졸중의 원인
4. 손상된 혈관별 뇌졸중 증상
5. 뇌졸중의 일반적 문제

CHAPTER 16 뇌졸중

1 뇌의 순환계

1 대뇌동맥

(1) 앞대뇌동맥 (anterior cerebral artery)
   ① 속목동맥에서 나와 뇌들보(뇌량 ; corpus callosum)를 따라가며 겉질지를 분지
   ② 이마엽, 마루엽, 안쪽면 겉질에 분포
   ③ 앞교통동맥과 연결

(2) 중간대뇌동맥 (middle cerebral artery)
   ① 속목동맥의 종말지
   ② 대뇌 가쪽고랑(외측측구)을 후상방으로 상행하며, 대뇌 가쪽겉질(외측피질)에 겉질지 분지
   ③ 뇌바닥의 앞관통질(전유공질)을 지나는 중심지는 줄무늬체, 내낭에 분포
      * 중심지 : 뇌출혈이 가장 흔하게 발생

(3) 뒤대뇌동맥 (posterior cerebral artery)
   ① 빗장밑동맥에서 척추동맥, 뇌바닥동맥을 지나 대뇌동맥고리에 관여
   ② 뒤교통동맥과 문합

(4) 앞교통동맥 (anterior communicating artery)
   - 좌우 앞대뇌동맥이 시각신경 교차 앞에서 교통하는 가지

(5) 뒤교통동맥 (posteriorr communicating artery)
   ① 속목동맥에서 분지된 작은 가지
   ② 뇌바닥동맥의 분지
   ③ 뒤대뇌동맥과 문합하여 대뇌동맥고리 조성

2 대뇌동맥고리 (대동맥륜 ; circle of willis)

(1) 대뇌 혈류량을 일정하게 유지시키 위한 동맥의 고리
(2) 속목동맥계 : 앞대뇌동맥, 중대뇌동맥, 앞교통동맥, 뒤교통동맥
(3) 척추동맥계 : 뒤대뇌동맥

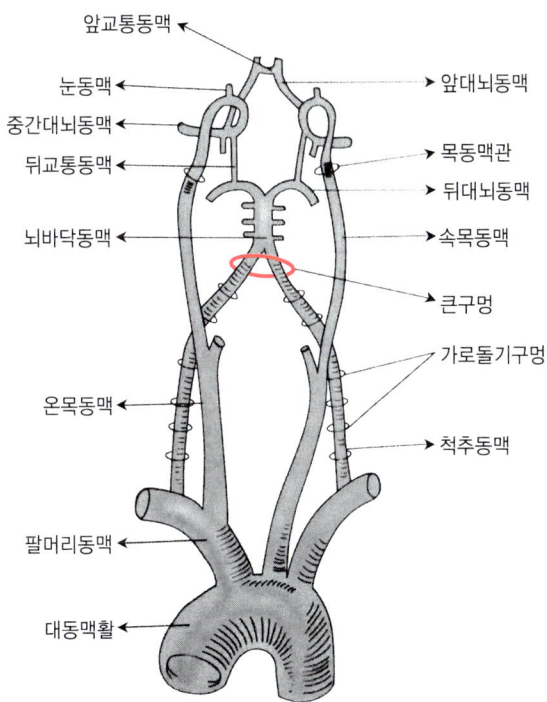

2 뇌졸중

1 뇌졸중의 원인과 예후

(1) 뇌경색(cerebral infarction)
- 혈전증, 색전증

(2) 뇌출혈(intracranial hemorrhage)
- 동맥류, 외상

(3) 예후
- 뇌경색이 뇌출혈보다 예후가 좋은 편임.

2 증상

앞대뇌동맥 폐색	• 반대측 편마비 • 다리의 침범이 심함 • 겉질 감각 상실 • 실어증 • 정신 혼란
중간대뇌동맥 폐색	• 반대측 편마비 • 얼굴과 팔의 침범이 심함 • 편측 무감각 • 의식운동성 실행증 • 실인증 • 실독증 • 동측성 반맹증
뒤대뇌동맥 폐색	• 동측성 반맹증 • 시상증후군 • 일시적 편마비 • 떨림 • 실조증 • 무도 무정위 운동
뇌바닥동맥 폐색	• 의식상실 • 동공 이상 • 안구동작의 장애 • 얼굴마비 • 반대편 편마비 또는 팔다리마비

3 일반적 문제

(1) 인지능력장애
① 오른쪽 대뇌반구 : 신체 왼쪽을 지배, 인지능력 및 지적능력 통합
② 왼쪽 대뇌반구 : 신체 오른쪽을 지배, 언어능력

(2) 근긴장도 변화

분류	편마비 환자의 공동운동 패턴	
	굽힘 공동운동 패턴	폄 공동운동 패턴
팔	• 팔이음뼈 : 올림, 뒤당김 • 어깨관절 : 젖힘, 벌림, 바깥돌림 • 팔꿈관절 : 굽힘 • 아래팔 : 뒤침	• 팔이음뼈 : 당김 • 어깨관절 : 모음, 안쪽돌림 • 팔꿈관절 : 폄 • 아래팔 : 엎침
손	• 손목관절 : 굽힘 또는 폄 • 손가락 : 굽힘, 모음 • 엄지 : 굽힘, 모음	
다리	• 엉덩관절 : 굽힘, 벌림, 바깥돌림 • 무릎관절 : 굽힘	• 엉덩관절 : 폄, 모음, 안쪽돌림 • 무릎관절 : 폄
발	• 발목관절 : 등쪽 굽힘, 안쪽번짐 • 엄지발가락 : 폄 • 발가락 : 등쪽굽힘	• 발목관절 : 발바닥 굽힘, 안쪽번짐 • 발가락 : 발바닥 굽힘

(3) 운동장애
   ① 마비
   ② 운동실조
   ③ 운동 프로그램 장애

(4) 감각장애
   ① 시상 : 감각신경의 핵이 집중되어 있는 곳, 손상 시 신체의 모든 자극을 통증으로 인지(시상 통증)
   ② 신체 상 결함

(5) 언어장애

구분	유창성	이해력	복창 능력
초겉질성 운동성 실어증	비유창	O	O
Broca 실어증	비유창	O	×
초겉질성 감각실어증	유창	×	O
Wernicke 실어증	유창	×	×
전실어증	유창	×	×
전도실어증	유창	O	×

(6) 시야 결손
- 뒤대뇌동맥의 손상으로 인한 시각로의 차단

(7) 감정장애
- 뇌졸중증후군

(8) 삼킴곤란

(9) 어깨관절 아탈구

2 뇌졸중 평가와 치료

1 편마비 평가

(1) 보바스에 의한 성인 편마비의 평가
　① 편마비 운동 평가의 기본적 개념
　　a. 질적 평가와 성질
　　b. 근력 저하와 관절 운동범위의 제한은 2차적 변화로 취급
　　c. 비정상적인 운동 협조 기전을 중심으로 평가
　　d. 경련성 환자의 비정상적인 운동 패턴은 여러 가지 비정상적 반사의 종합으로 간주
　② 평가로부터 확인해야 할 사항
　　a. 긴장의 증대가 있는지 또는 감소되어 있는지 안정되어 있는지 여부
　　b. 비정상적 패턴이 있다면 억제해야 할 필요가 있는지 여부
　　c. 정상적인 패턴이 있다면 촉진해야 할 필요가 있는지 여부
　　d. 환자의 기능적 숙련이 학습과 재학습을 위해 필요한지 여부

(2) 브룬스트롬에 의한 성인 편마비 평가
- 원시적인 척수반사나 뇌줄기(뇌간) 수준의 긴장성 반사, 연합반사 등을 응용

*일부를 치료 단계에서 적용할 수 있음.

1단계	• 발병 직후의 이완성 단계 • 마비된 부위의 수의적 운동이 불가능
2단계	• 경련성이 서서히 발달하면서 연합반응이나 기본적 팔다리 공동운동이 나타남 • 약간의 수의적 운동이 가능
3단계	• 경련성이 가장 강한 단계 • 환자는 공동운동을 통한 수의적 움직임이 어느 정도 가능

4단계	• 경련성이 서서히 감소 • 공동운동으로부터 분리된 몇 가지 수의적 운동이 가능
5단계	• 기본적인 팔다리 공동운동이 상실되어 감 • 좀 더 어려운 동작들을 수행 가능
6단계	• 경련성이 없어지고 개별적인 관절운동이 회복 • 연합운동이 정상에 가까워짐 • 브룬스트롬 회복 단계

2 편마비 물리치료

(1) 조기치료를 원칙으로 함.

(2) 발병 후 72시간 이내에 치료를 실시하는 것이 효과적

(3) 침상안정 시 변형 예방

(4) 최대한의 기능 회복을 목적으로 함.

단원정리문제

01 다음 중 대뇌동맥을 구성하는 혈관으로 맞지 않는 것은?

① 앞대뇌동맥　　② 앞교통동맥　　③ 중간대뇌동맥
④ 중간교통동맥　⑤ 뒤교통동맥

▶ 대뇌동맥
- 앞대뇌동맥(anterior cerebral artery)
- 중간대뇌동맥(middle cerebral artery)
- 뒤대뇌동맥(posterior cerebral artery)
- 뒤교통동맥(posteriorr communicating artery)

02 다음 중 뇌출혈 발생이 가장 빈번한 동맥으로 맞는 것은?

① 뒤대뇌동맥　　② 중간대뇌동맥　③ 앞대뇌동맥
④ 앞교통동맥　　⑤ 뒤교통동맥

▶ 중간대뇌동맥
- 속목(내경)동맥의 종말지
- 대뇌 가쪽고랑(외측측구)을 후상방으로 상행하며, 대뇌 가쪽겉질(외측피질)에 겉질지(피질지) 분지
- 뇌바닥(뇌저부)의 앞관통질(전유공질)을 지나는 중심지는 줄무늬체(선조체), 내낭(내포)에 분포
※ 중심지 : 뇌출혈이 가장 흔하게 발생

03 빗장밑동맥에서 척추동맥과 뇌바닥동맥을 지나 대뇌동맥고리를 형성하는 혈관으로 맞는 것은?

① 앞대뇌동맥　　② 앞교통동맥　　③ 중간대뇌동맥
④ 뒤교통동맥　　⑤ 뒤대뇌동맥

▶ 뒤대뇌동맥
- 빗장밑동맥에서 척추동맥, 뇌바닥동맥을 지나 대뇌동맥고리에 관여
- 뒤교통동맥과 문합

정답 : 1.④　2.②　3.⑤

04 다음 중 뇌졸중의 원인으로 맞는 것을 모두 고르면?

> 가. 혈전증으로 인한 뇌경색
> 나. 색전증으로 인한 뇌경색
> 다. 외상으로 인한 뇌출혈
> 라. 편마비

① 가, 나, 다　　② 가, 다　　③ 나, 라
④ 라　　　　　⑤ 가, 나, 다, 라

05 앞대뇌동맥 폐색 시 볼 수 있는 증상으로 맞지 않는 것은?

① 반대측 팔다리의 편마비　　② 실어증
③ 감각 상실　　　　　　　　④ 시상증후군
⑤ 무도무정위운동

06 다음 중 폐색 시 얼굴과 팔의 침범이 심한 동맥으로 맞는 것은?

① 앞대뇌동맥　　② 앞교통동맥　　③ 뒤대뇌동맥
④ 뒤교통동맥　　⑤ 중간대뇌동맥

▶ **뇌졸중의 원인**
- 뇌경색 : 혈전증, 색전증
- 뇌출혈 : 동맥류, 외상

▶ **앞대뇌동맥 폐색**
- 반대측 편마비
- 다리의 침범이 심함.
- 겉질감각 상실
- 실어증
- 정신 혼란

▶ **중간대뇌동맥 폐색**
- 반대측 편마비
- 얼굴과 팔의 침범이 심함.
- 편측 무감각
- 의식운동성 실행증
- 실인증
- 실독증
- 동측성 반맹증

정답 : 4.① 5.④ 6.⑤

Chapter 16 뇌졸중 | **265**

07 중간대뇌동맥 폐색으로 인한 증상으로 맞는 것을 모두 고르면?

가. 동공 이상	나. 시상증후군
다. 실조증	라. 실독증

① 가, 나, 다   ② 가, 다   ③ 나, 라
④ 라   ⑤ 가, 나, 다, 라

▶ 증상
- 가 : 뇌바닥동맥 폐색
- 나, 다 : 뒤대뇌동맥 폐색

08 팔의 굽힘 공동운동 패턴으로 맞지 않는 것은?

① 팔이음뼈 : 올림, 뒤당김
② 어깨관절 : 모음, 안쪽돌림
③ 팔꿉관절 : 폄
④ 아래팔 : 뒤침
⑤ 손목관절 : 굽힘 또는 폄

▶ 팔의 굽힘 공동운동 패턴
- 팔이음뼈 : 올림, 뒤당김
- 어깨관절 : 젖힘(과신전), 벌림(외전), 바깥돌림(외회전)
- 팔꿉관절 : 굽힘
- 아래팔 : 뒤침

09 편마비 환자의 다리 폄운동 패턴으로 맞는 것을 모두 고르면?

가. 엉덩관절 : 폄, 모음, 안쪽돌림
나. 무릎관절 : 폄
다. 발목관절 : 발바닥쪽 굽힘, 안쪽번짐
라. 발가락 : 발바닥쪽 굽힘

① 가, 나, 다   ② 가, 다   ③ 나, 라
④ 라   ⑤ 가, 나, 다, 라

▶ 다리의 폄운동 패턴
- 엉덩관절 : 폄, 모음, 안쪽돌림
- 무릎관절 : 폄
- 발목관절 : 발바닥쪽 굽힘, 안쪽번짐
- 발가락 : 발바닥쪽 굽힘

정답 : 7 ④ 8 ② 9 ⑤

10 다음 중 뇌졸중 환자의 증상으로 맞지 않는 것은?

① 언어장애 ② 어깨관절 아탈구
③ 무릎관절 아탈구 ④ 시상증후군
⑤ 무도무정위운동

▶ 뇌졸중 환자의 일반적 문제
- 인지능력장애, 근육긴장도 변화, 운동장애, 감각장애, 언어장애, 시야 결손, 감정장애, 연하곤란, 어깨관절 아탈구

11 브룬스트롬 회복단계 중에서 경련성이 가장 강한 단계는 언제인가?

① 1단계 ② 2단계 ③ 3단계
④ 4단계 ⑤ 5단계

▶ 브룬스트롬 회복단계(3단계)
- 경련성이 가장 강한 단계
- 환자는 공동운동을 통한 수의적 움직임이 어느 정도 가능

12 다음 중 기본적인 팔다리 공동운동이 상실되어가는 브룬스트롬 단계로 맞는 것은?

① 1단계 ② 2단계 ③ 3단계
④ 4단계 ⑤ 5단계

▶ 브룬스트롬 회복 단계(5단계)
- 기본적인 팔다리 공동운동이 상실되어 감.
- 좀 더 어려운 동작들을 수행 가능

13 편마비 물리치료의 목적으로 맞지 않는 것은?

① 조기치료
② 최대한의 기능회복
③ 발병 후 72시간 이내의 치료가 효과적임.
④ 침상안정 시 변형 예방
⑤ 물리치료는 침상안정 기간이 지난 후에 적용

▶ 편마비 물리치료
- 조기치료를 원칙으로 함.
- 발병 후 72시간 이내에 치료를 실시하는 것이 효과적
- 침상안정 시 변형 예방
- 최대한의 기능회복을 목적으로 함.

정답 : 10_③ 11_③ 12_⑤ 13_⑤

참고문헌

신경해부 생리학, 청구문화사, 노민희, 용준환, 김계엽, 김동환
근골격계 생체역학, 영문출판사, 권미지
새용어 사람해부학, 현문사, 한국해부생리학교수협의회
신경과학, 정담미디어, Laurie Lundy-Ekman
임상신경해부학, 현문사, 이한기, 김명훈, 김본원, 김진상, 김철용
기능해부학, 현문사, 신홍철, 정학영 외
인체해부학, 청담미디어, 노민희, 이정수 외
인체생물학, 아카데미서적, 강성구, 강신성 외
해부학, 고려의학, 대한해부학회
생리학, 라이프사이언스, STUART IRA FOX
해부생리학, 영문출판사, Valerie C. Scanlon
질환별 물리치료, 영문출판사, 오셜리반 & 슈미츠
타이디 질환별 물리치료, 군자출판사, Stuart B. Porter
근골격계 질환별 물리치료, 현문사, 박지환
전기치료학, 하늘뜨락, 김순희, 김명훈, 민경옥, 박홍기, 박영한, 오경환
물리치료학 개론, 테라북스, 이인학, 고태성 외 3명
광선치료학, 대학서림, 박찬의, 박래준 외
냉,온을 이용한 물리치료학, 영문출판사, 박래준
수치료의 이론과 실제, 현문사, 박종철
보조기 의지학, 대학서림, 정진우
의지 보조기학, 탑메디오피아, 김장환
운동치료 총론, 영문출판사, 키스너 콜비
물리치료사를 위한 신경재활, 영문출판사, DarcyUmphred, Connie Carlson
고유수용성신경근촉진법, 대학서림, 구봉오, 권미지, 김경태, 김경환, 김명섭
신경물리치료학, 대학서림, 구봉오, 김수민, 권미지, 김상수
휴먼 퍼포먼스와 운동생리학, 대경북스, 정일규, 윤진환
근육검진, 영문출판사, 강세윤
물리치료 진단학, 영문출판사, 이현옥 외
정형도수치료 진단학, 현문사, DAVID J. MAGEE
임상 운동학, 영문출판사, 이현옥 외
근골격계의 기능해부 및 운동학, 정담미디어, 뉴만
재활의학, 한미의학, 박창일, 문재호
공중보건학, 고문사(KMS), 구성회 외 18명
의료기사법, 국가 법령 정보 센터, 법제처
의료법, 국가 법령 정보 센터, 법제처
지역보건법, 국가 법령 정보 센터, 법제처
감염병의 예방 및 관리에 관한 법률, 국가 법령 정보 센터, 법제처

Index

가성 동맥류 … 137
가시위근 … 83
갈퀴족 … 68
감각신경세포 … 180
강직성 척추염 … 120
개방골절 … 22
겨드랑 신경마비 … 150
경련성 … 222
경련성 뇌성마비 … 237
곁인대 … 86
고리뼈 골절 … 212
고환올림근 반사 … 218
골반고리골절 … 37
골반의 골절 … 37
골절 … 22
골절의 진단 … 23
골절의 치료 … 26
골절의 치유과정 … 24
골편 … 23
관절염 … 102
괴사 … 14
괴저 … 14
구축 … 222
그린스틱 골절 … 22
근육 … 198
근육위축성 가쪽경화증 … 172
근전도검사 … 147
급성염증 … 16
기형 … 59
기형의 등급 … 58
긴가슴신경 … 150
넙다리뼈 골절 … 33
넙다리신경 병변 … 154
노신경마비 … 150
뇌 … 188
뇌간 수준의 반사 … 241
뇌경색 … 259
뇌동맥경화증 … 137

뇌성마비 … 236
뇌성마비의 평가 … 240
뇌졸중 … 258, 259
뇌출혈 … 259
뉴런 … 144
다리의 기형 … 61
다리폄올림검사 … 117
다발성 경화증 … 189
단춧구멍 변형 … 103
단하지보조기 … 246
당김 … 123
대뇌동맥 … 258
대뇌동맥고리 … 259
동맥경화증 … 136
동맥류 … 137
뒤교통동맥 … 258
뒤정강신경 손상 … 155
등척수 손상 … 215
떼임골절 … 37
레이노드 질환 … 137
류마티스 관절염 … 102
말초신경 손상 … 144
망치손가락 … 28
멜라닌 대사장애 … 16
목뼈 채찍질 손상 … 87
목척수 손상 … 214
무릎관절 주위의 골절 … 35
무정위형 뇌성마비 … 238
물리치료 … 26
밖굽이엉덩관절 … 64
반달뼈 탈구 … 51
반달연골 손상 … 85
반성 근육퇴행위축 … 199
발꿈치 힘줄 … 87
발목관절 골절 … 36
발목인대 손상 … 87
발배뼈 골절 … 30
백조목 변형 … 103

Index

복서골절 … 28
볼크만 허혈성 구축 … 32
부정융합 … 25
부종 … 15
불완전골절 … 22
불완전한 위하반신마비 … 219
불융합 … 25
뼈관절염 … 104
뼈융합 … 25
삼지마비 … 239
상염색체 열성 근육퇴행위축 … 201
상염색체 우성 근육퇴행위축 … 201
색전증 … 136
선천성 근무긴장증 … 203
선천성 근육경직증 … 204
선천성 상위 어깨뼈 … 59
선천성 안쪽말발 … 67
선천성 엉덩관절 탈구 … 62
선천성 탈구 … 48
선천적 기형 … 58
섬유테 … 116
세동맥경화증 … 137
소뇌성 실조증 … 191
소아마비 … 170
속질핵 … 116
손등뼈 골절 … 27
손목의 골절 … 29
순환계 손상 … 136
습관성 탈구 … 48
신경 전도검사 … 147
신경손상검사법 … 147
신경얼기 … 144
신경운동학적 분류 … 237
실조성 뇌성마비 … 238
심장동맥경화증 … 136
십자인대 손상 … 85
아래운동신경세포 … 155, 173
아래운동신경세포 병변 … 170

아래팔 골절 … 30
안굽이무릎 … 66
안굽이엉덩관절 … 64
압박골절 … 22
앞대뇌동맥 … 258
어깨관절 탈구 … 49
얼굴마비 … 155
엉덩관절 안쪽돌림 변형 … 246
엉덩신경 병변 … 154
역행 변성 … 146
연골 단판 … 116
연부조직 손상 … 82
염증 … 16
옆굽음증 … 121
완전골절 … 22
완전한 아래하반신마비 … 218
완전한 팔다리마비 … 220
욕창 … 221
울혈 … 15
위운동신경세포 … 155, 173, 217
위축 … 14
위팔뼈 가쪽위관절융기염 … 84
위팔뼈 안쪽위관절융기염 … 84
인대 손상 … 82
자세성 저혈압 … 223
자신경마비 … 152
자율성 반사부전증 … 223
재생 … 16
절구형성이상 … 61
정강뼈 골절 … 36
정중신경마비 … 151
종아리뼈 골절 … 36
종아리신경 병변 … 154
죽상동맥경화증 … 136
중간대뇌동맥 … 258
중뇌 수준의 반사 … 241
중쇠뼈 골절 … 212
중심척수 증후군 … 214

Index

중증 근무력증 … 202
지연융합 … 25
진성 동맥류 … 137
진행 근육퇴행위축 … 198
진행성 근육위축증 … 171
척수 … 188
척수 … 212
척수 손상 … 212
척수 수준의 반사 … 240
척수로 … 180
척수물구멍증 … 182
척추 골절 … 212
척추 전방전위증 … 118
척추관 협착증 … 119
척추사이원반 … 116
척추사이원반 탈출증 … 117
출혈 … 15
충혈 … 15
탈구 … 48
탈수증 … 16
통풍 … 105
퇴행성 척추염 … 120
파킨슨병 … 188
팔꿈치 관절 … 31
팔꿉관절 탈구 … 51
팔다리마비 … 239
편마비 … 239
편마비 평가 … 262
평발 … 68
폐쇄성 혈전맥관염 … 137
피로골절 … 23
합병증 … 220
허리 · 엉치척수 손상 … 216
허리뼈 앞굽음증 … 122
허리엉치신경병증 … 153
허리통증 … 116
혈전증 … 136
황달 … 16

횡상골절 … 22
후천적 기형 … 58
힘줄의 손상 … 82
Allis sign … 62
Babinski 반사 … 217
Becker type … 200
Brown Sequard 증후군 … 214
Charcot-Marie-Tooth disease … 192
Cyriax … 84
Duchenne type … 199
Dupuytren's contracture … 60
Dupuytren 골절 … 36
Emblass exercise … 123
Erb's paralysis … 148
Friedreich's disease … 191
Froment test … 152
Galeazzi fracture … 31
George Deaver 방법 … 245
Golthwaite exercise … 123
Gower's sign … 199
Guillain-Barre syndrome … 173
Gunstock deformity … 32
Herman Kabat 방법 … 245
Hippocrates 방법 … 49
Kerning 검사 … 117
Klumpke's paralysis … 149
Kocher 방법 … 50
Landau 반응 … 243
Meryon's sign … 199
Milch 방법 … 50
Milgram 검사 … 117
MillichapdhkDodge의 분류 … 203
Monteggia fracture … 31
Naffziger 검사 … 117
Ober test … 199
Oppenheim 징후 … 217
Peiper의 역수직 반응 … 243
Piston sign … 62

Index

Pohl 방법 … 246
Pott 골절 … 36
Romer … 84
Rood 방법 … 244
Sacral sparing … 218
Seddon의 분류 … 145
Stimon 방법 … 50
Sunderland의 분류 … 145
Temple Fay 방법 … 245
Thomas test … 199
Tinel's sign … 147
Trendelenburg sign … 62
Vojta 반응 … 242
Wallerian 변성 … 146
William exercise … 123
Wrinkle test … 147

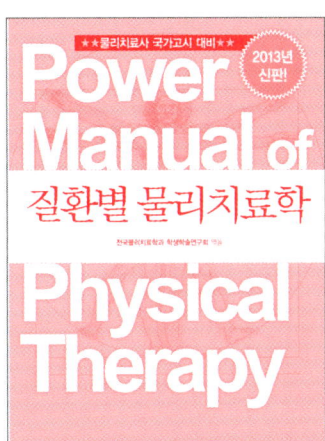

이 책은 yedangbook.co.kr 로도 구매할 수 있습니다.

편 저	전국물리치료학과 학생학술연구회 엮음
발행일	2013년 2월
펴낸이	최경락
펴낸곳	예당북스
신고번호	제 25100-2000-8호
주 소	서울시 강동구 동남로 67길 43, 2층(명일동)
	Tel : 02)489-2413, 3427-2410 / Fax : 02)2275-0585
ISBN	978-89-6814-004-4
	978-89-6814-001-3 (세트)

- 잘못된 책은 본사와 서점에서 바꾸어 드립니다.
- 본사의 허락없이 임의로 내용의 일부를 인용하거나 전재, 복사는 행위를 금합니다.
- 책값은 뒤 표지에 있습니다.